中国教师发展基金会教师出版专项基金资助

药物使用手册（家庭版）

主 编　郭瑞臣　王本杰　魏传梅

军事医学科学出版社

·北 京·

图书在版编目（CIP）数据

药物使用手册：家庭版/郭瑞臣，王本杰，魏传梅

主编．—北京：军事医学科学出版社，2015.7

ISBN 978-7-5163-0644-4

Ⅰ．①药…　Ⅱ．①郭…　②王…　③魏…　Ⅲ．①药物—

手册　Ⅳ．①R97-62

中国版本图书馆CIP数据核字（2015）第150989号

出　　版：军事医学科学出版社

地　　址：北京市海淀区太平路27号

邮　　编：100850

联系电话：发行部：（010）66931051，66931049，81858195

　　　　　　编辑部：（010）66931039

传　　真：（010）63801284

网　　址：http://www.mmsp.cn

印　　装：北京长阳汇文印刷厂

发　　行：新华书店

开　　本：787mm×1092mm　1/16

印　　张：18.25

字　　数：436千字

版　　次：2015年10月第1版

印　　次：2015年10月第1次

定　　价：52.00元

《药物使用手册（家庭版）》

编委会

主　编　郭瑞臣　王本杰　魏传梅

副主编　魏春敏　袁桂艳　张　蕊　乔文本

　　　　石　强　崔才三　蔡可丽

编　委（按姓氏笔画排序）

丁元萍　王乃东　王本杰　王爱华　尹利平

石　强　吕　梅　乔文本　孙　青　李春光

张　蕊　张友忠　张立强　赵丽霞　郝洪升

胡振生　钟　宁　袁桂艳　高新富　郭瑞臣

栾晓嵘　戚向敏　常　萍　崔才三　菅向东

董　明　焦　健　蔡可丽　熊世江　魏传梅

魏春敏

前　言

社会在进步。人们的生活、工作节奏不断加快，所面临的社会压力逐渐增大，许多人正在改变或已经改变不论大病小病跑医院、找医生的习惯，接受小病去药店买药自己治的求医问药方式，更加认识到自我保健、自我调理、身心愉悦的重要性。本书面向千千万万个追求幸福美满的家庭，面向每一个期望身心健康的普通人。

本书汇集作者多年辛勤积累的经验，综合古今学者行之有效的论述，为了帮助大家了解和掌握一些养生、修身、防病、治病的医药卫生知识而编写。其内容涵盖内、外、妇、儿等临床各科常见病、多发病，既有病情转剧、必须去医院的警告，有如何服药、小病自治的建议，也有自我保健、自我调理的医药卫生知识。其目的就是帮助人们如何自我处理小伤小病，自我观察调理病情，把握好去医院的时机，保持良好的身体和精神状态，做到小病能自治，大病不耽误，无病不疏忽。

本书愿成为读者忠诚的保健顾问，为便捷就医提供指南，是一本注重科学性、实用性、针对性和通俗性，以及居家、旅游、生活、工作必不可少、颇有价值的参考书。

本书得以付梓，得益于全体作者的辛勤劳动，得益于出版社的鼓励和支持，在此致以由衷的感谢！

编　者

目 录

第一部分　疾病的药物治疗

第二部分 药物使用知识

第一部分

疾病的药物治疗

第一章　内　科

普通感冒

 疾病简介

俗称"伤风"，又称急性鼻炎或上呼吸道感染，是指鼻腔、咽或喉部急性炎症，以鼻咽部感染症状为主要表现。

起病较急，初期有咽干、咽痒或烧灼感，发病同时或数小时后可有喷嚏、鼻塞、鼻涕，多为清水样，2~3天后变稠，可伴有咽痛。有时由于耳咽管炎使听力减退，也可出现味觉迟钝、呼吸不畅、声嘶、少量咳痰等。一般无发热及全身症状，或反复低热不适、轻度畏寒和头痛。检查可见鼻腔黏膜充血水肿，并有分泌物，咽部轻度充血，肺部查体及胸部X线检查无阳性发现，如无并发症，5~7天可痊愈。

老弱病残，或有慢性呼吸道疾病如鼻旁窦炎、扁桃体炎者，受凉、淋雨、过度疲劳等诱发因素使全身或呼吸道局部防御功能降低，原已存在于上呼吸道或从外界侵入的病毒或细菌迅速繁殖，导致感冒发生。

普通感冒全年皆可发病，以冬春季节为多。可通过含有病毒的飞沫或被污染的用具传播，多数为散发性，常在气候突变时流行。由于病毒的类型较多，人体对各种病毒感染后产生的免疫力较弱且短暂，并无交叉免疫，同时在健康人群中有病毒携带者，故可一年内可多次发病。

药物治疗

1.抗病毒药物。中药制剂：如双黄连口服液10ml，日服3次；维C银翘片，3~4片，日服3次；复方大青叶，10ml，日服3次；银黄口服液，10ml，日服3次；银翘解毒冲剂，15g，日服3次。西药：如利巴韦林，20mg，日服3次，或病毒唑，0.1g，日服3次。

2.对口服药物无效患者，应到医院治疗，在医师指导下选用清开灵注射液或鱼腥草注射液静脉滴注。

3.对怀疑合并细菌感染的患者，可服用抗菌药物，如阿莫仙，0.5g，日服3次；安美汀，0.75g，日服3次；头孢拉定，0.5g，日服3次；希克劳，0.5g，日服3次；复方新诺明，1.0g，日服2次；麦迪霉素，0.4g，日服3次；或螺旋霉素，0.4g，日服3次；红霉素，0.5g，日服4次；氧氟沙星，0.3g，日服2次；悉复欢，0.5g，日服2次。

维C银翘片
药物类别　感冒类非处方药。

重大提示　不适用于表现为恶寒明显、无汗、头痛身酸、鼻塞流清涕的风寒感冒。

使用禁忌　忌烟、酒及辛辣、生冷、油腻食物。

使用注意　服药3天后症状改善，或症状加重，或出现新的严重症状如胸闷、心悸等应立即停药，并去医院就诊。

对号入座　辛凉解表，清热解毒。用于流行性感冒引起的发热头痛、咳嗽、口干、咽喉疼痛。

小贴士　不宜在服药期间同时服用滋补性中成药。膀胱颈梗阻、幽门十二指肠梗阻、甲状腺功能亢进、青光眼以及前列腺肥大患者，肝肾功能不全者慎用。用药期间不宜驾驶车辆、管理机器及进行高空作业等。

特殊人群　小儿、年老体弱者、孕妇及哺乳期妇女应在医师指导下服用。

医师建议

预防受凉。注意天气变化，根据天气情况增减衣服。由于此病为呼吸道感染，健康带菌者及感冒患者为主要传染源，因此，年老体弱及婴幼儿应尽量少到比较拥挤的环境，如市场、医院等。增强体质，加强锻炼。耐寒锻炼可增加对环境的适应能力。有报道冬泳者感冒患病率很低。保持房间空气温暖湿润。每周对居住环境用醋熏蒸1~2次，可杀灭环境中的致病微生物。

医师敬告

感冒是一种常见病，一般1周左右痊愈。许多疾病开始以感冒样症状起病，若感冒症状1周以后不见好转，应及早到医院诊治，以排除可能存在的其他疾病。此外，感冒可引起咽炎、喉炎、支气管炎、肺炎等并发症，因此，应及时采取治疗措施，对抵抗力低下者更应如此。

（王爱华　高新富）

流行性感冒

疾病简介

也称流感，是由流感病毒引起的急性呼吸道传播病，病原体分为甲、乙、丙三型，通过飞沫传播。临床上有急性高热、乏力、全身肌肉酸痛和轻度呼吸道症状，病程短，有自限性。老年人和伴有慢性呼吸道疾患或心脏病患者易并发肺炎。本病可以造成暴发流行或大流行，尤其是甲型。

本病流行特点是突然发病，发生率高，蔓延迅速，流行过程短，但多次反复发作。

患者是主要传染源，自潜伏期末即可传染，病初2~3天传染性最强，体温正常后很少带毒，排毒时间可长达病后7天。病毒存在于患者的鼻涕、口涎、痰液中，随咳嗽、喷嚏排出体外，感染后可不发病，成为隐性感染，带毒时间虽短，但在人群中易引起传播，飞沫30分钟内易感者吸入即能感染。接触感染的食物或玩具也可引起传播。

所有人群普遍易感，抗体于感染后1周出现，2~3周达高峰，1~2个月开始下降，1年左右降至最低水平。抗体存在于血液和鼻分泌物中，鼻分泌物中抗体仅为血液中的5%左右，甲、乙、丙三型间无交叉免疫。感染后免疫时间维持很短，5个月后血中有抗体存在，但仍能再次感染同一型病毒。

潜伏期一般为1~3天，急起高热，全身症状较重，但呼吸道症状并不严重。表现畏寒、发热、头痛、乏力、全身酸痛等。体温可达39~40℃，一般持续2~3天后渐退。全身症状逐渐好转，但鼻塞、流涕、咽痛、干咳等上呼吸道感染症状较显著。少数患者可有鼻血、食欲缺乏、恶心、便秘、腹泻。急性患者两颊潮红，眼结膜充血和眼球压痛，咽充血，口腔黏膜可有疱疹。肺部听诊有粗糙呼吸音，偶闻胸膜摩擦音。

药物治疗

1.早期使用金刚烷胺能防止甲型流感病毒进入细胞，必须在发病前给药或在最初1~2天给药，100~200mg，每日2次，儿童为4.4~8.8mg/kg体重，分2次服用，连服5~7天，一般无明显副作用，少数可有失眠。肾功能低下及65岁以上老人不宜服用。同类药有金刚乙胺。

2.患者应卧床休息，多饮水，防止继发感染；高热和全身疼痛较重者可用解热镇痛药，但要防止脱水。干咳可用咳必清25mg，每日3次。

3.中药有感冒冲剂、板蓝根冲剂，应早期服用。

金刚乙胺片

药物类别 抗病毒药。

其他名称 金迪纳、立安、太之奥。

重大提示 主要用于甲型流感病毒，对其他型流感病毒仅有微弱作用。

使用方法 预防性治疗的开始及持续时间依接触类型而定。与病毒性流感患者密切接触（如为同一家庭成员）时，应在24~48小时内开始给药，并持续8~10天。无密切接触而进行季节性预防，应在病原体鉴定为A型流感病毒后即开始给药。预防性治疗应持续4~6周。老年人因肾清除率随年龄而降低，剂量应减至每日0.1g或分2次给药。1~10岁儿童，每日5mg/kg（不超过150mg），1次或分2次服用。

对号入座 对金刚烷胺类药物过敏者及严重肝功能不全者禁用。慎用于癫痫或肾衰患者及老年患者。

小贴士 金刚烷胺类药物可改变患者的注意力和反应性。

特殊人群 有动物实验证明，本品有致畸可能，因此，妊娠妇女或计划妊娠妇女禁用。哺乳期妇女慎用。1岁以下婴儿使用本品尚无经验，故不推荐使用。

医师建议

早发现。门诊上呼吸道感染患者连续3天持续上升并有直线上升趋势；连续出现临床典型流感病例；发热性感冒患者2例以上的家庭连续增加，应考虑流感发生。流感流行期间应减少大型集会和集体活动。隔离患者。

医师敬告

1.流感易发生并发症,应及时到医院治疗。

2.继发病毒性肺炎:少见,多见于原有心、肺疾患或孕妇。表现为高热不退,气急、发绀、阵咳、咯血。

3.继发细菌性肺炎:表现为高热,并有寒战,全身中毒症状明显,咳嗽增剧,咳脓痰,伴胸痛。

4.病毒与细菌混合性肺炎:表现为高热不退,病情较重,可呈支气管肺炎或大叶性肺炎,除流感抗体上升外也可找到病原菌。

5.肺外并发症:雷氏综合征,系甲型和乙型流感的肝脏、神经系统并发症,表现为热退后出现恶心、呕吐,继而出现嗜睡、昏迷、惊厥等神经系统症状,有肝大,但无黄疸。

6.中毒性休克综合征:多在流感后出现,伴有呼吸衰竭,胸片可呈成人呼吸窘迫综合征表现,气管分泌物中可找到致病菌,以金黄色葡萄菌多见,血中流感抗体上升。

(王爱华　高新富)

急性支气管炎

 疾病简介

急性支气管炎是由感染、物理化学刺激或过敏引起的支气管黏膜的急性炎症,主要表现为咳嗽、咳痰,常于寒冷季节或气候突变时诱发。

感染因素包括病毒和细菌感染。物理化学因素如过冷的空气、粉尘、刺激性气体或烟雾(如二氧化硫、二氧化氮、氨气、氯气等),以及某些过敏因素,如花粉、有机粉尘、真菌孢子等吸入,钩虫或蛔虫的幼虫在肺内移行,或对细菌蛋白质过敏均为急性支气管炎的致病因素。在致病因素作用下,气管、支气管黏膜充血、水肿,纤毛细胞损伤、脱落,黏膜腺体肥大,分泌物增多,并有淋巴细胞和中性粒细胞浸润。

临床上常先有急性上呼吸道感染症状,当累及支气管黏膜时,出现咳嗽、咳痰,多为干咳或少量黏液性痰,然后转为黏液脓性,痰量增加,可有痰中带血或不同程度的胸闷、气促和胸骨后发紧感。可有发热,体温一般在38℃左右,3~5天可降至正常。咳痰可延续2~3周。医师检查可发现双肺干湿啰音。

实验室检查血白细胞可正常或上升;X线检查大多正常,双肺纹理增粗或紊乱;可做痰培养进行病原学诊断。

药物治疗

1.抗菌药物:根据感染严重程度可口服或注射治疗,如磺胺制剂,复方新诺明,1.0g,日服2次(首次服用加倍,即2.0g);大环内酯类,螺旋霉素或麦迪霉素,0.2g,日服3次,红霉素,0.5g,日服4次;青霉素类,阿莫仙,0.5g,日服3次;先锋霉素类,头孢拉啶,0.5g,日服3次;喹诺酮类,悉复欢,0.5g,日服3次;氨基糖苷类,丁胺卡那,0.2g,肌注,每日2次。肝功能不全者慎用红霉素类和磺胺类,肾功能不全者慎用氨基苷类。

2.咳嗽剧烈无痰时可选用镇咳药，咳必清，25mg，日服3次；痰黏稠者可用必嗽平，16mg，日服3次；沐舒坦，30mg，日服3次；吉诺通，0.3g，日服3次；棕色合剂，15ml，日服3次。有痰鸣音者可用氨茶碱，0.1g，日服3次，或舒弗美，0.2g，日服2次。高热者可服用复方阿司匹林、扑热息痛等。

经上述治疗症状无改善者，要及早到医院，在医师指导下合理治疗。

盐酸氨溴索片

药物类别 黏液溶解剂。

其他名称 沐舒坦、美斯可、奥勃抒。

使用方法 饭后服。

对号入座 本品适用于痰液黏稠而不易咳出者。对本品过敏者禁用。应避免与中枢性镇咳药（如右美沙芬等）同时使用，以免稀化的痰液堵塞气道。

小贴士 偶见皮疹、恶心、胃部不适、食欲缺乏、腹痛、腹泻等不良反应。

特殊人群 孕期及哺乳期妇女慎用。

医师建议

1.预防感冒，预防受凉，根据天气的变化情况及时增减衣服。

2.增强体质，经常锻炼。易感染者可在发病季节2~3个月前用核酸、转移因子等药物。

3.保护环境，减少空气污染，改善劳动条件，避免有害气体排放，加强劳动保护措施。

4.有过敏体质者尽量避免接触诱发因素，避免吸入过敏原。

医师敬告

急性支气管炎若治疗不及时可迁延成慢性支气管炎，使不能痊愈，劳动力受到影响，甚至发展成为阻塞性肺气肿或肺原性心脏病，因此要积极治疗。其他疾病如肺癌可表现为支气管炎症状，要注意鉴别。急性支气管炎若治疗不及时使病原体继续向下蔓延可致肺炎，表现为发热，听诊肺部湿啰音，X线检查可见片状影，应予注意。

（王爱华 高新富）

支气管哮喘

疾病简介

支气管哮喘是由多种炎性细胞参与、以气道反应性增高为主要表现的气道慢性非特异性炎症。临床特征为发作性伴有哮鸣音的呼气性呼吸困难，持续数分钟至数小时或更长，可自行或经治疗后缓解。长期反复发作，常并发慢性支气管炎和肺气肿。支气管哮喘可发生于任何年龄，但半数以上在12岁以前发病。

支气管哮喘分为外源性哮喘和内源性哮喘。外源性哮喘常幼年发病，有明显过敏史，吸入花粉、灰尘、螨、真菌孢子、垫料、棉絮、丝织品、动物皮屑、毛发等，或进食鱼、虾、牛奶、蛋白、花生、大豆、腰果、肉类等可引起发作，导致气管平滑肌收缩，黏膜充血，分泌物增加，广泛小气道狭窄。内源性哮喘常见于成人，多由呼吸道感染、寒冷空气、刺激性气体及其他生物、物理化学或运动、精神神经等非抗原性因素刺激引起。

许多因素可诱发或加重哮喘发作：①个人和环境因素：即特应性素质（过敏体质），有过敏史者哮喘患病率高于一般人群。②遗传因素：哮喘有家族聚集性，哮喘患者近亲中哮喘的患病率高于一般人群。③有害因素：脂类食物易致婴儿过敏，与哮喘发生有关。④吸烟：吸烟者比非吸烟者易发生职业性哮喘。父母吸烟者：其子女易发生哮喘。⑤空气污染：空气污染加重人体对抗原的敏感性，空气中臭氧：SO_2 可加重哮喘。⑥呼吸道感染：2岁以前呼吸道感染对儿童哮喘影响很大，特别是呼吸道合胞病毒和鼻病毒感染。

哮喘典型症状为发作性呼吸困难、哮鸣和咳嗽，有时咳嗽为唯一症状。哮喘症状可在数分钟内发生，持续数小时至数天，使用支气管扩张药可缓解或自行消失。常在运动、接触某种致敏物、上呼吸道感染或精神刺激时发生。医师检查发现广泛的哮鸣音，呼气音延长，合并感染时有水疱音。当出现呼吸频率和心率加快、奇脉、胸腹反常运动时提示病情严重。

🛢 药物治疗

包括支气管扩张剂和抗炎药物。

支气管扩张剂只起到扩张支气管的作用，并不能逆转气管炎症和气管高反应性。β_2 受体激动剂，如羟甲异丁肾上腺素（舒喘灵）2.4mg，日服3次；气雾剂有舒灵气雾剂，用于消除急性哮喘症状，长效的有美普清25μg，日喷2次。长期应用可减少支气管黏膜 β_2 受体的数量。茶碱类，氨茶碱0.1~0.2g，日服3次；其控释剂，舒弗美0.2g，日服2次。抗胆碱能药物，溴化异丙托品，主要用雾化吸入，20~80μg，每日3~4次。白三烯受体抑制剂，安可来20mg，日服3次。

抗炎药为哮喘治疗的主要药物，可以吸入给药，也可以全身用药。临床常用吸入剂有二丙酸倍氯米松，每日800~1000μg，以及布地奈德，作用比前者强2倍，全身不良反应较小。全身用药常用强的松、甲基强地松龙、氢化考的松，用药过程中逐渐减量至停用或改用吸入制剂。色甘酸二钠，雾化吸入2mg或粉剂吸入20mg，每日3~4次，可预防和控制哮喘发作，但效果不及激素类药物。其他如酮替芬，用于轻症或作为预防性用药；环孢菌素、金制剂、甲氨蝶呤和其他免疫抑制剂，可减少哮喘对糖皮质激素的依赖性。

此外，应避免或控制触发因素，包括抗原、化学制剂、病毒感染及冷空气和严重的精神刺激，避免尘螨、动物性抗原或烟雾吸入，禁用阿司匹林和非激素类抗炎药物。

对特异性抗原过敏所致的哮喘，可给予特异性抗原提取液进行脱敏治疗，或采取特异性免疫疗法。

盐酸丙卡特罗

药物类别　β_2 受体激动剂。

其他名称　美普清、曼普特、希思宁。

重大提示　有可能引起心律失常，服用时应予注意。

使用方法　口服。成人：一次50μg，日服1次，睡前服用或一次50μg，日服2次，清晨及睡前服用。6岁以上儿童：一次25μg，服用方法同成人。儿童可依据年龄、症状和体重适量增减。

对号入座　适用于支气管哮喘、喘息性支气管炎、伴有支气管反应性增高的急性支气管炎、慢性阻塞性肺部疾病。对本品及肾上腺素受体激动药过敏者禁用，甲状腺功能亢进、高血压、心脏病、糖尿病患者慎用。

小贴士　偶有口干、鼻塞、倦怠、恶心、胃部不适、肌颤、头痛、眩晕或耳鸣等不良反应。亦可发生皮疹、心律失常、心悸、面部潮红等。

特殊人群　妊娠期服用本药的安全性尚未确立，孕妇或有可能妊娠妇女应权衡利弊方可服用。早产儿、新生儿、乳儿和幼儿服用的安全性尚未确立，慎用。老年患者慎用。

医师建议

避免或减少接触过敏原，戒烟。防止有害因素如烟雾刺激，禁用阿司匹林、非激素类抗炎药物；职业性哮喘者应调离原工作环境；运动性哮喘和过敏性哮喘的患者，在运动前或接触过敏原前可服用β_2受体激动剂或色甘酸二钠；早期诊断，合理治疗。怀疑为哮喘的患者应尽早去医院诊断，防止病情发展，减少并发症；应识别哮喘发作的早期信号，合理用药。发作时要镇静，休息，保持足够的液体摄入量。

医师敬告

1.合理用药。不应长期使用β_2受体激动剂和激素类药物，仅在发作时应用。

2.支气管哮喘长期反复发作可引起气胸、阻塞性肺气肿、肺心病，因此，支气管哮喘诊断成立后即应给予积极治疗，防止病情恶化。

（王爱华　高新富）

慢性支气管炎

疾病简介

慢性支气管炎是支气管及其周围组织的慢性非特异性炎症。临床上以咳嗽、咳痰为主要症状或伴有喘息，全年发病持续3个月，延续2年或以上，排除引起咳嗽、咳痰、喘息症状的其他疾病即可诊断为慢性支气管炎。

吸烟、感染、气候、过敏等外因及机体免疫功能降低等内因常导致慢性支气管炎。吸烟可使副交感神经兴奋，支气管收缩痉挛，呼吸道黏膜上皮细胞纤毛活动受抑制，支气管环状细胞增生，黏液分泌增加，支气管黏膜水肿，黏液积聚。吸烟还可引起鳞状上皮细胞化生，黏膜腺体增生肥大，支气管痉挛。

某些感染包括病毒和细菌感染是慢性支气管炎加重的因素。

刺激性烟雾、粉尘、大气污染（二氧化硫、二氧化氮、氯气、臭氧）及工业性粉尘可诱发慢性支气管炎的发生。

寒冷空气刺激呼吸道，除减弱上呼吸道黏膜的防御功能外，还能通过反射引起支气管平滑肌收缩，黏膜血液循环障碍和分泌物排出困难，也可诱发或加重慢性支气管炎。

正常人呼吸道具有完善的防御功能，对吸入空气有过滤、加湿、湿润作用；气管黏膜纤毛运动及咳嗽反射可排出异物和过多分泌物；细支气管和肺泡还分泌免疫球蛋白，有抗病毒、抗菌能力，老年人呼吸道局部防御及免疫功能下降而易患慢性支气管炎。

自主神经功能紊乱，呼吸道副交感神经反应上升，使支气管痉挛，分泌物增加，也易引起慢性支气管炎。

慢性支气管炎的主要临床表现为咳嗽，主要因支气管黏膜充血，分泌物积聚于支气管内引起。一般夜间较重，体位改变时痰增多。其次为咳痰，为白色黏液或浆液泡沫样，可带血，合并细菌感染时为黏液脓性痰。此外，亦可表现为喘息、气急。

慢性支气管炎早期无异常体征，急性发作期可有散在干湿啰音，多在背部及肺底部，咳嗽后可减少或消失。

慢性支气管炎可分为急性发作期，一周内出现咳痰或黏液脓性痰，痰量明显增加或伴有发热等炎症表现，或咳、痰、喘等症状任何一项明显加剧；慢性迁延期，不同程度咳、痰、喘迁延一个月以上；临床缓解期，经治疗或临床缓解症状基本消失或偶有轻度咳嗽，少量痰液，保持两个月以上。

药物治疗

急性发作期及慢性迁延期应给予药物治疗，包括控制感染、祛痰镇咳、平喘（详见急性支气管炎的治疗）。

医师建议

1.慢性支气管炎常反复发作，且有逐渐加重趋势，预防复发尤为重要。

2.增强锻炼。缓解期患者应增强体质，进行呼吸锻炼和耐寒锻炼。

3.戒烟。慢性支气管炎患者不要吸烟，与患者接触的人员也应戒烟。

4.预防感冒。防止吸入冷空气，注意保暖。注意室内通风，用醋熏蒸以减少病原微生物的繁殖。

5.避免接触各种有害因素。如刺激性烟雾、粉尘、大气污染（SO_2、NO_2、Cl_2、臭氧）及工业性粉尘和有害气体；有过敏史者避免接触抗原类物质，如尘埃、尘螨、细菌、真菌、寄生虫及花粉。

医师敬告

慢性支气管炎是呼吸系统的常见病，如治疗不及时可发展为阻塞性肺气肿、肺心病，将严重影响工作和生活质量。

（王爱华　高新富）

结　核

疾病简介

结核是由结核分枝杆菌引起的传染性疾病，根据发病的部位分为肺结核、结核性胸膜炎、结核性腹膜炎、肝结核、肠结核、结核性脑膜炎、肾结核、骨结核、卵巢结核和睾丸结核。

结核的共有症状，即结核中毒症状为低热。表现为长期低热，午后或傍晚开始，次晨降至正常，并伴有倦怠、乏力、盗汗等。重症结核者可出现高热，表现为稽留热或弛张热。

肺部结核。表现为咳嗽，干咳或少痰。有结核空洞形成者痰量增加，呈脓痰，或伴有咯血。结核病灶使毛细血管通透性增加，表现为痰血；若病变损坏小血管则血量增加；若结核空洞壁动脉瘤破裂表现为大咯血。

结核性胸膜炎。表现为胸痛，为胸膜受累所致。刺痛或隐痛随呼吸和咳嗽加重，患者侧卧位时减轻。膈胸膜受累时疼痛可放射至肩部或腹部。当出现胸水时，随着胸水增多，胸痛减轻，随之出现胸闷、气急。

结核性腹膜炎。常继发于肺结核、肠结核、肠系膜淋巴结结核、输卵管结核。一般为低度热或中度热。常有贫血、消瘦、营养不良以及腹痛，表现为脐周痛、下腹或全腹疼痛，伴有腹泻，每日2~4次，糊状便，或者腹泻便秘交替。

肝结核。表现为肝区疼痛、黄疸，肝脏肿大压痛，半数有肝功损害，白蛋白降低，球蛋白增高。

结核性脑膜炎。表现为头痛、呕吐，呈喷射性，伴有不同程度的意识障碍，当颅神经受累时出现睑下垂、斜视、复视、瞳孔不等大等。

肠结核。表现为腹痛，常位于右下腹，或有上腹或脐周的隐痛或钝痛，进食时可以诱发。部分患者有腹泻，粪便为糊状，无黏液和脓血，有时表现为腹泻和便秘交替。

药物治疗

结核的治疗原则是早期、联合、规律、适量、全程用药。常规化治疗是使用异烟肼、链霉素、对氨基水杨酸12~18个月；短程化治疗是联用异烟肼、利福平，疗程为6~9个月，疗效和复发率与常规疗法相同。治疗又分为强化阶段（每天用药）和巩固阶段（每周2次间歇用药）。

常用口服药物有异烟肼（H）0.3g，日服1次；链霉素（S）0.75~1.0g，每周2次；对氨基水杨酸（P）3.0g，日服3次；乙氨丁醇（E）0.75g，日服1次；利福平（R）0.4g，日服1次；比嗪酰胺（Z）0.75g，日服2次。

异烟肼片

药物类别　抗结核病药。

使用方法　口服。预防：成人一日0.3g，顿服；小儿每日10mg/kg体重，一日总量不超过0.3g，顿服。治疗：成人与其他抗结核药合用，每日口服5mg/kg体重，最高0.3g；或每日15mg/kg，最高900mg，每周2~3次。小儿每日10~20mg/kg体重，每日不超过0.3g，顿服。某些严重结核病患儿（如结核性脑膜炎），给药量每日可高达30mg/kg体重（一日量最高500mg），但要注意肝功能损害和周围神经炎的发生。

使用注意　如疗程中出现视神经炎症状，应立即进行眼部检查，并定期复查。

对号入座　肝功能不正常者、精神病患者和癫痫患者禁用。

小贴士　常见不良反应有步态不稳或麻木针刺感、烧灼感或手指疼痛；深色尿、眼或皮肤黄染；食欲不佳、异常乏力或软弱、恶心或呕吐。应劝告患者服药期间避免饮用含酒精饮料。其他不良反应有视力模糊或视力减退，合并或不合并眼痛；发热、皮疹、血细胞减少及男性乳房发育等。偶有因神经毒性引起的抽搐。异烟肼为维生素B_6的拮抗剂，可增加维生素B_6经肾排出量，因而可能导致周围神经炎。服用异烟肼时维生素B_6的需要量增加，异烟肼中毒时可用大剂量维生素B_6对抗。

特殊人群　①本品可穿过胎盘，导致胎儿血药浓度高于母体血药浓度。动物实验证实，异烟肼可引起死胎，人类虽未证实，但孕妇应用时必须充分权衡利弊。异烟肼与其他药物联合时对胎儿的作用尚未阐明。此外，新生儿用药应密切观察不良反应。②乳汁中异烟肼浓度可达12mg/L，与血浓度相近，哺乳期间应用应充分权衡利弊，如必须应用则宜停止哺乳。50岁以上患者服用肝毒性的发生率较高。

医师建议

1.卡介苗接种。对新生儿、儿童、青少年应进行预防接种卡介苗。卡介苗并不能预防感染，但能减轻感染后的发病和病情。

2.预防用药。与痰菌阳性患者密切接触且PPD试验（++）的非活动性结核病长期接受大剂量皮质激素或免疫抑制剂患者，应服用异烟肼0.3g/d，半年至一年。

抗结核药物有一定肝毒性，可影响肝功能，应15~30天检查肝功一次，并在医师指导下决定减量或停药。

此外，异烟肼对周围神经、链霉素对听力和肾功、乙氨丁醇对视神经均有影响，应密切注意。

3.结核患者要充分休息，加强营养，必要时可卧床或静脉给予高营养治疗。教育患者不要随地吐痰。

4.肺结核患者出现大咯血要侧卧位，防止窒息。结核治疗要坚持治疗原则，不要擅自停用或漏服，防止结核菌耐药或复发。

（王爱华　高新富）

流行性腮腺炎

疾病简介

流行性腮腺炎是由腮腺炎病毒引起的急性呼吸道传染病。其特征为腮腺的非化脓性肿痛、发热，可延及各种腺组织和神经系统及肝、肾、心脏等器官。好发于儿童，青少年及成人也有发病。

腮腺炎全年均有发病，冬春季节较多，发病可以散发或流行，在幼儿园、学校或其他人群密集的地方可暴发流行。早期患者和隐性感染患者为本病传染源。腮腺肿大前7天至肿大后9天有传染性。隐性感染者在流行期间可高达30%~50%，主要通过飞沫和密切接触传播。发病年龄以2~6岁儿童居多。

腮腺炎病毒侵入口腔黏膜和鼻黏膜，大量增殖进入血循环（第一次病毒血症），经血流累及其他器官并在其中增殖复制，然后再次进入血循环（第二次病毒血症）。可累及脑膜、睾丸、颌下腺、卵巢、胰腺、乳腺、胸腺、甲状腺等。

该病潜伏期14~24天，平均为17~18天。前驱期可出现倦怠、胃纳减少、肌肉酸痛、结膜炎和咽炎。起病较急，有发热、畏寒、头痛、咽痛、食欲缺乏、全身不适等。1~2天后即见腮腺部肿大，体温可达39℃，成人症状较重。腮腺肿大以耳垂为中心，向前、后、下肿大，边缘不清，触之有弹性感及轻度触痛，张口咀嚼及吃酸性食物时胀痛更甚。局部皮肤紧张发亮、发热，但无红肿，常先一侧肿大，1~4天后对侧腮腺肿大，肿胀持续1~3天达高峰，4~5天后逐渐消退，全程持续7~14天。两侧腮腺同时肿大者占70%~75%，可伴有颌下腺、舌下腺肿大（颌下腺肿大时在颌下可扪及椭圆型腺体，舌下腺肿大可见舌及颈部肿胀并可出现吞咽困难）。腮腺四周组织出现水肿，可达颞部及颧弓，下达颌部及颈部，甚至波及胸锁乳突肌，有时伴有胸前水肿。腮腺管口（第二臼齿对面黏膜）可有红肿。个别患者无腮腺肿大，而以脑膜脑炎、睾丸炎出现，也有仅见颌下腺或舌下腺肿胀者。

药物治疗

紫金锭或蒲公英、鸭跖草、水仙花根、马齿苋等捣烂局部外敷，可减轻疼痛。板蓝根冲剂1包，每日3次，鱼腥草50~100ml静脉滴注，每日1次，连续7~10天。重症者，或并发脑膜脑炎、心肌炎、睾丸炎患者可考虑使用肾上腺皮质激素。高热、头痛、呕吐患者应在医师指导下给予脱水治疗。男性成人早期服用己烯雌酚，每次1mg，日服3次，可防止睾丸炎发生。

医师建议

1.患者应隔离、卧床休息，直至腮腺肿胀完全消退。注意口腔清洁。以流质软食为宜，忌酸性食物，保证液体摄入量。

2.氦氖激光局部治疗能减轻局部肿胀，缩短肿胀时间。

3.对与腮腺炎患者有一般接触者可不检疫，但对同一集体工作生活者应留验3周，并暂时隔离。

4.腮腺炎病毒减毒活疫苗可单独应用。除注射外，可采用喷鼻或气雾吸入（在气雾室内进行）。孕妇应用可致胎儿畸形，所以孕妇忌用。

5.腮腺炎患者恢复期血清或特制的高效价免疫球蛋白有预防作用，但由于来源不易，在体内维持时间短，很少应用。

6.口服板蓝根煎剂，每日30g，共6天，或针刺合谷，每日两次有一定预防作用。

医师敬告

1.腮腺炎易引起并发症，一定要予以重视，给予积极治疗。

2.脑膜炎、脑膜脑炎为小儿腮腺炎常见并发症，可在腮腺肿大前6天或后2周内出现，有头痛时应引起注意。

3.多发性神经炎偶于腮腺炎后1~3周发生，预后良好。其他神经系统疾病还有暂时性面神经麻痹、平衡失调、三叉神经炎、偏瘫、截瘫、耳聋等。

4.胰腺炎比较少见，可在腮腺肿大3~4天至一周后发生，表现为发热、腹痛、血脂肪酶增高。

5.肾炎，仅有少量蛋白尿，重者可发生急性肾衰。

6.心肌炎较少发生，严重者可致命。多无明显症状，仅见心电图改变。其他如甲状腺炎、胰腺炎、乳腺炎也有发生，但比较少见。

（王爱华　高新富）

高血压

疾病简介

血压包括收缩压和舒张压，人们习惯称为高压和低压。血压多高才算是高血压呢？世界卫生组织规定，正常成人收缩压低于140mmHg，舒张压低于90mmHg；成人收缩压高于160mmHg和（或）舒张压高于95mmHg为高血压；血压介于正常和高血压之间称为临界高血压。

正常情况下，机体是通过神经调节和体液调节维持正常血压水平。血压增高的机制尚未完全阐明，但大量的研究发现，高血压与下列因素有密切关系：①年龄。40岁以后发病率明显增高。②职业与环境。注意力高度集中，长期精神紧张，体力活动较少，以及对视觉、听觉过度刺激的工作环境易导致高血压。③遗传因素。许多高血压患者有家族患病史，可能与某种遗传缺陷有关。④膳食因素。食盐量过多以及高脂饮食易引起高血压。⑤肥胖、吸烟者。

许多高血压病患者早期无症状，只是在体检时偶然发现血压高。头痛、头胀、头晕是最常见的临床表现，尤其在晨起或劳累时更为明显；有时可有心前区不适，甚至心绞痛。长期高血压患者可出现注意力不集中、多梦、失眠等。血压持久升高而未得到有效控制时，可造成心、脑、肾等器官严重损害，如心肌梗死、心力衰竭、脑血栓、肾脏衰竭等。

药物治疗

高血压的治疗提倡有病早治，无病早防。治疗方案应尽量简单，以便患者容易接受并能够做到长期治疗，甚至是终生服药。经过治疗，应将血压控制在适当的水平，消除高血压带来的种种不适及尽可能减小对心、脑、肾等器官的损害，并且逆转已经形成的损害。

常用的降压药物包括：①利尿降压药。其降压作用较缓和，与其他降压药物有协同作用，适用于各期高血压，可作为首选药和基础用药。常用药物有双氢克脲噻，25mg/次，1次/d；吲哒帕胺，25mg/次，1次/d。长期服用利尿剂应注意补钾，多吃新鲜水果、海产品及瘦肉。②β受体阻滞剂。常用药物有阿替洛尔（又叫氨酰心安），12.5～50mg/d，分1～2次口服；美托洛尔，25～100mg/d，分2次口服。用药时应注意：β受体阻滞剂可减弱心肌收缩力，引起心动过缓和传导阻滞，并有诱发和加重哮喘的危险，合并心动过缓、支气管哮喘的患者禁用或慎用；勿突然停药，以免诱发心绞痛，应逐渐减量。③血管紧张素转换酶抑制剂。常用药物为卡托普利，12.5～25mg/d，分1～2次口服；培哚普利，2～4mg/d，日服1次；苯那普利，5～10mg/d，每日1次。这类药物常见副作用有干咳，减量或停用后即可减轻或消失。④钙拮抗剂。常用药物有硝苯吡啶，为短效制剂，10mg/次，日服3次；硝苯吡啶缓释剂，30mg/次，日服1次；尼群地平，30~40mg/d，分2~3次服用。⑤α受体阻滞剂。该类药物最大优点是不引起明显的代谢紊乱，对于血脂有良好影响，特别适用于伴有糖尿病、周围血管病、哮喘病及高脂血症的高血压患者，常用药物有压宁定（盐酸乌拉地尔片），30mg/次，日服3次。

降压药物的应用宜从小剂量开始，根据降压反应逐渐增加剂量。达到理想效果后，可逐渐减量直至维持量，不可降得太低太快，尽可能用最小的维持量保持血压在安全水平。

卡托普利

药物类别　降血压药。

其他名称　开博通、凯宝压苄、巯甲丙脯酸、甲巯丙脯酸、开富林。

使用方法　食物可使本品吸收减少30%~40%，故宜在餐前1小时服用。

使用注意　服用期间：①白细胞计数及分类计数，最初3个月每2周检查一次，此后定期检查，有感染迹象时随即检查。②尿蛋白检查每月一次。③可能增高血钾，与保钾利尿剂合用时尤应注意检查血钾。

对号入座　过敏体质者、血钾过高、氮血症、血管水肿、低血压者禁用。双肾动脉狭窄、肾动脉开口以及主动脉严重狭窄者禁用，因其可诱发急性肾功能不全。自身免疫性疾病活动期禁用，因可加重病情。

小贴士　1. 较常见的不良反应：①皮疹，可能伴有瘙痒和发热，常发生于治疗4周内，呈斑丘疹或荨麻疹，减量、停药或给抗组胺药后消失，7%~10%伴嗜酸性细胞增多或抗核抗体阳性；②心悸、心动过速、胸痛；③咳嗽；④味觉迟钝。

2. 较少见的不良反应：①蛋白尿，常发生于治疗开始8个月内，其中1/4出现肾病综合征，但蛋白尿在6个月内渐减少，疗程不受影响；②眩晕、头痛、昏厥，由低血压引起，尤其在缺钠或血容量不足时；③血管性水肿，见于面部及四肢，也可引起舌、声门或喉血管性水肿，应予警惕；④心率快而不齐；⑤面部潮红或苍白。

3. 其他不良反应：也可见白细胞和粒细胞减少，有发热、寒战，白细胞减少与剂量相关，治疗开始后3~12周出现，以10~30天最显著，停药后持续2周。伴有肾衰者应予警惕，同服别嘌呤醇可增加此种危险。

特殊人群　孕妇及哺乳期妇女慎用。老年人应酌减剂量。

医师建议

1.限钠摄入。盐敏感者摄取较多盐可使血压升高；摄入盐量越大，血压越高，且年龄越大这一反应越明显。因而对高钠人群应改变饮食习惯，每日食盐量应低于6g，特别是已有高血压或有高血压家族史者。

2.减轻体重。减肥的方法主要有控制饮食和增加体力活动。体重影响血压的机理尚未明确，但肥胖者易血压高，减轻体重可使血压下降，头痛、水肿等症状缓解。因而饮食应以低动物脂肪、低胆固醇为主，多吃蔬菜和水果。同时长期坚持体育运动和体力劳动，以达到并维持理想体重。

3.生活方式。戒烟、限酒，避免紧张、情绪激动、过度疲劳等不良刺激，保持精神乐观开朗、生活规律、睡眠充足；定时排便以防止大便秘结。冬季还要注意防寒保暖，避免严寒刺激。

医师敬告

若高血压病一开始就急剧进展，或经数年的缓慢过程后突然迅速发展，血压持续在200/130mmHg，属急进型恶性高血压，有生命危险，需及时住院治疗。

高血压病是一种慢性进行性发展的疾病，若血压得不到有效控制，会导致一系列并发症。一旦发生，应及时到医院就诊。

由于高血压患者的周围血管阻力明显增加，左室射血阻力增加，进而出现左室代偿性肥厚，导致左室舒张功能减退，晚期发生心室扩大，收缩功能减退。因此，一旦出现心慌、气急、乏力、咯血、水肿等心力衰竭症状，应积极治疗。另外，高血压可促使冠状动脉粥样硬化，因而高血压是冠心病的主要危险因素，临床有心绞痛、心律失常、心力衰竭等表现，严重者可发生心肌梗死。

由于高血压可加速脑动脉硬化，因此，高血压是脑血管病的首要危险因素。最常见的类型有脑出血，发病突然，患者迅速出现意识障碍、偏瘫、呕吐、大小便失禁，并可有头痛和血压升高。另外，由于血压急剧升高，脑血管自身调节障碍，造成脑灌注过多，脑组织水肿及颅内压增高；患者可有剧烈头痛、呕吐伴抽搐甚至昏迷，称为高血压脑病。

长期高血压致肾小动脉硬化，临床可出现多尿、夜尿增多、尿比重低；尿常规检查可发现少量蛋白尿，晚期可出现全身水肿、氮质血症和尿毒症。

心绞痛

疾病简介

心绞痛是由于心肌氧供与氧需不平衡造成心肌绝对或相对缺血而引起的临床综合征。典型的心绞痛为压榨样或紧缩样疼痛，部位是胸骨后，范围约拳头或手掌大小，每次发作的部位相对固定。疼痛常放射至左肩、左臂内侧达无名指和小指。发作时，患者往往不自觉地停止原来的活动，直至症状缓解。发作常有诱因，如体力活动或情绪激动，休息和睡眠过程也可发作。疼痛持续3~5分钟，很少超过15分钟，一般在去除诱因后即可缓解。舌下含化硝酸甘油可在2分钟内缓解。

某些老年人，特别是合并糖尿病者，心绞痛表现为胸闷或呼吸困难等症状，而不发生胸痛，甚至发生急性心肌梗死也无胸痛症状。因此，需特别注意此类患者的不典型性症状。

心绞痛发作时，绝大多数患者心电图可记录到ST段移位，常见ST段压低0.1mV以上，发作缓解后恢复。变异型心绞痛发作时心电图显示有关导联ST段抬高。

药物治疗

心绞痛发作时应立即服用迅速起效的硝酸酯制剂，首选硝酸甘油，0.3~0.6mg舌下含化，1~2分钟即可起效，或消心痛，5~10mg舌下含化，2~5分钟见效。另外，还可选择硝酸甘油喷雾剂，每次1~2喷。使用上述药物后可有头昏、头胀痛、面红、心悸，偶有血压下降，属正常反应。必要时可考虑用镇静剂，如地西泮（安定），2.5~5mg口服。

心绞痛缓解期内，除避免诱发因素外，可服用作用持久的抗心绞痛药物，以防心绞痛发作。最常用的抗心绞痛药物有：①硝酸酯类，如消心痛，5~10mg/次，日服3次；单硝酸异山梨醇酯，20~40mg/次，日服2次。夜间或清晨发作者可选用长效制剂，如长效异乐定，50mg，每晚1次，作用可持续12~18小时。②β受体阻滞剂，如阿替洛尔，12.5mg/次，日服2次；美托洛尔，12.5~25mg/次，日服2次。β受体阻滞剂可与硝酸酯类药物合用。停用时应逐步减量，以免诱发心肌梗死。心衰、支气管哮喘以及心动过缓者不宜服用。睡前不宜服用，以免心率过慢影响冠脉供血。③钙拮抗剂，对变异性心绞痛疗效最好，常用制剂有地尔硫䓬，30mg/次，日服3次；硝苯地平控释片，30mg/次，日服1次。不良反应有头痛、头昏、血压下降、心率增快等。④其他，如阿司匹林，75~100mg/d，日服一次。另外，某些中药制剂，如复方丹参丸、冠心苏合丸有活血化瘀、扩张血管之功效，也可适量服用。

地尔硫䓬

药物类别 钙拮抗药。

其他名称 哈氮䓬、合心爽、恬尔心、何博司。

重大提示 与降压药联合应用，可增加降压作用；与β阻滞剂、利血平联合应用时，可加剧心动过缓。

使用禁忌 服药时不能嚼碎。

对号入座 Ⅱ度以上房室阻滞或窦房阻滞患者或严重低血压及充血性心力衰竭患者禁用。

小贴士 出现头痛、头晕、疲劳感、心动过缓等症状时应减量或停用。用药期间还会出现胃部不适、食欲缺乏、便秘或腹泻等。

特殊人群 孕妇禁用；老年人，肝、肾功能不全者，剂量酌减。

医师建议

1.调整心理状态。正确看待疾病，既不要害怕而产生焦虑恐惧心理，也不能满不在乎，我行我素。

2.去除诱发因素。保持精神乐观开朗，避免情绪波动，如激动、紧张、生气等。注意劳逸结合，不从事过重的体力劳动和突然用力的活动。饮食宜清淡，低盐低脂，避免饱餐，多吃蔬菜水果，保持大便通畅，严禁大便用力。另外，还要注意天气变化，注意保暖，避免冰冷刺激。

3.积极控制冠心病的易患因素。如高血压、高脂血症、糖尿病、肥胖、吸烟等。

4.坚持适当、经常性的体育锻炼。运动强度不宜剧烈，活动量不宜过大。可进行太极拳、气功、步行、慢跑等活动。但病情加重时，可暂停或减小活动量。

医师敬告

冠心病患者若能积极控制易患因素，避免心绞痛诱因，且能坚持服药，病情可在较长时间内保持稳定。一旦出现下列情况，有可能是急性心肌梗死的先兆，应及时到医院就诊，做进一步处理，包括新发生的心绞痛或原有心绞痛加重为最突出；心绞痛发作较以往频繁，疼痛较剧烈，持续时间延长，含服硝酸甘油效果较往常差（起效时间延长或需加大剂量才能有效或无明显效果），诱发因素不明显或小于以往诱发心绞痛的运动量即可诱发；心绞痛时伴有恶心、呕吐、大汗、心动过缓、心功能不全、严重心律失常、血压大幅度波动等；心电图检查可发现ST段一过性抬高或明显压低，T波倒置或高耸，或出现心律失常。

心肌炎

疾病简介

　　心肌炎是指心肌的炎性病变，病因可为病毒、细菌、原虫、真菌感染，也可由有毒物质、放射线照射和某些全身性疾病（如系统性红斑狼疮、风湿热等）引起。

　　病毒性心肌炎病情轻重取于病变的部位、范围和程度，差异甚大。患者常在发病前1～3周有上呼吸道或肠道感染病史，表现为发热、咽痛、全身倦怠、肌肉痛或腹痛、腹泻。有的患者上述症状较轻微。随后可有心悸、胸痛、呼吸困难，也可在短期内迅速出现心力衰竭，严重者可发生心源性晕厥或猝死。

　　实验室或其他辅助检查有助于进一步诊断。心电图以持续性心动过速较常见，心动过速与体温不成比例。也可见以早搏和传导阻滞最为常见的各种心律失常。实验室检查示急性期白细胞计数增高，血沉加快，C反应蛋白增加，心肌酶谱改变（乳酸脱氢酶、肌酸磷酸激酶及其同工酶均有增高）。病毒分离及血清病毒和抗体测定等病毒学检查可辅助诊断。

药物治疗

　　抗感染治疗。应用抗病毒药物，如病毒唑，0.2g静脉注射，每日2次。如合并细菌感染，给予抗生素治疗，如青霉素，640万U静脉注射，每日2次，儿童减量。

　　促进心肌营养和代谢。如辅酶Q10，10～20mg/次，日服3次。静脉滴注极化液，以及三磷酸腺苷、辅酶A、肌苷和维生素类。

　　糖皮质激素。由于激素可抑制干扰素的合成与释放，加速病毒繁殖与扩散，使病情加重，故一般情况下不主张应用，尤其是发病早期。但若病情危重，出现高度或完全性房室传导阻滞、急性心力衰竭、心源性休克，激素则有利于消除局部炎症水肿，挽救生命。常用地塞米松10mg加入葡萄糖液中静滴，每日1次，连用6～8周起效后逐渐减量直至停用。

　　对症治疗。心律失常者可应用抗心律失常药。房性心律失常给予β受体阻滞剂如氨酰心安，12.5mg/次，日服2次；室性心律失常给予心律平，150mg/次，日服3次。心力衰竭者可给予强心、利尿、扩血管药物，如地高辛，0.25mg/次，日服1次；双氢克脲噻，25mg/次，日服2次；氨苯蝶啶，50mg/次，日服2次；卡托普利，12.5～25mg/次，日服3次。此外，肌注转移因子，或静脉滴注中药黄芪注射液，有助于调节细胞免疫功能。

辅酶Q10

药物类别 酶类药物。

其他名称 辅辛、能气朗、泛癸利酮。

小贴士 可出现恶心、胃部不适、食欲减退等不良反应，但不必停药。另外，偶有荨麻疹及一过性心悸。

医师建议

1. 避免发病诱因。寒冷、饮酒、疲劳、营养不良、放射治疗及接触某些毒物均可促使机体抵抗力低下，而易导致心肌炎发生。另外，应注意饮食卫生，加强粪便管理，预防胃肠道感染。

2. 增强机体免疫力。在营养均衡的条件下，体质锻炼可增强机体抗病能力。必要时可应用转移因子、干扰素、胸腺素等免疫制剂，对改善免疫功能有一定作用。病毒流行时期，服用中药制剂大青叶、板蓝根等对病毒有一定抑制作用。

3. 注意休息。急性期患者应充分休息，以减轻心脏负荷，使扩大的心脏缩小。休息的时间可根据病情恢复情况而定，轻者在退热、心率、心脏大小和心功能恢复正常后，至少还需休息3个月。重症者应休息半年至1年，直至完全恢复。患病期间注意补充营养。

医师敬告

急性心肌炎预后良好，大多数可完全治愈，但若患病时处于过度劳累或睡眠不足状态，病情极易在短期内急剧恶化甚至死亡。少数可发展为心肌炎性心肌病，表现为心脏增大，心功能低下。

严重病例在短期内出现心力衰竭或心源性休克，个别可因严重心律失常而发生心源性晕厥或猝死。若患者患病期间出现呼吸困难、端坐呼吸、水肿等心力衰竭症状或心律失常，尤其是发现心率突然变慢或血压偏低，应尽快去医院治疗。

慢性心功能不全

疾病简介

慢性心功能不全是原有心脏病发展到一定严重程度而造成心排血量不能维持人体生理需要的一种综合征，亦称慢性心力衰竭。其病因以心脏瓣膜疾病为首，其次为高血压和冠心病、扩张型心肌病。可分为左心、右心及全心功能不全。

左心功能不全主要表现为呼吸困难，早期仅发生于较重的体力劳动时，休息后可消失。随着病情加重，较轻的体力劳动即可引起呼吸困难，严重者休息时亦可出现。患者平卧时常感呼吸困难，被迫取高枕位，较重者取半坐位，严重者被迫坐起以减轻症状。阵发性呼吸困难是另一种常见的表现形式，常在睡眠时发作或伴咳嗽。患者往往于熟睡时突感窒息而醒，被迫坐起，呼吸急促。轻者坐起后不久症状消失，又可入睡；严重者可出现喘憋、发绀、冷汗、咯粉红色泡沫痰。右心功能不全主要表现为上腹部胀痛、压痛，食欲缺乏、恶心、呕吐，颈静脉充盈明显，身体下垂部位出现凹陷性水肿，严重者出现肝脾大、胸水和腹水。同时有左、右心功能不全的症状为全心功能不全。

心功能可分为四级，患者可参考此分级估测自己的心功能。Ⅰ级，体力活动不受限制，日常活动不引起乏力、心悸、呼吸困难等症状。Ⅱ级，体力活动轻度受限，休息时无症状，日常活动即可引起乏力、心悸、呼吸困难等症状。Ⅲ级，体力活动明显受限，休息时无症状，轻于日常的活动即可引起上述症状。Ⅳ级，不能从事任何体力活动，休息时亦有症状，体力活动后加重。

药物治疗

不论什么原因引起的慢性心功能不全，其治疗原则大致相同，在积极针对病因治疗的同时，还应采取以下方法。

减轻心脏前后负荷。可服用血管扩张剂，如硝酸酯类药物单硝酸异山梨酯，20mg/次，日服2次；血管紧张素转换酶抑制剂卡托普利，5.25mg/次，日服2次，可逐渐增量至25mg/次；洛丁新，5~10mg/次，日服2次。用药期间，经常测定血压，特别是开始应用和调整剂量时，一旦出现低血压，可酌情减量或停用。还可服用利尿剂，如排钾类利尿剂双氢克脲噻，25mg/次，1~2次/d；保钾类利尿剂安体舒通，20~40mg/次，1~2次/d。应用利尿剂时须注意排钾利尿剂与保钾利尿剂合用，肾功能不全患者应选择排钾利尿剂，禁用保钾利尿剂。

增加心排血量。可选用正性肌力药物，地高辛，0.125~0.25mg/次，日服1次。有预激综合征合并心房纤颤及病窦综合征、Ⅱ度或高度房室传导阻滞者不宜应用正性肌力药。

单硝酸异山梨酯

药物类别 硝酸酯类药物。

其他名称 安心脉、臣功再佳、莫诺美地、依姆多、鲁南欣康。

重大提示 应避免大剂量连续服用。

对号入座 低充盈压性急性心肌梗死、低充盈压性左心室衰竭、休克、血压极低者禁用。

小贴士 治疗初期常有头痛。治疗初期及加大剂量后可见血压降低、眩晕及乏力；偶见恶心、呕吐、面部潮红及皮肤过敏反应。极少数情况下可能发生血压大幅度下降，伴心绞痛症状加剧。罕见虚脱、昏厥及剥脱性皮炎。

特殊人群 妊娠和哺乳妇女慎用。

医师建议

1.避免心功能不全的诱因。病情发展到心功能不全，除本身疾病外，主要由一些诱发因素造成，如感染、过重体力劳动、情绪激动、心律失常、饮食不当、输液过量或过快，钠盐摄入量较多及药物使用不当。这些诱因多数可以预防和控制，因此需尽量避免上述诱因发生，一旦发生要及时纠正。

2.合理休息。休息是减轻心脏负担的重要措施之一，但必须是身心两方面的休息。应为患者创造一个安静舒适的环境，在精神上多给予安慰和鼓励，树立战胜疾病的信心。

根据心功能情况适量安排活动量，如心功能Ⅱ级可起床活动，但必须午休和增加夜间睡眠时间。心功能Ⅲ级应限制活动，增加卧床时间。心功能Ⅳ级应以绝对卧床为主，病情好转后逐渐增加活动量，以不出现症状为限。长期卧床患者要定时帮助其活动下肢，防止肌肉萎缩及静脉血栓形成。

3.合理饮食。应掌握少食多餐原则，严禁饱餐。可选择低盐、低热量、高维生素、易消化且不产气的食物。注意食物中维生素的搭配，保持大便通畅。长期应用利尿剂者，应注意食用含钾高的食物，如瘦肉、海带、紫菜、新鲜水果等。

医师敬告

洋地黄类药物是用于纠正心功能不全的切实有效的首选药物，但因其毒性较大，有效剂量与中毒剂量接近，易受很多因素影响，应警惕洋地黄中毒的发生。洋地黄类药物的毒性反应包括：①胃肠道反应，如最早出现食欲缺乏，继而出现恶心呕吐；②神经系统表现，如头痛、忧郁、无力、视力模糊、黄视或绿视等；③心脏毒性，表现为各种类型的心律失常。如出现上述症状，应及时停药。如停药后症状仍不见缓解，应及时到医院治疗。

患者可根据心功能分级的标准，对自己的心功能做出粗略判断。若经过一段时间服药后，与前比较无改善反而加重，或在服药期间，出现病情的突然加重，应尽快去医院就诊，静脉给药以迅速改善心功能。注意在去医院就诊过程中勿让患者用力和紧张。

陈旧性心肌梗死

疾病简介

心肌梗死又称心肌梗塞，是由于心肌严重缺血而发生坏死。最常见病因是冠状动脉粥样硬化，其他极少见病因包括冠状动脉血管畸形、休克、冠脉栓塞、炎症等。

冠心病、心肌梗死多发生于40岁以上的男性和绝经后女性。在某些诱因作用下，如感染、过度疲劳、情绪激动、血黏度增高等，冠脉内粥样硬化斑块突然破裂和（或）急性血栓形成，或病变处血管发生严重而持久的痉挛，使相应心肌血流完全中断而坏死。

陈旧性心肌梗死的诊断有赖于急性期发作的病史。急性期临床诊断包括：①突然剧烈的胸骨后疼痛，持续30分钟以上，经休息或含化硝酸甘油多不能缓解。②心电图有动态演变过程，即ST段呈弓背向上型抬高，然后逐渐降低并出现病理性Q波，之后T波开始倒置。大多数患者T波可在3~6个月内恢复正常。③心肌酶谱增高。肌酸激酶、肌酸肌酶同工酶和乳酸脱氢酶3项中任何2项增高即可诊断急性心肌梗死。急性期后3~6个月为陈旧性心肌梗死。

仅凭心电图病理Q波诊断陈旧性心肌梗死并不可靠。原因是少数心肌梗死患者，尤其是小面积者，经过一定时间后，病理性Q波可能消失。许多其他疾病也可在心电图上表现病理性Q波，如心肌病、高血压、心肌肥厚、肺心病、过度肥胖和过度瘦长体形等。对于无急性心肌梗死病史的患者，若偶然一次心电图检查，报告有陈旧性心肌梗死，应做进一步检查，包括心脏超声心动图、单光子心肌断层扫描、正电子发射计算机断层照相及选择性冠脉造影。

药物治疗

陈旧性心肌梗死药物治疗的目的是避免再次心肌梗死；防止出现心脏扩大，心功能不全；控制并发的心绞痛。可服用阿司匹林，50～100mg/次，日服1次，预防再次心肌梗死疗效明确。无严重胃、十二指肠溃疡的患者应终生服药。也可服用血管紧张素转换酶抑制剂，常用的有巯甲丙脯酸，12.5～25mg/次，日服3次；洛丁新，5～10mg/次，日服1次；雅施达，2～4mg/次，日服1次。尤适用于大面积前壁伴心功能不全者，可明显减少死亡率，降低心功能不全发生率。β受体阻滞剂，常用药物有心得安，10mg/次，日服3次；阿替洛尔，6.25～25mg/次，日服2次；倍他乐克，12.5～50mg/次，日服2次，可明显降低心肌梗死患者的病死率，对于无新的心肌缺血患者，一般可用至心肌梗死发生后2年。钙离子拮抗剂合心爽，30mg/次，日服3次，用于非Q波心肌梗死患者，可减少再梗死发生率。调脂药，常用的有舒降之，5～10mg，每晚1次；普罗布考，0.5mg/次，日服2次；血脂康，2片/次，日服3次；微粒化力平脂，0.2g/次，日服1次。心肌梗死伴高脂血症患者，单纯饮食治疗无效时，终生服药可有效降低病死率和再梗死率。

贝那普利

药物类别　降血压药。

其他名称　洛丁新。

重大提示　避免与保钾利尿剂及补钾溶液合用，以免导致血钾过高。

对号入座　对本品过敏者禁用；肾动脉狭窄、严重肾功能障碍、心衰、冠状动脉或脑动脉硬化患者慎用；肾功能不全、糖尿病及同时使用治疗低血钾药物患者可能导致高血钾，亦应引起足够的注意。

小贴士　常见的不良反应有头痛、呼吸道窘迫、疲劳、头晕、乏力、肌肉痛、咳嗽、鼻炎、恶心、咽炎、腹痛，少数患者脸部肿胀，偶见血红蛋白浓度下降、白细胞减少等，罕见血钾升高。

医师建议

由于加强监护和治疗水平的提高，急性心肌梗死的住院死亡率明显降低，但再梗死或多次梗死患者增多，成为心肌梗死后死亡率增加的主要原因之一。因此，应加强心肌梗死后的康复和二级预防，以延长寿命、提高生活质量和恢复工作能力。

1.加强卫生宣教。对患者及其家属进行卫生宣教，使患者及其家属对疾病有所认识，了解各种防治措施的意义。在日常生活中，尽量避免各种心肌梗死诱因的发生，尤其是心肌梗死后第一年再发心肌梗死率比较高，需特别小心谨慎。不要过劳、精神紧张、情绪冲动。不要饱餐，大量饮酒，进食大量脂肪物质。戒烟、预防便秘，注意天气变化，避免严寒和强冷空气刺激。另外，还要减少患者对疾病的恐惧，消除不良的心理负担，在防治中能积极予以配合。

2.合理安排饮食。以低脂、低糖、清淡饮食为主，多吃蔬菜、水果，多吃含粗纤维素的食物，如芹菜、韭菜。每餐不宜过饱，以七八成饱为宜。可少食多餐，以免加重心脏负担。经饮食调整3个月后，血脂水平仍明显异常者，可选用口服血脂调节剂。

3.适度进行康复锻炼。病情不重的患者，特别是精力比较旺盛者，病情稳定后可进行体力锻炼活动，如散步、打太极拳等，但一定要循序渐进，原则是动而不累。由于长跑可引起心率显著加快，导致心肌耗氧量明显增加，因此急性心肌梗死恢复后患者在相当一段时间内不宜进行长跑锻炼。

4.随时携带急救药品。应携带硝酸甘油、保健盒等，并告知亲友同事，以防不测之用。

医师敬告

心肌梗死的危害与梗死面积、多支血管病变、并存的危险因素等关系密切，常见的并发症包括：

1.猝死。陈旧性心肌梗死患者猝死的危险远低于急性期，但若并发室壁瘤、心脏扩大和顽固性心绞痛，其发生率仍较高。

2.心脏扩大，心功能不全。多次心肌梗死或一次大面积心肌梗死，或除梗死血管外其他血管也有严重狭窄的患者，易发生心脏扩大和心功能不全。

3.室壁瘤。大面积心肌梗死患者易并发室壁瘤，即梗死区心肌呈瘤样膨出。其危害在于易出现顽固性心律失常甚至猝死，或顽固性心功能不全和栓塞。室壁瘤可引起严重不良后果，应及早手术治疗。

4.心绞痛。许多心肌梗死患者出院后仍有心绞痛发作，说明缺血区有存活的心肌或梗死外血管也有狭窄。最好的治疗是行冠状动脉搭桥手术或经皮球囊冠状动脉成形术。

高脂血症

疾病简介

由于脂肪代谢或运转异常使血浆中一种或多种脂质高于正常，称为高脂血症。根据血脂成分的不同，高脂血症可表现为高胆固醇血症、高三酰甘油血症或二者兼有。其病因有可能是原发于遗传性脂代谢紊乱疾病，也可能继发于长期高脂饮食、糖尿病控制不良、饮酒、甲状腺功能减退、口服避孕药等。

实验室检查有助于判断血脂高低。一般空腹6小时血浆总胆固醇低于5.2mmol/L为理想水平，高于6.2mmol/L则认为过高；血浆三酰甘油低于1.7mmol/L为理想水平，高于2.3mmol/L则认为过高。

药物治疗

口服降脂药物。以高胆固醇血症为主者，可首选他汀类药物，如辛伐他汀，5~40mg，每晚口服一次；洛伐他汀，10~80mg，每晚一次或每日2次口服。不良反应有乏力、肌痛、胃肠道症状、皮疹。还可选用胆酸隔置剂，如考来烯胺，4~24g，每晚1次或每日2次口服，易引起便秘等胃肠道反应；普罗布考，0.5g/次，日服2次，副作用有胃肠道反应、头痛、眩晕。烟酸类药物有阿西莫司，250~500mg，每晚1次，不良反应有皮肤潮红，胃部不适，长期应用注意检查肝功能。以高三酰甘油血症为主者，可应用贝丁酸类，如吉非罗齐，300mg/次，日服3次。混合型高脂血症可联合用药，如贝丁酸类加胆酸隔置剂类，或胆酸隔置剂类加烟酸类药物。谨慎采用他汀类与贝丁酸类或烟酸类的合并使用。继发于糖尿病或甲减疾病者，应积极治疗原发病。

辛伐他汀

药物类别 调血脂药。

其他名称 西之达、舒降之、塞瓦停、斯伐他汀。

对号入座 慎用于大量饮酒和（或）有肝病史患者。有活动性肝病或无法解释的氨基转移酶升高者禁用。

小贴士 一般耐受性良好，大部分不良反应轻微且为一过性。临床对照试验有少于2%的患者因辛伐他汀的不良反应而中途停药。不良反应有腹痛、便秘和胃肠胀气。

特殊人群 孕期、哺乳期妇女及儿童禁用。

医师建议

现代医疗条件下，高脂血症是可以防治的，措施包括饮食和其他生活方式的调节。

1.合理饮食。应采用低脂肪、低胆固醇、限制糖类等治疗饮食，提倡饮食清淡，多食富含维生素的食物如蔬菜、水果和富含蛋白质的食物，减少饮酒或戒烈性酒。任何高脂血症在药物治疗之前，都应先行饮食治疗；只有在饮食治疗无效或患者不能耐受时方可进行药物治疗；即使在药物治疗的同时，也不能放松控制饮食等措施。

2.适量体育运动和戒烟。运动锻炼可增加消耗，改善脂质代谢，防止体脂和血脂增多。健康状况良好的高脂血症患者，应进行经常性运动，如长跑、骑自行车、游泳、打球、爬山。但合并冠心病以及严重高血压和糖尿病患者则不宜进行剧烈运动，可进行适当的医疗体操、太极拳及气功锻炼。

医师敬告

脂代谢紊乱可加速动脉粥样硬化，其粥样硬化斑块的形成可使动脉管壁弹力降低，管腔狭窄或闭塞，多见累及冠状动脉，可出现胸闷、憋气、胸骨后或心前区压榨样疼痛，体力劳动和情绪波动时可诱发，严重时可发生急性心肌梗死。累及脑动脉，可引起脑缺血症状如眩晕、头痛和昏厥等。脑动脉血栓形成或破裂出血引起脑血管意外，有头痛、呕吐、意识丧失、肢体瘫痪、偏盲和失语等。一旦发生上述症状，应引起警惕，立即到医院治疗。

急性胃炎

疾病简介

急性胃炎是指由各种原因引起的胃黏膜急性炎症。临床表现多种多样，可有上腹痛、恶心、呕吐、上腹不适、呕血和黑便，也可无症状，而仅有胃镜下表现。

正常情况下，胃黏膜有着自己的黏膜防御屏障，如黏液 -HCO_3-屏障、胃黏膜上皮疏水层、上皮细胞的快速修复机制和某些调节肽，相互间密切联系，共同组成抵御外界刺激性物质的屏障，对抗外来的或内源性的损害性刺激，保护胃黏膜。当过强的损害因素直接或间接引起胃黏膜防御机制的某一部分削弱时，则造成胃黏膜的急性损害，引起胃炎。

哪些因素可以引起急性胃炎呢？引起急性胃炎的病因很多，迄今尚未完全阐明，目前已知的病因有以下几种：①药物，最常见的是非甾体类药物，如阿司匹林、扑热息痛、消炎痛及含有这类药物的各种感冒药等；②应激因素，如严重创伤、大手术、大面积烧伤、外伤、多个脏器功能衰竭等；③酒精；④腐蚀性化学物质；⑤感染因素；⑥胃黏膜缺血缺氧；⑦十二指肠液反流入胃；⑧食物变质、粗糙和不良的饮食习惯；⑨放射性损伤和胃部的机械性损伤。

急性胃炎起病急骤，上腹痛、恶心呕吐和食欲减退是急性胃炎的最常见症状，不同原因引起的胃炎症状又略有不同。由药物和应激因素引起的胃炎常以呕吐和黑便为主。当出血量较大时，可出现低血压性休克。食物中毒引起的胃炎常有上腹部剧烈疼痛，频频呕吐，甚至引起寒战发热，多伴有腹泻。约30%的急性胃炎患者临床无症状。

急性胃炎患者多可据病因和症状作出诊断，若症状不典型时，可借助于钡餐透视或胃镜检查作出诊断。

 药物治疗

首先要去除诱发因素，其次给予药物治疗。制酸药和H_2受体阻滞剂，如复方胃友片，每日3次，每次2片。硫糖铝片，每次1g（0.25g×4），每日4次，餐前1小时及睡前嚼碎后服用。雷尼替丁，每次150mg，每日2次。泰胃美，每次0.4g，每日2次。黏膜保护药果胶秘，每次50~100mg，每日3次。疼痛剧烈者给予解痉药如阿托品或654-2肌内注射。化脓性胃炎应加用抗菌药物。

硫糖铝

药物类别　胃黏膜保护剂。

其他名称　胃溃宁、迪先。

重大提示　长期大剂量服用，可能会造成体液中磷的缺乏，因此甲状腺功能亢进、佝偻病等低磷血症患者不宜长期服用。

使用方法　须空腹时服用，嚼碎与唾液搅和或研成粉末后服下能发挥最大疗效。

使用注意　如必须与制酸药合用，制酸药应在硫糖铝服后1小时给予。

对号入座　短期治疗即可使溃疡完全愈合，但愈合后仍可能复发。对严重十二指肠溃疡效果差。应配合内窥镜或X射线检查观察溃疡愈合情况。

小贴士　连续应用不宜超过8周；硫糖铝可干扰脂溶性维生素A、D、E、K的吸收，服药期间适量补充维生素。

特殊人群　虽未证明对胎儿有影响，孕妇仍需慎用；可经母乳排出，哺乳期妇女应慎用。

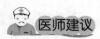 **医师建议**

1.针对原发病因采取预防措施，对处于医疗监护下的患者应给予一定的制酸药控制

胃酸。戒烟限酒有助于减轻急性胃炎症状，有利于急性胃炎的预防和治疗。

2.需长期口服用于治疗高血压、心脏病药物或阿司匹林类药物的患者，宜同时服用保护胃黏膜的药物，以防止胃黏膜损害。

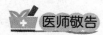 **医师敬告**

急性胃炎常有明显诱因，腹部压痛位于上腹和脐周，无腹膜刺激征。若疼痛部位不典型或出现腹膜刺激征时，注意与急性胆囊炎、急性阑尾炎和急性胰腺炎鉴别。

（郝洪升　高新富）

慢性胃炎

 疾病简介

慢性胃炎是由多种原因引起的胃黏膜慢性炎症性病变。随着年龄的增长发病率逐渐增加，在我国多是以胃窦部为主的胃炎。慢性胃炎病程迁延，常达数年之久，大多无明显症状，有症状也无特异性，约半数患者有中上腹不适、饱胀、钝痛、烧灼痛，症状无明显规律性，一般进食后较重。其次，食欲缺乏、嗳气、反酸、恶心等消化不良症状亦较常见，有相当一部分患者无临床症状。

慢性胃炎的病因是多方面的。物理化学因素如机械性、温度、化学性、放射线和生物性因子长期反复损伤胃黏膜，造成胃黏膜损伤持续不愈。不良的饮食习惯如长期摄食粗糙性、刺激性、过热性食物或饮料，酗酒或长期服用某些损伤胃黏膜的药物如非甾体类抗炎药和氯化钾、碘、铁剂等，引起慢性胃炎。

近年来，人们发现幽门螺杆菌感染与慢性胃炎关系密切，已明确为慢性胃炎的病因。幽门螺杆菌是寄生在胃黏膜表面和胃小凹中上部上皮细胞表面黏液层中的弯曲状或"S"字形的革兰阴性菌，幽门螺杆菌通过污染水或食物经口感染。感染呈世界性分布，与社会经济状况有关。此外，幽门螺杆菌感染阳性率随着年龄而增加，男性略高于女性，我国北方地区高于南方地区，发展中国家高于发达国家。胃窦炎患者感染率一般为70%~90%。

自身免疫因素、十二指肠反流、遗传因素均与慢性胃炎的形成有关。

 药物治疗

慢性胃炎治疗药物很多，可根据病因选择，但尽量避免同类药物合用。清除幽门螺杆菌可选用胶体铋、抗生素和甲硝唑三种药物联合治疗，称三联用药。抗生素包括羟氨苄青霉素（阿莫仙）、庆大霉素、链霉素等。抗菌治疗以两周为一个疗程，不宜过长，否则易引起口腔、胃内霉菌生长。对合并有恶心、腹胀、胃下垂、胆汁反流者，加用促进胃肠蠕动、减少十二指肠液反流的药物，如吗丁啉每次10mg，每日3次；西沙比利，每次10mg，每日3次，饭前半小时服用。对有反酸者可选用制酸剂或碱性药物治疗，如雷尼替丁，每次150mg，每日2次；胃达喜，每次2片，每日3次。慢性胃炎为迁延性炎症，服药时间可长，一般以2~3周为宜。

果胶铋

药物类别　胃黏膜保护剂。

其他名称　唯迪亚、华纳福。

重大提示　服用本品期间不得服用其他铋制剂，且不宜长期大量服用。

使用方法　餐前半小时和睡前服用。

使用注意　连续使用不得超过7天，症状未缓解或消失请咨询医师或药师。

对号入座　用于缓解胃酸过多引起的胃痛、胃灼热感、反酸，也用于慢性胃炎。

小贴士　不得与牛奶同服。

特殊人群　孕妇禁用。哺乳期妇女应用时应暂停哺乳。

医师建议

1.积极寻找病因。清除鼻腔和咽部慢性病灶。慢性支气管炎患者避免将痰咽下，戒烟戒酒，避免刺激性药物。

2.合理饮食，规律生活。按时作息，定时饮食，避免过于粗糙、辛辣刺激性食物。养成细嚼慢咽的进食习惯，以达到易于消化、减轻对胃刺激的目的。少吃腌渍、烟熏、油炸、不新鲜食物。

3.注意季节变化合理增减衣物，秋末春初尤应注意。

4.老年患者可考虑选用胃黏膜营养性药物，避免大量用药。老年人易有维生素和微量元素缺乏倾向，可适当补充锌、硒等微量元素。

医师敬告

慢性胃炎常伴有胃黏膜的肠上皮化生和不典型增生。对慢性萎缩胃炎伴有不典型增生者，要定期随访，以3~6个月行一次胃镜检查为好。对上腹痛明显加剧，并出现恶心、呕吐、持续性黑便者，应行钡餐或胃镜检查，若不能排除癌变则建议手术。

（郝洪升　高新富）

非溃疡性消化不良

疾病简介

非溃疡性消化不良亦称消化不良，是指持续性或反复发作性的上腹不适，为一种非常多见的症候群。如患者有间歇性上腹痛、饱胀、嗳气、反酸、烧心、恶心、呕吐、食欲减退等消化功能障碍的症状，胃镜、钡餐造影、B型超声检查肝胆胰和各项检查均无特殊异常，定期随诊一个时期后患者仍无新的异常发现，可诊断为非溃疡性消化不良。

非溃疡性消化不良的病因目前尚不十分明确，可能与以下因素有关。胃十二指肠慢性炎症，约50%的非溃疡性消化不良患者伴有慢性胃炎，20%的患者伴有十二指肠球炎。幽门螺杆菌感染。胃张力低下，肠道蠕动减弱，胃的运动与十二指肠的运动不协调，胃排出食物减慢。胆囊炎症或功能性胆道运动不良。失眠、焦虑、抑郁或情绪容易波动可改变胃的运动和分泌功能，使胃肠蠕动减慢。人们在生活中常有这样的体验，即生气后，腹胀明显，食欲缺乏。

消化不良是一个十分常见的症候群，几乎每个人的一生中都有过或轻或重的消化不良症状。

 药物治疗

烧心、反酸、胸骨后不适的患者，可用抑酸药。氢氧化铝凝胶，10~20ml/次，每天3次口服；由于铝剂可引起便秘，铝离子可被肠道吸收引起铝中毒，故不宜久服。雷尼替丁，150mg/次，每日早、晚各1次。泰胃美，0.4g/次，早晚各1次。奥美拉唑，20mg/次，每日1~2次。上腹饱胀，进食后加重或嗳气、恶心、烧心的患者可加用促进胃肠运动的药物。胃复安，10mg/次，每日3次；西沙必利，10mg/次，每日3次。吗丁啉，10mg/次，每日3次，饭前半小时服用。胃复安可以引起口眼歪斜，西沙必利较安全，不良反应少，可以长期服用。以上腹痛为主要表现者可用胃黏膜保护药，如铋剂、果胶铋，50~100mg/次，每日3次，饭前半小时服用。亦可用胶体次枸酸铋盐、硫糖铝、米索前列醇等。对疑有幽门螺杆菌感染者，应给予抗菌药物治疗。如庆大霉素、羟氨苄青霉素口服。注意服用此类药物不宜时间太长，以2周为好，时间太长可引起口腔及胃内霉菌生长。

西沙必利

药物类别 胃肠解痉及胃动力药。

其他名称 普瑞博思、怡瑞、曼赛得、格瑞西。

重大提示 可引起极罕见（1/10000）的QT间期延长和（或）严重（个别致命性）室性心律失常，如尖端扭转型室速、室性心动过速和心室纤颤。可能与患者同时服用其他药物，如CYP3A4酶抑制剂治疗，或患者有心脏疾病，或存在心律失常的危险因素有关。

使用方法 口服：成人：根据病情，一日总量15~40mg，分2~4次给药，通常建议按下述剂量服用。①病情一般：5mg/次，每日3次（剂量可以加倍）。②病情严重：如胃轻瘫、食管炎、顽固性便秘，10mg/次，每日3次，或10mg/次，每日4次，三餐前及就寝前；或20mg/次，每日2次，早餐前及就寝前。③食管炎的维持治疗：10mg/次，每日2次（早餐前和就寝前）或20mg/次，每日1次（就寝前），病情严重者剂量可加倍。④治疗上消化道功能紊乱，至少应在餐前15分钟及就寝前适当的时间与某些饮料一起服用。⑤治疗便秘，日总剂量宜分2次服用，严重便秘者达到理想的治疗结果可能需2~3个月。

使用注意 不影响精神运动性功能，不引起镇静和嗜睡。但可加速中枢神经系统抑制剂的吸收，如巴比妥酸盐、乙醇等，因此，二者同用时应慎重。

对号入座 治疗上消化道功能紊乱，至少应在餐前15分钟及就寝前适当的时间与某些饮料一起服用。治疗便秘，每日总药量宜分2次服用。

小贴士 老年人由于清除半衰期中度延长，稳态血浆浓度一般会增高，故治疗剂量应酌减。

特殊人群 动物试验提示，西沙比利不影响胚胎形成，无原始胚胎毒性，也无致畸作用，但妊娠期，尤其妊娠的头3个月仍应权衡利弊使用。经乳汁排泄的量很少，但建议哺乳母亲勿用。

🎖️ 医师建议

1.保持生活规律，加强身体锻炼，戒烟酒，不服用阿司匹林及某些产气多的饮料（如苏打水、橙汁类），少食多餐，进食低脂饮食，少进甜食及过酸食物。

2.了解非溃疡性消化不良的发病原因，消除思想顾虑，保持心情舒畅。

➕ 医师敬告

1.50岁以上的老年患者当有体重下降、吞咽困难、明显上腹痛、贫血、黄疸等表现时，更应引起警惕，及时去医院进行检查。

2.对消化不良症状顽固、超过1个月以上、服用药物不见好转者，亦应及时去医院进行胃镜等系列检查。

（郝洪升　高新富）

消化性溃疡

📋 疾病简介

溃疡是指黏膜缺损较深超过黏膜腹肌层而言。消化性溃疡，顾名思义，是指发生在胃和十二指肠球部，与胃酸、胃蛋白酶的消化作用有关的慢性溃疡。

消化性溃疡是人类的常见病，估计约有10%的人一生中患过此病，在我国各地均很多见。但在地区分布上有由北方向南方逐渐增多的趋势，这可能与饮食习惯有关。南方人以米食及甜食为主，而北方人以面食为主。近几年发现十二指肠球部溃疡有逐年增加的趋势，且多于胃溃疡。不论是胃溃疡还是十二指肠溃疡均好发于男性，男女比为（2.0~5.6）:1。胃溃疡多见于老年患者，十二指肠溃疡好发于中青年。秋冬和冬春之交时期发病率明显高于夏季。

消化性溃疡病因不完全明了，比较肯定的病因为幽门螺杆菌感染、服用非甾类消炎药以及胃酸分泌过多。其他病因有胃排空功能紊乱、遗传因素、胆盐、酒精、药物和微生物、胃内异物等对胃黏膜的长期刺激。吸烟者溃疡病的发生率比不吸烟者高2倍，且吸烟可增加溃疡病并发症的发生率，影响溃疡的愈合，容易促使溃疡复发。不良的饮食习惯，如酒、咖啡、浓茶、可口可乐等可增加溃疡病发生的危险性。长期精神紧张、焦虑和情绪波动的人易患十二指肠溃疡。

上腹痛是溃疡病的主要症状，亦可有上腹饱胀、嗳气、反酸、烧心、恶心呕吐、食欲减退等消化不良症状。疼痛多位于上腹中部，偏左或偏右。可表现为隐痛、钝痛、刺痛、烧灼样痛或胀痛，范围比较局限，无远处放射痛，疼痛多不剧烈，可以耐受。典型的溃疡性疼痛常呈节律性、周期性特点。节律性疼痛是溃疡病的一特征性临床表现，与进食有一定关系。十二指肠溃疡疼痛常在两餐之间和夜间空腹时出现，进食后可减轻。胃溃疡疼痛多出现于餐后1/2~1小时，在下次餐前自行消失。溃疡性疼痛的另一个特点是呈反复周期性发作，疼痛持续数日、数周或数月后，继以数月至数年的缓解，而后又复发。一年四季均可复发，但秋末春初、气温较冷的季节更易复发。

典型的节律性周期性、上腹痛是诊断溃疡病的重要临床依据。行钡餐或胃镜检查可以确定诊断。

药物治疗

对已诊断明确的消化性溃疡，首先要区分幽门螺杆菌阳性抑或阴性。如果阳性，应给制酸剂同时加抗菌药物治疗或给黏膜保护剂加抗菌药物治疗。制酸剂可选用H_2受体拮抗剂或质子泵抑制剂。胃溃疡治疗8~12周，十二指肠溃疡治疗4~6周。抗菌药物应选用一种，以口服2周为1个疗程。西咪替丁每次0.2g，每日3次，临睡前加服0.4g。雷尼替丁每次150mg，每天早晚各一次。奥美拉唑20~40mg/d，口服1~2次。黏膜保护剂，果胶铋每次50~100mg，每日3次，饭前服用。抗菌药物，羟氨苄青霉素，每次0.5g，每日3次口服。呋喃唑酮，每次100mg，每日3~4次。

奥美拉唑

药物类别　抗酸药及抗溃疡病药。

其他名称　金奥康、赛奥、爱尼、洛赛克。

重大提示　治疗胃溃疡时，应首先排除溃疡型胃癌的可能，因本品治疗可减轻其症状，从而延误治疗。

使用方法　口服，不可咀嚼。

使用注意　经内窥镜确诊为食管炎而每天20mg长期服用奥美拉唑患者，应定期进行内窥镜监测。

对号入座　治疗胃、十二指肠溃疡，反流性食管炎；与抗生素联合用于治疗幽门杆菌感染引起的十二指肠溃疡；治疗非甾体类抗炎药相关的消化性溃疡、胃及十二指肠糜烂；预防非甾体类抗炎药引起的消化性溃疡、胃及十二指肠糜烂或消化不良症状；也可用于慢性复发性消化性溃疡和反流性食管炎的维持治疗。

小贴士　常见不良反应为腹泻、头痛、恶心、腹痛、胃肠胀气及便秘，偶见血清氨基转移酶（ALT，AST）增高、皮疹、眩晕、嗜睡、失眠等，通常轻微，可自动消失，与剂量无关。长期治疗未见严重的不良反应，但有些患者可发生胃黏膜细胞增生和萎缩性胃炎。

特殊人群　孕妇一般不用，哺乳期妇女也应慎用。尚无儿童用药经验，婴幼儿禁用。

医师建议

复发是胃和十二指肠溃疡需要着重解决的重大问题，约70%的患者在溃疡治愈后一年内复发。为降低溃疡复发，建议减少诱发因素，提高患者的自我保健意识。戒酒或避免饮烈性酒，减少或避免服用对胃有刺激的药物，注意生活和饮食规律，保持心理平衡。对年龄大、溃疡愈合慢、复发次数多，易出现并发症，以及全身有较严重的伴随疾病或需经常服用非甾体类消炎药物治疗者，应进行维持治疗。可每晚临睡前口服1片制酸药。

医师敬告

消化性溃疡常出现严重的并发症，一旦发生常危及生命，应尽快去医院治疗。

1.出血。消化性溃疡常并发出血，占溃疡病患者的15%~25%，有10%~15%的患者以上消化道出血为首发表现。出血是溃疡病的急性危重并发症，一旦发生应立即就近去医院治疗。少量出血可出现黑便，出血量超过1000ml时，可引起头晕、出汗、血压下降和心率加速，在半小时内出血量大于1500ml时会发生休克，危及生命。

2.穿孔。溃疡可穿透胃肠壁入腹腔、毗邻实质性脏器及空肠器官。当有突发剧烈腹痛，持续而加重，先出现于上腹，后波及全腹；有压痛及反跳痛，或剧烈的背痛，或疼痛规律性消失；疼痛变得顽固而持续时，要及时去医院诊断治疗。

3.幽门梗阻。当有恶心呕吐，呕吐物量大，吐后上腹不适缓解，尤其是呕吐物为发酵酸性宿食时，要注意有无幽门梗阻发生，要暂禁食，及时去医院诊治。

4.癌变。癌变是溃疡的少见并发症。对长期胃溃疡，年龄在45岁以上，症状顽固而无规律，持续黑便或大便潜血持续阳性者，应注意癌变可能。

（郝洪升　高新富）

习惯性便秘

 疾病简介

便秘是指排便次数少或排便不畅、费力、困难，粪便干结且量少；排便次每周少于3次，严重者2~4周才排便一次；或每日排便多次，但排便困难，排便时间长，或排便时间达30分钟以上，粪便硬且量少。习惯性便秘是由于偏食习惯、腹肌和骨盆底肌较弱以及忽视定时排便习惯而引起的便秘。正常人每日排便1~2次或2~3日排便一次，平均每日排便35~225g。

正常情况下，食物咽入胃内后，在小肠形成食糜，经消化吸收，残渣至结肠浓集而成粪团。当粪团从乙状结肠向直肠推送时，直肠受膨胀所致的机械性刺激，引起反射性冲动，经神经传入大脑引起便意，大脑做出排便指令，使直肠平滑肌推动性收缩，肛门内、外括约肌松弛，骨盆底肌提升，腹肌和膈肌收缩，腹内压增高，将大便排出体外。

引起习惯性便秘的原因是多方面的。45岁以上的经产多产妇、腹肌和骨盆肌肉较弱无力者；肥胖症、腹水或腹腔内巨大肿瘤患者；重度肺气肿、内脏下垂者；多次有意识地抑制排便冲动引起的直肠对膨胀性刺激的敏感性减低者；不良排便习惯、肛门部有病变而惧怕排便者；饮食要求过细、食物中缺乏粗纤维或脂肪过少者。

药物治疗

石蜡油30~50ml口服或灌肠。对大便非常干结、指检触及直肠内有粪块者，以灌肠为首选。但液体石蜡油不宜临睡时口服。番泻叶30g代茶饮，注意不要引起腹泻。硫酸镁可配成25%左右的液体口服，但肾功能不全者慎用。此外，也可选用通便灵、果导片、西沙比利等。

酚酞片

药物类别　泻药。

重大提示　过量或长期滥用可造成电解质紊乱，诱发心律失常、神志不清、肌痉挛以及倦怠无力等。

使用方法　睡前服。

使用注意　①酚酞可干扰酚磺酞排泄试验，使尿色变成品红或橘红色，同时酚磺酞排泄加快；②长期应用可使血糖升高、血钾降低；③长期应用可引起依赖性。

对号入座　用于治疗习惯性顽固性便秘。阑尾炎、未明确诊断直肠出血、充血性心力衰竭、高血压、粪块阻塞、肠梗阻患者禁用。

小贴士　偶能引起皮炎、药疹、瘙痒、灼痛及肠炎、出血倾向等。与碳酸氢钠及氧化镁等碱性药并用，可引起粪便变色。

特殊人群　孕妇、幼儿慎用，哺乳期妇女、婴儿禁用。

医师建议

1.多食富含纤维的食物，如水果、蔬菜、燕麦、玉米、大豆、果胶等。

2.定时排便能防止粪便在肠内堆积，对治疗和防治习惯性便秘非常重要。方法：先用生理盐水清洁灌肠，直至肠内无大便块堆积，然后给予石蜡油5~15ml/kg体重或乳果糖15~30ml/d，使大便次数保持每天1次以上。同时早餐后排便，如仍不排便，还可在晚餐后再次排便，逐渐恢复正常排便。一旦餐后排便形成规律，2~3个月后可停用泻药。但一定要坚持每日定时排便，否则易复发。

医师敬告

便秘是多种原因引起的共同临床表现，在确定自己是否为习惯性便秘前，一定要去医院检查，以除外器质性病变。某些泻药长期服用可引起结肠黑变病，加重便秘，故习惯性便秘患者不宜长期应用泻药。

（郝洪升　高新富）

慢性腹泻

疾病简介

慢性腹泻是指病程在两个月以上的腹泻或间歇期在2~4周内的复发性腹泻。腹泻是指排便次数明显超过平日习惯的频率，粪质稀薄，每日排粪量超过200 g或含有未消化的食物或脓血。

正常人一般每天排便1次，个别人每天排便2~3次或2~3天排便一次，每日排出粪便的平均重量为150~200g，粪便软，成形，不含黏液及脓血。

正常情况下，饮食和服用某些药物也可引起腹泻。如胃空肠吻合术后，食物过快进入肠腔引起的高渗性腹泻。乳糖吸收不良，健康汉族人群中的发生率为78%~88%，其中55%~65%的人摄入牛奶或乳制品后常有水泻、腹绞痛、腹胀和排气增多等。这类由饮食因素引起的症状，停饮牛奶即可好转。

慢性腹泻是一组疾病的共同临床表现，不同性质的病因又造成略有不同的临床表现。根据病理生理的不同可将其分为4大类。①高渗性腹泻。肠腔内容物增加超过血浆渗透压引起的腹泻，常由服用高渗性药物如硫酸镁、氧化镁、甘露醇、乳果糖等，高渗性食物如牛奶及乳制品引起。这类腹泻主要表现为排便次数多，大便软、质稀，大便化验多数正常。停用以上药物或食物后腹泻可自行缓解。②吸收障碍性腹泻。肠黏膜广泛损伤，吸收水分的能力降低或渗出液体增多，造成肠腔内水分过量引起腹泻。可见于先天性疾病如成人乳糜泻和原发性胆酸吸收不良，也见于回肠末端有严重病损或切除过多时而形成的脂肪泻。这类腹泻的患者，无里急后重感，粪便稀呈糊状，色较淡，部分患者大便呈油腻状，多泡沫，含食物残渣，有恶臭。③分泌性腹泻。肠黏膜的分泌量超过其吸收能力，致使肠腔内液体过多引起。这类腹泻多由外部因素引起，如细菌及其产生的肠毒素、各种肠道病毒、神经体液因素、免疫炎性介质、各种通便药。表现为大量水泻，伴发热，腹痛较剧烈。④运动性腹泻。肠蠕动加速，肠内容物过快地通过肠腔，与肠黏膜接触时间短，从而影响消化吸收引起。可由药物、神经、胃肠切除术后、肠易激综合征、类癌综合征等原因引起。患者肠鸣音活跃，便前可出现腹痛，粪质稀薄，便次不是太多。

药物治疗

止泻药 Al（OH）$_3$ 凝胶，每次30ml，每日3次。铝离子可被吸收，不宜久服。复方苯乙哌啶片，每次1~2片，每天2~4次。苯乙哌啶有加强中枢抑制作用，不宜与巴比妥类、阿片类药物合用。洛哌丁胺胶囊较复方苯乙哌啶药效更强更持久，初服4mg，以后调整剂量至大便次数减至1~2次/d，每天口服量最大不超过8mg。解痉止痛药阿托品，0.5~1mg肌内注射，普鲁本辛，15~30mg口服。选择药物时应避免成瘾性药物，必须用时只能短暂使用。

洛哌丁胺

药物类别 止泻药。

其他名称 腹泻啶、易蒙停。

重大提示 肝功能障碍患者可能导致药物相对过量，应注意中枢神经系统中毒反应症状。

使用方法 适用于成人和5岁以上儿童。每日最大剂量：成人不超过8粒，儿童不超过3粒/20kg体重。

使用注意 腹泻患者，尤其是儿童，常发生水和电解质丧失，补充水和电解质是最重要的治疗措施。

对号入座 本药用于各种原因引起的非感染性急、慢性腹泻的对症治疗，不能用于伴有高热和脓血便的急性细菌性痢疾的基本治疗。禁用于急性溃疡性结肠炎及广谱抗生素引起的伪膜性肠炎患者。对于伴有肠道感染的腹泻必须同时给予有效的抗生素治疗。不宜用于需要避免抑制肠蠕动如肠梗阻、胃肠胀气或便秘的患者。

小贴士 用药后可出现过敏如皮疹、消化道症状、头晕、头痛、乏力等。本品为对症治疗药，尚需针对引起腹泻的病因进行治疗。

特殊人群 孕妇和哺乳期妇女慎用。5岁以下儿童不宜使用。

医师建议

功能性因素造成的腹泻，应注意减少对肠道有刺激的药物和食物用量。同时注意休息，保持生活规律，防止复发。

医师敬告

1. 慢性腹泻是多种疾病的共同临床表现，病因不明者，尽管对症治疗后症状已有好转，仍应进一步检查以明确病因。

2. 疑感染性腹泻者尽量不用止泻药，也不易久服抗菌药物，以防引起菌群失调，造成腹泻。

（郝洪升 高新富）

肠道蛔虫病

疾病简介

肠道蛔虫病是蛔虫寄生于人体小肠所引起的疾病。蛔虫是一种大型的蚯蚓状线虫，呈乳白色或淡红色，两端较尖。雄虫尾端卷曲，雌虫尾端挺直。蛔虫患者排出含蛔虫卵的大便引起散播。感染期虫卵经手入口，亦可随灰尘飞扬而被吸入咽部吞下而感染，主要是含卵的粪便污染蔬菜、瓜果，生食未经洗净的蔬菜、咸菜、泡菜感染，或儿童在地上游戏或爬行，吸吮手指而感染。

人对蛔虫有普遍易感性。农村感染率可达50%～80%，儿童较成人为多，尤以学龄及学龄前儿童感染率最高。

肠蛔虫病绝大多数患者无明显临床症状，儿童可有反复发作的脐周疼痛，但无腹肌紧张和压痛，常伴有恶心、食欲缺乏、腹泻或便秘。常从大便中排出成虫，高热时可吐出成虫。儿童患者可出现惊厥、夜惊、磨牙、异食癖等。大便中可查到蛔虫卵。

药物治疗

甲苯咪唑，200mg，一次顿服，治愈率约为95%，一般无毒副作用，偶有轻泻和腹痛。丙硫苯咪唑，成人400mg顿服，儿童剂量减半，治愈率达100%，不良反应少而轻。

甲苯咪唑

药物类别 驱肠虫药。

其他名称 安乐士。

重大提示 严重心脏及肝病患者慎用。

使用方法 感染蛔虫较重的患者服药后可出现蛔虫游走，而引起腹痛或吐蛔虫，甚至窒息，因此为防止蛔虫感染较重的患者出现蛔虫游走现象，可同时服用左旋咪唑。腹泻患者应在腹泻停止后服药。

对号入座 ①蛔虫病、蛲虫病400mg顿服。②鞭虫病、钩虫病、粪类圆线虫病时，每次200mg，每日2次，连服3日。第1个疗程未完全治愈者，3～4周后可服用第2个疗程。③治疗绦虫病，每次300mg，每日2次，连服3日。对本品过敏者禁用，过敏体质者慎用。

小贴士 严重的不良反应多发生于剂量过大、用药时间过长、间隔时间过短或合用肾上腺皮质激素的病例，应引起注意。

特殊人群　动物实验显示有致畸作用，孕妇禁用。4岁以上儿童用量同成人剂量，4岁以下儿童减半，2岁以下婴幼儿禁用。

医师建议

蛔虫病主要经粪-口传播，切断传播途径即可防止其发生。因此，应培养良好的个人卫生习惯，教育儿童饭前便后洗手，不随地大便，不吃生菜和未洗净的水果。对儿童要定期检查。

医师敬告

蛔虫有显著的钻孔习性，常钻入相邻近的部位引起并发症。

胆道蛔虫病为最常见的并发症，成人与儿童均不少见。患者以青壮年为多，女性较男性略多。起病急骤，中上腹或右上腹突然发生阵发性、钻顶性极为难受的疼痛，可放射至右侧肩背部，致使患者辗转不安，常伴恶心、呕吐，腹部体征与症状不相称。绝大多数能自行缓解，若腹痛等症状不缓解，则提示并发细菌感染，应及时给予进一步治疗。

蛔虫性肠梗阻多见于儿童患者，临床上起病急骤，有阵发性腹痛，位于脐周，伴有频繁呕吐，常吐出胆汁和蛔虫，腹胀明显，应及时去医院检查，排除肠梗阻。

（郝洪升　高新富）

细菌感染性腹泻和细菌性食物中毒

疾病简介

细菌感染性腹泻是指由多种病原菌引起的、以腹泻为主要临床表现的急性传染病。细菌性食物中毒则是由于进食被细菌或细菌毒素污染的食物而引起的急性感染中毒性疾病；通常起病急骤，潜伏期短，易集体发病。

引起感染性腹泻的细菌常见的有痢疾杆菌、大肠埃希菌、非伤寒沙门菌。引起细菌性食物中毒的常见菌有副溶血性弧菌、产气荚膜杆菌、蜡样芽孢菌、金黄色葡萄球菌。

健康人通过接触痢疾杆菌感染的患者和带菌者污染的卧具、衣物及其所接触的门把手、玩具等而被感染。潜伏期为数小时至1周，平均1~3天。以腹痛、腹泻、里急后重、排脓血样大便为主要表现。夏秋季多见。

大肠埃希菌是肠道正常菌群的主要成分，正常情况下多数对人体无害，只有少数菌株对人体有害。传染源主要是大龄儿童和成人，特别是病儿的母亲。经粪-口传播。临床表现有发热、腹痛、恶心、呕吐、腹泻，有时伴有脱水和酸中毒，大便多为水样。本病为自限性过程，一般不用抗生素治疗，重者可选用复方新诺明治疗。

引起细菌性食物中毒的细菌沙门菌广泛存在于各种动物，如猪、牛、羊、鸡、鸭及鼠类的肠腔及内脏中，蛋类也常被污染。当进食未煮熟的染菌动物的肉、内脏、蛋类时，大量活菌侵入体内而感染。副溶血弧菌广泛存在于海鱼、乌贼、海蟹、海蜇等海产食物及腌制的肉类、咸菜中。金黄色葡萄球菌存在于正常人的皮肤和鼻腔、咽喉和皮肤病患者的化脓性病灶内及乳牛的乳房感染灶中，主要污染淀粉类食物和乳、蛋、肉类。细菌引起的食物中毒潜伏期均较短，多在食后数小时内发病，均以腹痛、呕吐、腹泻为主。先出现腹部不适，继而出现腹痛，以上腹或脐周明显，呈持续性或阵发性绞痛。呕吐物多为进食的食物。葡萄球菌食物中毒呕吐较为突出，有时含血和黏液，腹泻频繁，每日数次至20~30次不等，多排黄色稀便或水样便或黏液便。副溶血性弧菌食物中毒的部分病例呈血水样便。

细菌引起的以呕吐、腹泻为主的食物中毒，病程均较短，多数在1~3天内恢复。

 药物治疗

呕吐、腹痛明显者可皮下注射阿托品0.5mg，或654-2 10~20mg，阿托品加入5%~10%葡萄溏注射液稀释后缓慢静脉滴注。据感染菌的不同选用不同的抗生素，如庆大霉素、氨苄青霉素等。

庆大霉素

药物类别 氨基糖苷类。

其他名称 瑞贝克、杰力泰、欣他。

重大提示 ①可能引起听力减退、耳鸣或耳部饱满感等耳毒性，影响前庭功能时可发生步履不稳、眩晕。也可能引起血尿、排尿次数显著减少或尿量减少、食欲减退、极度口渴等肾毒性。也见因神经肌肉阻滞或肾毒性引起的呼吸困难、嗜睡、软弱无力等。偶有皮疹、恶心、呕吐、肝功能减退、白细胞减少、粒细胞减少、贫血、低血压等。②少数患者停药后可发生听力减退、耳鸣或耳部饱满感等耳毒性症状，应引起注意。

使用注意 在用药前、用药过程中应定期进行尿常规和肾功能检查，以防止出现严重肾毒性反应。必要时做听力检查或听电图，尤其要进行高频听力测定以及温度刺激试验，以检测前庭毒性。

对号入座 治疗腹腔感染及盆腔感染时应与抗厌氧菌药物合用，临床上多采用庆大霉素与其他抗菌药联合应用。与青霉素或氨苄西林合用可治疗肠球菌属感染。

小贴士 本品无特异性拮抗药，过量或引起毒性反应时，主要用对症疗法和支持疗法，同时补充大量水分。血液透析或腹膜透析有助于从血中清除庆大霉素。失水、第8对脑神经损害、重症肌无力或帕金森病及肾功能损害患者慎用。

特殊人群 本品可穿过胎盘屏障进入胎儿组织，有引起胎儿听力损害的可能，孕妇使用本品前应充分权衡利弊。本品在乳汁中分泌量很少，但哺乳期妇女应用仍宜暂停哺乳。庆大霉素属氨基糖苷类，小儿应慎用，尤其早产儿及新生儿，因其肾脏组织尚未发育完全，使本类药物的半衰期延长，易在体内积蓄而产生毒性反应。老年患者的肾功能有一定程度的生理性减退，即使肾功能测定值在正常范围内，仍应采用较小治疗量。老年患者应用本品易产生各种毒性反应，建议用药期间监测其血浓度。

医师建议

1.感染性腹泻患者应及早隔离，待体温正常15天后解除隔离。饭前便后要洗手。夏秋季节不食剩饭剩菜。

2.禁止出售和食用病死动物的肉，不食已腐败、变质的食物，皮肤感染及腹泻或带菌者应避免接触食物并进行治疗。

3.食物要充分煮熟后食用，防止熟食再污染，要生熟食分刀、分砧板、分容器加工、存放。加强食物保管，防止被苍蝇、蟑螂及鼠类污染。

4.不暴饮暴食，不吃不洁食物和腐败变质食物，不吃未经煮熟的肉类。

医师敬告

发生感染性腹泻或食物中毒要及时去医院诊治，并且要及时隔离。对呕吐物和排泄物要进行消毒处理。

（郝洪升　高新富）

慢性胆囊炎

疾病简介

慢性胆囊炎是胆囊的慢性炎症性病变。胆囊的急性炎症消退后遗留的病理状态是慢性胆囊炎的常见类型。也有不少病例没有急性胆囊炎发作史，称为原发性慢性胆囊炎。慢性胆囊炎合并胆囊结石者占95%。慢性胆囊炎是临床上常见的一种胆囊疾患，经常反复发作，药物治疗不理想，可影响正常工作和生活。

造成慢性胆囊炎的原因有：①胆囊结石，是胆囊结石是慢性胆囊炎的首要原因，约有95%的胆囊炎患者合并有胆囊结石。②感染，肠道细菌通过胆道上升至胆囊引起，亦可来自肝脏、血液及淋巴。肝炎和肝硬化患者多伴有胆囊炎。③手术或外伤。④迷走神经受损，使胆囊排空能力减低，胆囊壁纤维化增厚，炎性细胞浸润引起胆囊炎，胰外泌液反流入胆囊亦可引起胆囊炎。

慢性胆囊炎患者可无症状或仅有轻微不适，临床可表现为腹胀、嗳气、恶心、呕吐、反酸、厌油、摄入油腻食物后出现腹泻。上腹痛多发生于右上腹或中上腹，少数可发生在胸骨后或右上腹部，并向右侧肩胛下区放射。腹痛多发生于晚间和饱餐后，呈持续性疼痛。慢性胆囊炎多见于30~50岁的女性。十二指肠引流和腹部B超检查有助于诊断。

药物治疗

无症状患者无须治疗，有症状者可给予消炎利胆药物治疗。去氢胆酸，每次0.25~0.5g，每日3次，起效快，还能增加肝脏血流量，并有利尿作用，不良反应轻，偶有过敏反应。利胆酸，每次0.5g，每日3次，总有效率93%，尚未发现有明显的毒副作用。复方胆通，每次2片，每日3次。抗菌药物可选用氨苄青霉素、庆大霉素、甲硝唑等。慢性胆囊炎常反复发作，每次发作时服药时间不宜太长，待症状缓解稳定几天后即可停药。

去氢胆酸
药物类别　利胆药。
重大提示　长期滥用或一次用量过大，可导致电解质失衡，甚至可出现呼吸困难、心搏骤停、心律不齐、肌痉挛、极度疲乏无力。

使用方法　饭后服。

对号入座　用于慢性胆囊炎的辅助治疗。重症肝炎、充血性心力衰竭、原因不明的直肠出血、胆道完全阻塞及严重肝肾功能减退患者禁用。

小贴士　可引起嗳气、打嗝、腹泻、恶心、肌痉挛、直肠区周围皮肤刺激等不良反应，如持续存在，应对症处理。

特殊人群　妊娠期头3个月慎用。儿童不宜使用。

医师建议

1.合理调配饮食，保持心情舒畅，讲究饮食及个人卫生，防止肠道寄生虫病的发生。已感染寄生虫者，应定时服驱虫药。

2.对已患病者应积极早期治疗，防止并发症的发生，同时饮食应以清淡易消化食物为主。少吃辛辣油腻食物，多吃新鲜蔬菜。适当服用缓泻剂，如大黄、番泻叶等，保持大便通畅。病情反复发作者应不定期服用利胆药物，如复方胆通等。

医师敬告

慢性胆囊炎多呈慢性经过，若突然发生或疼痛加剧，尤其是呈持续性疼痛阵发性加剧，如绞痛状、剧烈恶心、呕吐、畏寒、寒战、高热，应注意有无并发胆总管结石或胆囊穿孔，及时行B超等检查，以明确诊断，及早治疗。

（郝洪升　高新富）

疟　疾

疾病简介

疟疾是寄生虫病，疟原虫经按蚊吸血引起传播。寄生于人体的疟原虫有4种，即间日疟原虫、三日疟原虫、恶性疟原虫和卵形疟原虫。我国以间日疟疾和恶性疟疾较普遍，三日疟散在分布，卵形疟少见。一般以夏秋季发病较多。

按蚊吸食疟疾患者和疟原虫携带者的血而被感染。被雌按蚊吸入胃内的疟原虫雌雄配子，在适宜温度下，雄配子伸出数条鞭毛状细丝，钻入雌配子体内交配受精，成为圆形的合子，不久变成能蠕动的动合子，动合子穿过蚊胃发育成囊合子，继而发育成孢子囊，内含子孢子，子孢子从囊中逸出，进入蚊唾液腺内，当蚊叮咬人时，子孢子随唾液侵入人体而感染。人群对疟疾普通易感。感染疟原虫后可产生一定免疫力，但产生缓慢，维持时间不长。

感染疟疾后有一定的潜伏期，而后发病。不同类型疟原虫感染潜伏期不同，间日疟短者3~15日，长者6个月以上，三日疟24~30日，恶性疟7~12日，卵形疟13~15日。部分病例有前驱症状，如疲倦、乏力、头痛、肌肉酸痛、食欲减低等。典型发作间日疟呈间日定时寒热发作，突起畏寒、剧烈寒战、面色苍白、唇指发绀、脉速有力，持续10分钟至2小时。继而体温迅速上升达40℃或更高，全身酸痛、口渴、烦躁、面色潮红、皮肤干热，持续2~6小时。最后全身大汗淋漓，体温迅速下降至正常或低于正常，症状好转进入间歇期，此时一般无症状。如此反复发作。

疟疾的确诊可在血液涂片或骨髓穿刺涂片中找到疟原虫。

药物治疗

控制临床发作的药物。双磷酸氯喹，首次服1.0g。不良反应轻，有头昏、食欲减退、恶心、呕吐等，过量时可致心脏传导抑制，故老年人和有心脏病者慎用。氯酚喹，第1日服0.6g，第2、3日各服0.3g，作用慢而持久，对耐氯喹疟原虫有效。中药青蒿素，疗效与氯喹相似，有速效、低毒、不良反应少等优点，但排泄和代谢快，治疗后近期复发率高。青蒿琥酯片，首次100mg，以后每日2次，每次50mg，连服5日。用于防止复发和传播的药物，磷酸伯氨喹，每片0.25g，含氯喹基质0.15g，口服首剂4片，第2、3日各服1次，2~3片，共8~10片。不良反应有头晕、恶心、呕吐与腹痛。预防用药可用乙胺嘧啶。

磷酸氯喹

药物类别 抗疟药。

重大提示 个别患者服用磷酸氯喹可引起药物性精神病，或由于房室结及心肌传导受抑制而引起心律失常，甚至发生阿—斯综合征而导致心搏骤停，若抢救不及时，可造成死亡。

使用方法 治疗疟疾首剂1g，隔8小时后再服0.5g，第2、3日，各服0.5g，3日为1个疗程。

对号入座 用于治疗对氯喹敏感的恶性疟、间日疟及三日疟，或用于疟疾症状的抑制性预防，也可用于治疗肠外阿米巴病、结缔组织病、光敏感性疾病（如日晒红斑）等。儿童口服间日疟首次剂量按体重10mg/kg（以氯喹计算，以下同），最大量不超过600mg，6小时后按体重5mg/kg再服一次，第2、3日每日按体重5mg/kg给药。儿童脑型恶性疟静脉滴注第1日按体重18~24mg/kg给药，第2日按体重12mg/kg给药，第3日按体重10mg/kg给药。输液浓度为每0.5g磷酸氯喹加入10%葡萄糖注射液或5%葡萄糖氯化钠注射液500ml，滴入速度为每分钟12~20滴，第1日药量于8~12小时内一次滴完。

小贴士 本品用于治疗疟疾不良反应较少，口服一般可能出现的不良反应有头晕、头痛、眼花、食欲减退、恶心、呕吐、腹痛、腹泻、皮肤瘙痒、皮疹，甚至剥脱性皮炎、耳鸣、烦躁等。不良反应大多较轻，停药后可自行消失。肝、肾功能不全、心脏病、重型多型红斑、血卟啉病、牛皮癣及精神病患者慎用。

特殊人群 可引起胎儿脑积水、四肢畸形及耳聋，故孕妇禁用。

医师建议

1.传疟按蚊高峰出现前，可用有机磷杀虫剂喷洒，对居室进行灭蚊。

2.到高疟区出发或旅游前口服防疟药物，如乙胺嘧啶25mg，2周一次，或视居住时间而定。

3.输血疑被感染者，可服氯喹，每日0.15g，连服3~5天。

医师敬告

1.脑型疟疾多见于缺乏免疫力的儿童，初进入疫区的外来人员及发病后未及时诊治者，以谵妄和昏迷为主要症状，可伴高热、剧烈头痛、抽搐、精神失常，常危及生命。

2.急起的持续性高热，体温达42℃，伴谵妄、抽搐、昏迷，可于数小时内死亡。

3.疟疾可引起许多并发症，应注意及时治疗。

4.黑尿热是疟疾患者的一种急性血管内溶血。临床表现为急起寒战、高热与腰痛、酱油样小便，急性贫血与黄疸，要及时处理。部分患者可发生急性肾功能衰竭。

5.恶性疟和间日疟反复发作而未经有效治疗者，可发生急性肾小球肾炎，表现为进行性蛋白尿、贫血和水肿。

（郝洪升 高新富）

脂肪肝

疾病简介

脂肪肝是由多种病因和疾病引起的肝脏脂肪变性。换言之，就是肝内脂肪包括磷脂、三酰甘油、脂肪酸、胆固醇及胆固醇酯（主要是三酰甘油）在肝内积聚增加，超过其肝内的正常含量引起的肝脏病变。

引起脂肪肝的原因很多，常见的有：①饮酒。75%～95%的慢性嗜酒者有不同程度的肝脏脂肪浸润。②肥胖症。摄入脂肪过多，使得乳糜微粒和非酯化脂肪酸在肝内过多，摄糖过多，糖可刺激脂肪酸合成引起脂肪肝。③糖尿病。糖尿病合并脂肪肝约占37%。④中毒因素。许多有机或无机化合物如四氯化碳、氯仿、磷，以及其他毒物如放线菌素D、蝇蕈素、半乳糖胺等都可引起脂肪肝。⑤其他因素如妊娠、遗传、药物、肝炎病毒或其他病原体感染以及先天性代谢缺陷等也可引起。

脂肪肝并非临床上的一个独立性疾病，而是各种病因引起的肝脂肪蓄积过多的一种病理生理状态，可伴有或不伴有临床表现，乙醇、糖尿病、肥胖症原因引起的脂肪肝多无特异的临床表现，常在体检或高血压、胆石症、冠心病等其他疾病就诊时发现。脂肪肝好发于40～60岁，女性多于男性，常有各种诱发脂肪肝的危险因素存在。少数患者有腹部不适、右上腹隐痛、乏力等。肝脏轻度肿大。B超对脂肪肝的诊断敏感性可达90%以上。

药物治疗

由于脂肪肝由多种病因引起，治疗重点在于去除病因。肝得健为很好的肝细胞修复剂和保护剂，可促进肝细胞的脂肪代谢，治疗各种原因引起的脂肪肝。用法为每次1～2粒，每日3次。对高脂血症引起的脂肪肝可给予去脂药物，如非诺贝特，每次300mg，每日3次，待血脂明显下降后，改为每日2次。其次，维生素E、胆碱、甲硫氨酸、多价不饱和卵磷脂、熊脱氧胆酸均有一定作用。

医师建议

1. 饮食治疗。酒精性脂肪肝，禁酒和纠正营养不良可使大部分脂肪肝在1～6周内消退，也有需4个月或更长时间才消退者。应给予高热量、高蛋白饮食，并补充少量维生素。饮食中减少单糖和多价不饱和脂肪酸，但要有必需脂肪酸，脂肪量以不超过总热量的15%~20%为宜。维生素能改善化验检查，对肝脏脂肪浸润的减少无影响。肥胖相关性脂肪肝，重点在于减肥，增加体育锻炼。

2. 运动。运动对肥胖、糖尿病、高脂血症引起的脂肪肝有明确的治疗效果。可借助于工具或室外慢跑，但运动量要达到一定的程度，可用心率定量。20~30岁，心率130次/min；40~50岁，心率达120次/min；60~70岁，心率达110次/min。每次持续10~30分钟，每周3次以上。

🩺 医师敬告

绝大多数慢性脂肪肝预后良好，如能早期诊断治疗，可以阻止脂肪肝的进一步发展，甚至使其逆转，也有少部分发展为肝硬化。大剂量或长期服用四环素、接触黄磷、妊娠时突然出现剧烈而持续的呕吐恶心，继之出现腹痛与黄疸、精神萎靡、嗜睡等情况，应注意有无急性脂肪肝的发生。因其预后险恶，死亡率很高，应及时住院治疗。

（郝洪升　高新富）

病毒性肝炎

📋 疾病简介

病毒性肝炎，顾名思义，就是由肝炎病毒引起的肝脏炎症。肝炎病毒迄今可分为甲、乙、丙、丁、戊、庚6型。以甲、乙、丙型引起的肝炎较多见，其传染性强，传播途径复杂，流行面广，发病率高，严重危害人类健康。

人对各型肝炎普遍易感。甲型肝炎和戊型肝炎主要经粪-口途径传播，日常生活接触可引起散发，水和食物污染可引起暴发流行。乙型、丙型及丁型肝炎主要是通过血液和体液传播，如输血及血制品、使用污染肝炎病毒的注射器或针头、针灸用针等方式。尿液、唾液、胆汁、乳汁、汗液、羊水、月经、阴道分泌物、胸水、腹水也具有传染性。因此，与患者密切的生活接触、性接触及母婴垂直传播也是重要的感染途径。

与患者接触后感染，并不立即发病。各型病毒性肝炎有长短不一的潜伏期，潜伏期后不发病，一般说未被感染或隐性经过。通常潜伏期甲型肝炎为2~6周，乙型肝炎为6周至6个月，丙型肝炎为2周至6个月，戊型肝炎为2~9周，丁型肝炎病毒感染多与乙型肝炎病毒同时或重叠感染。

感染病毒性肝炎后，可表现为发热、全身乏力、食欲不振、厌油、恶心、呕吐。有时以发热、头痛为主要症状，或肝区疼痛、全身皮肤黏膜黄染、肝大。查血可见胆红素、转氨酶、转肽酶升高。

💊 药物治疗

病毒性肝炎为传染性疾病，人群普遍易感。患病后最好住院治疗，并与家人隔离。急性病毒性肝炎应给予抗病毒治疗。干扰素，$(3~5) \times 10^6$单位，隔日肌内注射一次，6个月为1个疗程，有效率为30%~50%，干扰素可引起发热、寒战、全身不适、恶心、呕吐、腹泻、低血压、肌痛、头痛、脱发、白细胞减少等不良反应。拉米夫定片，100mg，每天1次，3~6月为1个疗程。

拉米夫定

药物类别　核苷类抗病毒药。

其他名称　贺普丁、益平维。

重大提示　①治疗期间应由有经验的肝炎专科医师对患者的临床情况及病毒学指征进行定期检查。②少数患者停药后，肝炎病情可能加重。因此，如果停药，应对患者进行严密观察，若肝炎恶化，应考虑重新给予本品治疗。

使用方法　酗酒者在用药开始前，首先要戒酒；吸毒者在治疗用药前应严格戒毒。疗程根据病情恢复情况而定，达显效者，继续用药3~6个月，经复查仍为显效者，可停药观察。

对号入座　①适用于慢性乙型肝炎；按全国病毒性肝炎防治方案，确诊为慢性乙型肝炎，性别不限，年龄16岁或以上，并且符合下列标准：HBeAg阳性，HBV DNA阳性，HBeAg阴性，抗-HBe阳性，HBV DNA阳性者。②不适用于自身免疫性肝病、遗传性肝病。如肝豆状核变性、Wilson病、血色病、α抗胰蛋白酶缺乏症等，以及骨髓抑制、有明显心、脑、神经、精神病、不稳定糖尿病和妊娠妇女。

小贴士　本品有很好的耐受性。常见不良反应有上呼吸道感染样症状、头痛、恶心、身体不适、腹痛和腹泻，症状一般较轻并可自行缓解。

特殊人群　妊娠期间一般不应使用，除非在特殊情况下，医师考虑使用本品对孕妇有利，妊娠最初3个月的妇女不宜使用，哺乳妇女服用本品时不必停止哺乳。除非拉米夫定对婴儿的潜在危险超过对母亲的益处。目前尚无数据显示孕妇服用本品后可抑制乙型肝炎病毒的母婴传播。故仍应对新生儿进行常规的乙型肝炎免疫接种。

医师建议

1.病毒性肝炎预后差。部分患者病情可缓解或相对稳定，但多数呈慢性进行性发展，逐渐演变为肝硬化。因此，应注重预防感染。

2.加强水源保护和饮水消毒，搞好食品卫生及餐具消毒，注意个人卫生。

3.避免与表面抗原及e抗原阳性者接触，勿食此类患者污染的食物。

医师敬告

病毒性肝炎尤其是乙型肝炎常呈慢性反复发作，如果在短期内皮肤黄染逐渐加深，极度乏力、腹胀、恶心、呕吐，或出现嗜睡、烦躁、行为反常、腹水时，要注意急性重症肝炎或亚急性重症肝炎的发生，并及时入院治疗。

（郝洪升　高新富）

肝硬化

 疾病简介

肝硬化就是肝脏变硬。为什么肝脏会变硬呢？这是由于肝脏受到一种或多种病因长期或反复作用，造成的弥漫性肝脏损害，在显微镜下观察有广泛的肝细胞坏死，再生肝细胞不按肝脏原有肝细胞序列排列呈结节状再生。同时，纤维结缔组织再生，形成许多间隔，将肝细胞及内部结构重新划分，形成假小叶结构，发展成肝硬化。肝硬化影响肝脏的功能，形成门脉系统压力增高，导致并发症产生，危及生命。

肝硬化在我国是常见病多发病，虽无准确数字统计，但由于病毒性肝炎的广泛传播，长期大量饮酒，致使肝硬化成为主要的致死原因之一。据不完全统计，肝硬化占内科住院总人数的4.3%~14.2%，发病年龄多在40岁以上。

引起肝硬化的病因很多，在我国主要有：①病毒性肝炎。由病毒性肝炎引起的肝硬化居于首位，占6.8%，主要由乙型、丙型、丁型肝炎引起，甲型、戊型一般不发展为肝硬化。②酒精中毒。长期大量饮酒（每日摄入乙醇80g，10年以上），乙醇及其中间代谢产物的毒性作用引起酒精性肝炎，继而发展为肝硬化。值得注意的是，并发乙肝感染会加重酒精性肝病，更易导致肝硬化。③血吸虫病。血吸虫病引起的肝硬化占肝硬化比例上海为14%，武汉为36.3%。有调查发现，血吸虫病感染与并发乙型肝炎有着发病学的联系。④肝静脉回流受阻。慢性右心衰竭、缩窄性心包炎引起肝静脉和下腔静脉阻塞，导致肝硬化。⑤各种原因引起的胆汁排泄不畅。⑥工业毒物和药物，如长期接触四氯化碳、磷、砷等，长期服用双醋酚丁、甲基多巴、四环素等。⑦营养不良，如慢性肠炎，饮食中缺乏蛋白质、维生素等。

造成肝硬化的原因千差万别，但一旦发展到肝硬化阶段，其临床表现大致相同，即肝脏功能的受损和门静脉系统压力的增高。根据肝脏功能损害的严重程度可将其分为代偿期肝硬化和失代偿期肝硬化。

代偿期肝硬化主要临床表现有乏力、食欲减退、腹胀、大便不成形，也可有肝区痛、消瘦等症状。前胸及上肢、颈部可见红色充血点，充血点的四周有充血的毛细血管，压之褪色，俗称蜘蛛痣。肝掌、肝脾大且较硬，肝功能检查一般正常或有轻度异常。

失代偿期肝硬化主要表现为消瘦、乏力、精神不振。严重者衰弱而卧床不起，皮肤干燥，面色黑暗无光泽，食欲降低，上腹饱胀，鼻出血，牙龈出血。男性患者常有性欲减退、睾丸萎缩、毛发脱落及乳房发育等。女性有月经失调、闭经、不孕等，蜘蛛痣及肝掌、脾大、食管下段静脉曲张、腹水。

随着病情的发展，肝硬化常出现严重的并发症，如急性上消化道出血、肝性脑病、感染、原发性肝癌、肝肾综合征、电解质和酸碱平衡紊乱。

有引起肝硬化的原因，又出现以上临床表现，即可作出初步诊断。结合肝功能实验及B超检查，可确诊。

药物治疗

肝硬化无特效治疗，关键在于早期诊断，针对病因加强一般治疗，延缓病情发展。

保护肝细胞的药肝太乐每次0.1~0.2g口服，每日3次；益肝灵，每次2片，每日3次；肌苷、三磷酸腺苷、能量合剂、蛋白同化剂均有一定的促肝细胞再生作用。近年发现肝细胞生长因子、前列腺素E_2、谷胱甘肽、半胱氨酸、维生素E、丹参均有抗肝细胞坏死、促进肝细胞再生作用。利尿剂可用于有腹水的患者。药物治疗遵循以下用药原则：小剂量开始，用药个体化，联合用药（保钾利尿剂和排钾利尿剂使用），间歇用药。利尿剂长期应用利尿效果逐渐变差，甚至无效。如能停药数日，重新再用，往往能收到较好的效果。亦可服用复合氨基酸胶囊2粒，每日3次（支链氨基酸250ml静脉点滴，每日1次），有并发症发生时应去医院治疗。

葡醛内酯片

药物类别 肝病辅助治疗药。

其他名称 肝泰乐。

使用注意 本品为肝病辅助治疗药，第一次使用前应咨询医师。治疗期间应定期到医院检查。

对号入座 药物进入机体后可与含有羟基或羧基的毒物结合，形成低毒或无毒结合物由尿排出，有保护肝脏及解毒作用。葡萄糖醛酸可使肝糖原含量增加，脂肪储量减少。

小贴士 服药后偶有面红和轻度胃肠不适，减量或停药后即消失。

医师建议

1. 休息。肝硬化失代偿期应休息甚至基本卧床休息，停止工作，以减少机体对肝脏功能的需求。恢复期可适当地恢复工作，但以不疲劳为度。

2. 饮食。适当的高蛋白、高糖、低脂饮食，蛋白按每日1.0~1.5g/kg体重给予。有肝性脑病时，应限制蛋白在每日0.5~1.0g/kg体重，避免粗糙及刺激性食物。有水肿及腹水者，应限制水钠摄入，宜吃富含维生素的蔬菜、水果，必要时口服复合维生素制剂。

3. 限制钠的摄入。低盐饮食，每日摄入氯化钠不宜超过2g。

医师敬告

1. 肝硬化常并发多种并发症，一旦发生常危及生命，应去医院接受治疗。

2. 肝硬化上消化道出血是肝硬化死亡的主要原因，可由食管及胃底静脉曲张破裂引起，亦可由胃溃疡及急性胃黏膜病变引起。一般来说，食管胃底静脉曲张破裂出血迅猛、量大、色暗红，含血凝块，如不及时处理，可很快进入出血性休克状态。溃疡、急性胃黏膜病变出血速度较慢，呕吐物多为咖啡色，黑便，可与之区别。

3. 肝性脑病是肝硬化终末阶段，患者会出现意识错乱、睡眠障碍、行为失常、定向力和理解力减退，对时、地、人概念混乱，言语不清，书写障碍，昼睡夜醒，应及早治疗。

（郝洪升 高新富）

酒精性肝病

疾病简介

　　酒精性肝病，顾名思义就是由大量饮酒而引起的肝脏损伤。20世纪80年代以来，随着我国经济的发展和人们生活水平的提高，人均酒精的消耗量大幅度上升，随之而来的是由于酗酒所致的某些疾病的发病率较80年代以前增加近30倍。肝脏是酒精代谢的主要器官，长期过度饮酒，可使肝细胞发生反复的脂肪变性、坏死和再生，最终导致肝硬化。据估计，酗酒人群中，有10%～20%患有不同程度的肝硬化。

　　乙醇是怎样引起肝脏损伤的呢？饮酒后，乙醇在胃肠很快被吸收，除极少量（2%～10%）从肾和肺排泄外，90%以上的乙醇在肝内乙醇脱氢酶的作用下转变为乙醛。乙醛是一种非常活跃的化学物质，具有多种毒性作用，可造成肝脏对脂肪酸的氧化减少，脂质和蛋白质在肝细胞中累积，导致细胞膨胀，造成肝细胞坏死。

　　饮酒就一定造成酒精性肝病吗？不全是这样，具有以下危险因素者更易发生酒精性肝病：①饮酒量超过80g。有关数据显示，每日乙醇摄入量为160g，持续8年，近60%发生肝硬化；每日摄入乙醇量不足160g，持续8年，14%出现硬化前损害。对大多数人来讲，危险量是每天80g。②饮酒方式和习惯。每日饮酒比间断饮酒的危害更大，而一次大量饮酒的危害性又比一日分次饮酒危害大。短期大量饮酒可引起急性酒精性肝炎，甚至并发肝功能衰竭。而短期多量饮酒常引起脂肪肝。③性别。男女饮同样量的酒，女性引起肝损害的机会大。④遗传。饮酒后的行为方式具有遗传性，导致肝损害的可能性大。⑤营养。饮酒可导致对胆碱、叶酸和其他营养成分的需要量增加，营养成份缺乏则乙醇的毒性作用增大。

　　乙醇可引起脂肪肝、酒精性肝炎、肝硬化，亦称酒精性肝损害三部曲。临床表现逐渐加重。酒精性脂肪肝轻者可无任何症状，重者伴有酒精性肝炎时，可表现为肝大，食欲减低，可有恶心、呕吐、脐周、上腹或右上腹痛，甚至出现黄疸、肝区痛。发展至肝硬化时，上述症状加重并出现体重减轻、食欲缺乏、腹痛乏力、发热、牙龈出血及鼻出血等。

药物治疗

　　戒酒是酒精性肝病的根本治疗措施，药物治疗仅为辅助治疗。肾上腺皮质激素治疗，泼尼松每天30mg口服，连用4周，对急性酒精性肝炎有效，但多不主张用。丙基硫氧嘧啶，主要用于急性酒精性肝炎。秋水仙碱，1mg/d，连用48日，可改善肝脏功能，但有一定毒性，不易久用。

医师建议

　　1.劝告酗酒者戒酒。轻度脂肪肝患者戒酒多数能恢复正常，酒精性肝炎患者在戒酒后多数也能恢复。

　　2.高蛋白、高维生素饮食，多食鸡蛋及动物肉等富含蛋白质的食物，以及富含维生素B、维生素C和维生素K的食物。

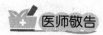 医师敬告

　　酒精性肝炎患者药物治疗效果欠佳时要尽早住院治疗。治疗期间注意戒酒综合征的发生，戒酒初期一旦出现恶心、呕吐、大汗、不安、睡眠不良、激动、震颤、癫痫样发作、幻听、幻视、谵妄、严重不安等症状时，说明已经发生戒断症状，要及时给予镇静剂。若能及时治疗，多在1周内症状消失，少数可延续1~2个月。

（郝洪升　高新富）

类风湿关节炎

疾病简介

　　类风湿关节炎是一种自身免疫性疾病，主要表现为周围对称性的多关节慢性炎症，其病理为关节的滑膜炎，可出现关节畸形及关节外系统性损害，是造成我国人口丧失劳动力与致残的主要病因之一。

　　类风湿关节炎的病因尚不明确，可能与感染因素及个体易感性有关。其发生和延绵不愈是病原体与遗传基因相互作用的结果。75%患者血清中出现类风湿因子（也称自身抗体）。类风湿关节炎的基本病理改变是滑膜炎，滑膜形成绒毛样血管翳，是造成关节破坏、畸形、功能障碍的病理基础。

　　类风湿关节炎发病年龄为20岁至60岁不等，以45岁左右较常见，女性多于男性（为男性的2~3倍）。关节表现为其主要症状，可出现晨僵、关节肿痛，晚期可因关节畸形及功能障碍而致残。晨僵是指病变的关节在静止不动后出现较长时间的僵硬感，多发生于晨起后，95%以上的类风湿关节炎患者有此症状。持续时间与关节炎症的严重程度成正比，是本病活动性指标之一。关节痛往往是最早的关节症状，多见于腕、掌指关节及近端指关节，呈对称性。类风湿结节是本病较特异的表现，其存在表示类风湿关节处于活动期。另外，尚有呼吸、心血管、泌尿、血液、神经等系统表现。

　　某些实验室及辅助检查有助于本病的诊断。活动期患者血沉增快，C反应蛋白增高，患者血清中可出现类风湿因子。同时可有关节端骨质疏松、关节间隙狭窄、关节面穿凿样改变及骨性强直。关节X线检查对于疾病的诊断、关节病变的分期、判断病情的演变非常重要。

药物治疗

　　1.非甾体抗炎药　①阿司匹林，每日总量为4~6g，分3~4次服用。由于不良反应较多，目前已较少用于本病。②吲哚美辛，日剂量75~150mg，分3次服，对关节肿痛有良效。③布洛芬，每日剂量为1.2~3.2g，分3~4次服用，芬必得系其缓释制剂，每次300mg，每日2次。④双氯酚酸，日剂量75~150mg，分3次服用。

　　2.慢作用抗风湿药　①甲氨蝶呤，每周剂量为7.5~20mg，1次服用。②雷公藤多苷，每日剂量60mg，分3次服。③金诺芬，每日6mg，分2次服。④柳氮磺胺吡啶，日剂量2g，

分次服用。⑤环孢霉毒A，每日剂量为每公斤体重3~5mg，1次口服。

3.肾上腺皮质激素　强的松，每日30~40mg，症状控制后递减，以每日10mg维持。

吲哚美辛缓释片

药物类别　非甾体抗炎药。

其他名称　意施丁、比诺、美达新。

重大提示　本品可使癫痫、帕金森病及精神病患者病情加重。

使用方法　缓释片不能嚼碎，要整片吞服。

使用注意　用药期间应定期随访检查血象及肝、肾功能；本品能导致角膜沉着及视网膜改变，长期用药者应定期进行眼科检查，发生视力模糊时应立即做眼科检查。

对号入座　适用于类风湿关节炎、风湿性关节炎、强直性脊柱炎、骨关节炎及痛风急性发作期，可缓解症状。肾功能不全、活动期胃与十二指肠溃疡患者禁用。

小贴士　为减少对胃肠道的刺激，本品宜于饭后服用或与食物或制酸药同时服用。

特殊人群　妊娠、哺乳期妇女、儿童禁用。老年患者易发生毒性反应，慎用。

医师建议

1.疑诊本病的患者应找风湿病专业医师就诊，以便明确诊断，并得到最佳治疗。

2.加强宣传教育，提高对本病的认识，做到早发现、早诊断、早治疗。

3.本病急性期应卧床休息，关节制动和恢复期应加强关节功能锻炼及物理治疗。畸形而无正常功能的关节可行手术治疗。

医师敬告

1.确诊为类风湿关节炎患者应积极治疗，治疗方案应由风湿病专业医师制定，且应坚持治疗，不能半途而废，不可轻信盲医游医。

2.以药物治疗为主，但常用药物不良反应较多，应遵医嘱，并定期到医院检查。

（菅向东　高新富）

系统性红斑狼疮

疾病简介

系统性红斑狼疮是一种累及全身多个系统的自身免疫性疾病，患者血清中出现多种自身抗体，并有明显的免疫功能紊乱。

系统性红斑狼疮以年轻女性多见，育龄妇女占患者总数的90%~95%，也可见于儿童及老人，男女之比为1:（7~10）。病因不明，可能与遗传、性激素、环境等多种因素有关。诱发因素包括阳光照射、感染、妊娠、分娩、药物、手术等。发病机制尚不清楚。在致病因素作用下，机体丧失正常的免疫耐受性，而出现自身免疫反应。病理改变以病变组织血管炎及血管病变尤为突出。

临床上80%的患者有皮肤损害，典型患者可出现颜面部蝶形红斑。80%的患者有关节痛，1/3的患者出现胸膜炎，半数患者有肾脏损伤，即狼疮性肾炎。约10%累及心肌，10%伴有急性狼疮性肺炎，约20%有神经系统损伤，以精神障碍、癫痫发作等多见。严重者可出现狼疮性脑病。6%～15%可有自身免疫性溶血性贫血，5%可有血小板减少性紫斑，约半数患者血白细胞计数在（2～4.5）×10^9/L。

实验室检查对系统性红斑狼疮的确诊具有重要意义。抗核抗体检查是系统性红斑狼疮的标准筛选试验，约95%患者呈阳性。抗双链DNA抗体特异性高，阳性率约60%，且其效价滴度与病情严重程度相关。抗Sm抗体为标志性抗体，阳性率20%～30%。

药物治疗

1.肾上腺糖皮质激素　为治疗本病的主要药物，剂量根据病情调整，通常为泼尼龙，1mg/kg，病情好转后可逐渐减量，每1～2周减5mg，至10～15mg/d时，需长期维持。病情突然恶化的狼疮性肾炎及严重中枢神经系统病变者，可给予甲基泼尼松龙，1g/d，静脉滴注，连用3日。

2.免疫抑制剂　①环磷酰胺：剂量0.5～1.0g/m^{2}体表面积，静脉滴注，3～4周重复1次或每日1～2mg/kg口服。②硫唑嘌呤：每日1～2mg/kg，口服。③甲氨蝶呤：7.5～25mg，每周1次口服或注射。

3.抗疟药　磷酸氯喹，每日250～500mg，或羟基氯喹，每日200～400mg，主要用于治疗盘状狼疮。

4.环孢霉素A　每日3～5mg/kg。

硫唑嘌呤片

药物类别　免疫系统药。

使用注意　用药期间严格检查血象。

对号入座　用于治疗系统性红斑狼疮，肝功能降低者禁用。

小贴士　可致骨髓抑制、肝功能损害、畸胎，亦可发生皮疹，偶见肌萎缩。

特殊人群　孕妇忌用。

医师建议

1.对于疑诊系统性红斑狼疮者应找风湿病专业医师就医确诊。

2.急性活动期患者以卧床休息为主，慢性期或病情稳定者可适当参加社会活动或工作，但应注意劳逸结合。

3.积极进行与红斑狼疮有关的知识宣传教育，有助于患者树立战胜疾病的信心，积极配合治疗。

4.有感染者应积极治疗。手术及创伤性检查前可常规使用抗生素预防感染。

5.避免暴露在强阳光下。

医师敬告

1.系统性红斑狼疮患者应找专业医师安排有关检查，制定治疗方案，做到早诊断、早治疗。

2.药物治疗宜在医师指导下进行并注意其不良反应。服药期间定期到医院检查肝、肾功能，药物减量不宜太快。

3.急性期患者及有肾脏、神经系统等严重并发症患者应住院观察治疗。

（菅向东　高新富）

骨性关节炎

 疾病简介

骨性关节炎又称退行性关节病或增生性骨关节炎，为常见的老年性关节病。我国人群中膝关节骨性关节炎患病率为9.56%，60岁以上者达78.5%，女性多于男性。

骨性关节炎的发生可能与肥胖、骨密度改变、外伤、外力及遗传等因素有关。其基本病理改变为关节软骨的退行性变同时伴有新骨的形成。

关节疼痛是骨性关节炎的主要表现，多出现在40岁以后，以负重关节如膝、髋等疼痛常见，活动后加重，休息后缓解，严重者休息时也有关节痛及活动受限，少数患者可有畸形。在手指关节背面的内外侧，可因骨质增生而形成硬结节，位于远程指间关节的结节称Heberden结节，位于近端指间关节的结节称为Bouchard结节。

关节的X线检查有助于诊断，受累骨关节可出现间隙变狭、软骨下骨质硬化、关节缘骨赘形成、骨变形及关节半脱位等表现。

药物治疗

可口服布洛芬，200mg/次，每日3次；双氯酚酸，25~50mg/次，每日2~3次；硫酸软骨素，0.3~0.6g/次，每日3次。亦可考虑关节腔内药物注射。

玻璃酸钠注射液

药物类别　骨科用药。

其他名称　施沛特。

使用方法　有关节积液时，应先将积液抽出，再注入药物。

对号入座　用于膝关节骨关节炎、肩周炎等症。每周1次，5周为1个疗程。

小贴士　个别患者注射部位可出现疼痛、皮疹、瘙痒等症状，一般2~3天可自行消失，若症状持续不退，应停止用药，进行必要的处理。

医师建议

1.减轻过胖的体重，避免活动时意外损伤，症状缓解后应进行适宜的锻炼。

2.加强宣传教育，正确认识疾病，积极配合治疗。

3.关节功能障碍严重者可考虑关节置换。

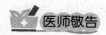 **医师敬告**

1.骨性关节炎的治疗宜在风湿病或骨科医师指导下进行。

2.关节腔内药物注射治疗应由有经验的医师操作，避免发生关节内感染及关节面损伤。注射次数不宜过多。

（菅向东　高新富）

糖尿病

 疾病简介

糖尿病，顾名思义，就是尿中有糖。为什么糖会跑到尿里呢？是因为血糖过高从肾脏里漏掉的缘故。

正常情况下，人胰腺中的胰岛能分泌胰岛素。胰岛素具有降低血糖的本领，与能升高血糖的肾上腺皮质激素、甲状腺素、胰高血糖素保持平衡，维持血糖正常和稳定。由于体内胰岛素绝对或相对不足，降血糖作用趋于劣势，血糖便会升高，超过了肾脏保留血糖的能力，就经尿排出体外，形成尿糖。

为什么胰岛素会不足呢？这是一个很难回答的问题。不过一般认为是在遗传缺陷的基础上，由于某些病毒感染、环境及自身因素，引起机体免疫反应，破坏胰岛细胞，导致胰岛素分泌减少。而肥胖、创伤、精神刺激、高糖饮食及某些药物是诱发或加重因素。

糖尿病早期无症状。至症状期出现多食、多饮、多尿、烦渴、饥饿、消瘦、疲乏无力等。简言之为多食、多饮、多尿、体重减轻，即"三多一少"现象。

病程较长、血糖控制较差的糖尿病患者常有各种并发症和伴随症，如痈等皮肤感染，足癣、甲癣、体癣，常见且反复发生。真菌性阴道炎为女性糖尿病患者的常见合并症，表现为外阴瘙痒。糖尿病合并肺结核的发生率较非糖尿病者高，一旦得病，扩展迅速，蔓延广泛，易形成空洞。泌尿系感染以肾炎、膀胱炎常见，尤其多见于女性患者，表现为尿频、尿急、尿痛、腰痛、发热、发冷等，常反复发作，最终转为慢性感染。

许多患者发病初期常表现为出汗异常，进食时头部大汗，短期内视力改变，听力下降，味觉异常，四肢疼痛麻木，溃疡经久不愈。心跳稍快而相对固定，无痛性心肌梗死，顽固性便秘，或便秘、腹泻交替出现，阳痿等。

除上述一般症状外，可借助实验室检查等进行辅助诊断，如尿液检查和血液检查。正常人常规尿液检查无尿糖查出。尿糖阳性是诊断糖尿病的基本依据。许多患者就是偶尔化验小便发现糖尿病的。而正常人空腹血糖一般不超过120mg/dl，餐后2小时血糖基本恢复正常，一般不超过130mg/dl。否则应疑为糖尿病。

药物治疗

口服降糖药。优降糖，2.5~5mg/d，最大剂量20mg/d。达美康，80~240mg/d，美比达，5~20mg/d。肾功能不全而肝功能良好者可选用糖适苹，30~120mg/d。主要不良反应为低血糖、胃肠道反应及皮疹。亦可选用降糖灵，50~150mg/d，分2~3次服用，或降糖片，50~1500mg/d。

口服降糖药效果不佳或失败者，感染、手术或妊娠妇女、有糖尿病酮症酸中毒或非酮症性高渗性昏迷者，以及活动性糖尿病视网膜病变、肾病变或神经病变者，应考虑在医师指导下给予胰岛素治疗。

盐酸二甲双胍

药物类别　双胍类口服降糖药。

其他名称　甲福明、降糖片、美迪康、格华止。

重大提示　盐酸二甲双胍的积累可引起乳酸性酸中毒，一种罕见而严重的代谢并发症，一旦发生，则危及生命。服用本品患者，应进行肾功能监测和以最低有效用量为标准给药，以最大可能降低乳酸性酸中毒的发生风险。本品最大日剂量不超过75mg，否则易发生乳酸性酸中毒。

使用方法　缓释片不能嚼碎，要整片吞服。

使用注意　用药期间经常检查空腹血糖、尿糖及尿酮体，定期检测血肌酐、血乳酸浓度。

对号入座　①1型糖尿病不应单独应用本品（可与胰岛素合用）。②既往有乳酸性酸中毒史者慎用。③2型糖尿病伴有酮症酸中毒、肝及肾功能不全（血清肌酐超过1.5mg/dl）、肺功能不全、心力衰竭、急性心肌梗死、严重感染和外伤、重大手术以及临床有低血压和缺氧患者禁用。④糖尿病合并严重的慢性并发症（如糖尿病肾病、糖尿病眼底病变）患者禁用。⑤静脉肾盂造影或动脉造影前禁用。⑥酗酒者禁用。⑦严重心、肺病患者禁用。⑧维生素B_{12}、叶酸和铁缺乏患者禁用。⑨全身状况差者（如营养不良、脱水）禁用。

小贴士　①餐中或餐后即刻服用，可减轻胃肠道反应。②长期服用易降低维生素B_{12}的吸收，可适量补充维生素。

特殊人群　妊娠及哺乳期妇女禁用。70岁以上患者可出现乳酸性酸中毒，慎用。

盐酸吡格列酮

药物类别　噻唑烷二酮类口服降血糖药。

其他名称　瑞彤、艾汀、泰洛平。

重大提示　①不宜用于1型糖尿病或糖尿病酮症酸中毒治疗。②与其他降血糖药联用，有发生低血糖症的危险，此时有必要降低同用药物的剂量。③绝经期前不排卵的胰岛素抵抗患者，经盐酸吡格列酮治疗可能导致重新排卵，应采取有效避孕措施。

使用方法　每日服药一次，如漏服，次日不应加倍服药。

使用注意　①应坚持饮食控制，定期测定血糖和糖化血红蛋白水平。②发热、外伤、感染、手术等应激期间，应及时就医。③在治疗开始前、治疗的第一年应每两个月一次检查肝功能，此后也要定期检查。有无法解释的恶心、呕吐、腹痛、疲劳、食欲缺乏、尿色加深等时，要及时就医。

对号入座 活动性肝病患者，或血清转氨酶（ALT）水平超过正常高限2.5倍时，服用曲格列酮出现黄疸患者，不宜服用。

小贴士 当出现无法解释的上呼吸道感染、头痛、肌痛、牙齿疾病、糖尿病恶化、喉炎、水肿等，要及时就医，以确定是否为药物的不良反应。

特殊人群 只有当对胎儿潜在的益处超过风险时，才应在孕期使用。哺乳期妇女不应使用。

医师建议

1.节制饮食。节制饮食可减轻胰岛细胞负担，是老年体胖而无症状或少症状的轻型病例的主要治疗方法。重症者亦应在药物治疗的基础上节制饮食。根据年龄、性别、身高计算标准体重，再根据劳动强度计算每日总热量，以每日主食5~6两（250~300g）为宜。根据活动量和副食情况酌情增减。

控制饮食初期常有饥饿感，可吃些白菜、芹菜、菠菜等，不可随意加餐或吃零食。

2.加强教育。向患者及家属介绍有关糖尿病的基本知识和治疗措施，介绍饮食治疗的有关方法，在医务人员的指导下坚持长期合理的治疗。

3.规律生活。适当参加体力劳动或锻炼，根据年龄、性别、体力、有无并发症等身体条件，循序渐进和长期坚持。1型糖尿病患者，体力锻炼宜在餐后进行，运动量不宜过大，持续时间不宜过长。

4.注意卫生。勤洗澡，勤更换衣服，以防止各种感染。

医师敬告

糖尿病对人体的危害主要表现在合并症，控制血糖得力，可有效推迟或避免合并症的发生。一旦发生，应去医院治疗。

1.感染：糖尿病患者最容易发生各种感染。感染使患者处于"应激状态"，升血糖激素大大增加，使糖尿病加重，从而形成恶性循环，造成严重后果。如感染得不到有效控制，细菌在血液中繁殖，又会造成败血症。因此，糖尿病患者的任何感染都必须引起足够重视。

2.糖尿病性眼病：糖尿病可引起眼球任何部位的病变，以白内障、出血性青光眼、糖尿病性视网膜病变为常见。糖尿病眼病失明率为正常人群的25倍。因此，糖尿病患者应定期检查视力，特别是出现视力下降、模糊、眼球不适时，应及时到医院就诊。

3.糖尿病性心脏病：由于糖尿病患者脂代谢紊乱导致严重动脉粥样硬化，而极易发生糖尿病性心脏病。糖尿病性心脏病约占糖尿病死因的75%。一般说来，急性心肌梗死发生时往往有剧烈心前区疼痛，伴恶心、呕吐，但糖尿病患者却常因迷走神经及交感神经功能损害发生无痛性心肌梗死，甚至猝死。因此应特别警惕，一旦发生心脏病迹象，立即到医院治疗。

4.糖尿病性肾病：如果出现水肿、高血压、蛋白尿、血尿，应引起警觉，积极治疗。

（菅向东 魏传梅）

甲状腺功能亢进症

疾病简介

甲状腺功能亢进症简称甲亢，系指多种病因导致甲状腺功能增强，甲状腺激素分泌过多所引起的临床综合征。病因有多种，临床上以毒性弥漫性甲状腺肿（也称Graves病）最多见。

甲亢的病因和发病机制尚未完全阐明，一般认为是在遗传基础上，因感染、精神创伤等应激因素而诱发的一种器官特异性自身免疫病。以女性多见，男女之比为1:（4~6），各年龄段均可发病，以20~40岁为多。多数起病较缓慢，少数在精神创伤或感染等应激后急性起病。

甲亢的典型表现有疲乏无力、怕热多汗、皮肤温暖潮湿、体重锐减、低热、神经过敏、多言多动、紧张多虑、焦躁易怒、不安失眠，手、眼睑和舌可有震颤，以及心悸、胸闷、气短、心律失常、食欲亢进、多食消瘦、大便次数增多等。多数患者有肌无力及肌肉萎缩。女性患者常有月经减少或闭经，男性患者可有阳痿。检查可发现甲状腺弥漫性、对称性肿大，及震颤或血管杂音。眼球前突，并出现瞬目稀少、眼裂增宽。突眼严重者眼睑多有水肿或不能闭合，结膜及角膜充血、水肿，可致失明。

甲状腺危象是甲亢病恶化时的重要表现，可出现高热、脉率快、心房纤颤、烦躁不安、大汗淋漓，以及心力衰竭、肺水肿或昏迷。甲亢性心脏病占甲亢病的10%~22%，重病者可有心脏增大、心律失常或心力衰竭。老年患者可表现为淡漠型甲亢，少数患者可出现下肢（胫骨）黏液性水肿。

实验室检查在甲亢的诊断中也起重要作用。甲亢患者血清FT_4及总TT_4、血清FT_3及TT_3明显升高，而TSH明显抑制。促甲状腺激素释放激素兴奋试验、甲状腺摄^{131}I率、三碘甲状腺原氨酸抑制试验、甲状腺刺激性抗体测定均有助于诊断。

药物治疗

1. 甲基硫氧嘧啶及丙基硫氧嘧啶：初期300~400mg/d，分2~3次口服，至症状缓解或T_3、T_4恢复正常后即可减量，每2~4周减量一次，每次50~100mg；体征明显好转后再减至最小维持量，即50~100mg/d，1.5~2年。停药前将维持量减半。除非有较严重的不良反应，一般不宜中断服药。

2. 甲巯咪唑及卡比马唑：初期30~40mg/d，分2~3次口服，病情稳定后可按上述方法减量，每次减5~10mg，至维持量5~10mg/d。

3. 复方碘溶剂：仅用于术前准备和甲状腺危象。甲状腺危象发生时可在服用丙基硫氧嘧啶后1~2小时加用复方碘溶液，首剂30~60滴，以后每6~8小时5~10滴，视病情好转而逐渐减量。

4. 普萘洛尔：10~40mg，每日3~4次。

5. 甲状腺片：在应用抗甲状腺药物治疗期间如症状缓解而甲状腺肿或突眼反而恶化，在酌情减少抗甲状腺药物剂量的同时，加用甲状腺片40~60mg/d。

6. 氢化可的松：用于甲状腺危象，100mg静脉点滴，每6~8小时一次。

丙硫氧嘧啶片

药物类别　抗甲状腺药。

其他名称　敉康欣。

重大提示　服用本品前应避免服用碘剂；如发生甲状腺功能减低，应及时减量或加用甲状腺片。

使用注意　应定期检查血象及肝功能。

对号入座　用于各种类型的甲状腺功能亢进症，尤其适用于：①病情较轻，甲状腺轻至中度肿大患者；②青少年及儿童、老年患者；③甲状腺手术后复发，又不适于放射性^{131}I治疗者；④手术前准备；⑤作为^{131}I放疗的辅助治疗。

小贴士　常见有头痛、眩晕、关节痛、唾液腺和淋巴结肿大以及胃肠道反应；也有皮疹、药热等过敏反应，严重者皮疹可发展为剥落性皮炎。亦可引起黄疸和中毒性肝炎。最严重的不良反应为粒细胞缺乏症，故用药期间应定期检查血象，白细胞数低于4×10^9/L或中性粒细胞低于1.5×10^9/L时，应按医嘱停用或调整用药，或同服生白细胞药。

特殊人群　孕妇慎用，哺乳期妇女禁用。小儿用药应避免出现甲状腺功能减低。老年人尤其肾功能减退者，应减量服用。如发现甲状腺功能减低时，应加用甲状腺片。

医师建议

1.甲亢患者应注意适当休息，饮食要保持足够热量和营养，包括足量糖、蛋白质和维生素等，以补充消耗。

2.精神紧张、不安或失眠重者，可给予安定类镇静剂。

3.加强宣传教育，避免精神创伤，了解疾病知识，树立战胜疾病的信心。

4.预防感染。

医师敬告

1.甲亢患者应找专业医师诊治，根据病情制定合理的治疗方案，定期进行血清T_3、T_4、TSH等指标的监测。治疗应坚持始终，不可半途而废。

2.应用抗甲状腺药物期间应定期复查血象。如果白细胞低于3×10^9/L或中性粒细胞低于1.5×10^9/L，或伴有发热、咽痛、皮疹等粒细胞缺乏症状时，应立即到医院诊治。

3.一旦发生甲状腺危象，应立即送医院救治。

（菅向东　高新富）

甲状腺功能减退症

疾病简介

甲状腺功能减退症，简称甲减，是甲状腺激素合成、分泌或生物效应不足所致的内分泌疾病。甲减起病于胎儿或新生儿称呆小病；起病于儿童者称幼年型甲减；起病于成年者称成年型甲减。

甲减的成因很多，约90%以上由甲状腺病变引起。垂体及下丘脑病变也可引起甲减。

甲状腺性甲减主要由炎症、放疗、甲状腺手术、缺碘、某些食物和药物、肿瘤及遗传因素所致。垂体性甲减可因肿瘤、手术、放疗和产后垂体坏死所致。下丘脑性甲减由下丘脑肿瘤、肉芽肿、慢性炎症和放疗等所致。另外一种被称为甲状腺激素抵抗综合征的甲减系体内靶组织器官对甲状腺激素不敏感所致。

呆小病患儿早期症状不明显，随着年龄增加逐渐发展成为典型呆小病。患儿体格、智力发育迟缓，表情呆钝，眶周水肿，眼距增宽，鼻梁扁塌，唇厚流涎，舌大外伸，四肢粗短，出牙、换牙延迟，行走晚且呈鸭步，性器官发育延迟等。

成年型甲减以中老年为主，男女比为1：（5~10）。除手术切除或腺体损毁者外，多起病隐袭，发展缓慢，有畏寒、少汗、乏力、少言懒动、体温偏低、食欲减退等临床表现，或典型黏液性水肿表现，如表情淡漠、面色苍白、眼睑水肿、唇厚舌大、全身皮肤干燥、毛发脱落、踝部非凹陷性水肿。精神神经系统表现为记忆力减退、智力低下、反应迟钝、嗜睡、精神抑郁，严重者可出现以痴呆、幻觉、木僵或昏睡、惊厥等为特征的猜疑型精神分裂症。心血管系统表现有心动过缓（<60次/min）、心音减弱、心包积液。黏液性水肿昏迷是甲减的严重表现，诱因可有寒冷、感染、手术麻醉、某些药物等，表现为嗜睡、低体温（<35℃）、呼吸减慢、心动过缓、血压下降、四肢肌肉松弛、反射减弱或消失，甚至昏迷、休克，危及生命。

除上述临床表现外，某些实验室检查为主要诊断依据。血清总T_4或FT_4明显降低，后期或病重者总T_3或FT_3降低。血清TSH或sTSH升高是原发性甲减的最早表现。TRH兴奋试验有助于鉴定病变部位。

药物治疗

1.左旋甲状腺素为治疗甲减的首选药物，起始量每日25~50μg，每次可增25μg，维持量每日100~150μg，晨服药1次。黏液性水肿伴昏迷者首次静注100~200μg，以后每日注射50μg，待患者苏醒后改为口服。

2.甲状腺片起始量每日10~20mg，视病情每周增加10~20mg，维持量每日60~180mg，一般从小剂量开始给药。

3. L-三碘甲状腺原氨酸用于治疗黏液性水肿昏迷，首次40~120μg，以后每6小时给5~15μg，至患者清醒后改为口服。

4.氢化可的松用于治疗黏液性水肿昏迷，200~300mg静脉滴注，待患者清醒及血压稳定后减量。

左甲状腺素钠片

药物类别　甲状腺激素药。

其他名称　尤甲乐、伏甲索、雷替斯。

重大提示　过量可引起心绞痛、心律失常、心悸、腹泻、呕吐、震颤、兴奋、头痛、不安、失眠、多汗、潮红、体重减轻、骨骼肌痉挛等不良反应。

使用方法　用药后应密切观察患者是否有心率加快、心律失常、血压改变，用药期间定期监测血甲状腺激素水平，必要时暂缓加量或减少用量。

对号入座　适用于先天性甲状腺功能减退症（克汀病）与儿童及成人的各种原因引

起的甲状腺功能减退症的长期替代治疗，以及单纯性甲状腺肿、慢性淋巴性甲状腺炎、甲状腺癌手术后的抑制及替代治疗，也可用于诊断甲状腺功能亢进的抑制试验。

小贴士 非甲状腺功能低下性心衰、快速型心律失常和近期出现心肌梗死患者禁用，对本药过敏者禁用。

特殊人群 婴儿或儿童甲减甲状腺替代治疗期间，必须严密监护，避免造成过低或过高的甲状腺功能，以免造成不良后果。

医师建议

1.甲减主要由自身免疫性甲状腺炎、缺碘、放射治疗或甲状腺手术切除所引起，应心中有数，早期预防，早期治疗。

2.由药物引起的甲减，应注意及时调整剂量，必要时停药观察。

3.胎儿、新生儿甲减，宜采用现代筛查诊断方法，早期诊断，并进行宫内或出生后的早期治疗。

医师敬告

1.确诊为甲减的患者应坚持激素替代治疗，永久性甲减者需终生服药，服药期间应定期到医院检查。

2.黏液性水肿昏迷是甲减转剧的重要表现，一旦发生应立即送医院进行抢救治疗。

3.激素替代治疗过程中，如出现心动过速、心律不齐、心绞痛、多汗及体重明显减轻等药物过量表现，应适当调整剂量，维持剂量应使血清T_4控制在正常范围。

（菅向东 高新富）

缺铁性贫血

疾病简介

缺铁性贫血指体内用来合成血红蛋白的贮存铁缺乏，血红素合成量减少而形成的一种小细胞低色素性贫血。缺铁性贫血属全球性疾病，以妇女、儿童发病率较高。

铁摄入不足而需求量增加、铁消耗过多及吸收不良均可引起缺铁性贫血。婴幼儿、儿童、妊娠及哺乳期妇女铁需要量显著增加，如摄入不足，可致缺铁性贫血。钩虫病、消化道溃疡、肠道肿瘤、息肉、痔疮、月经过多、反复鼻出血等慢性失血性疾病可使大量铁丢失；胃肠道术后、慢性炎症可使铁吸收障碍；慢性溶血病、人造心脏瓣膜、疟疾等可使红细胞损坏增加而失铁增加，引起缺铁性贫血。

缺铁性贫血发展较慢。常见疲乏无力、面色苍白、心悸气急、头昏眼花及口角炎、舌炎、舌乳头萎缩、黏膜损害等症状。咽下困难或咽下时梗阻感为缺铁性贫血的特殊表现。其他亦见皮肤干燥、角化，严重者有"反甲"表现。一些患者可有嗜异食癖，如喜食泥土、煤炭、生米、冰块等。小儿可出现神经、精神系统异常。

外周血象、骨髓检查及铁代谢的某些检查均有助于缺铁性贫血的诊断。周围血象检查可见血红蛋白降低，网织红细胞正常或略升高，红细胞体积较小，直径多数为

6.2～6.7μm之间，并大小不等，中心淡染区扩大。骨髓检查可见红细胞素增生活跃，以中晚幼红细胞增多、核分裂细胞多见。血清铁降低至<500μg/L，总铁结合力>4500μg/L，转铁蛋白饱和度<15%。骨髓细胞外铁检查阳性可作为排除缺铁的诊断依据。血清铁蛋白是体内主要贮备铁的指标，低于14μg/L可作为缺铁依据，诊断符合率可达95.5%。

药物治疗

1.硫酸亚铁，0.2～0.3g/次，每日3次，饭后服用可减轻消化道不良反应。

2.富马酸亚铁，0.4g/次，每日3次。

3.福乃得，又称维铁缓释片，系硫酸亚铁与多种维生素的复合制剂，每日1片。

4.右旋糖酐铁，为注射铁剂，适用于口服铁剂不能耐受、消化道吸收障碍者，或妊娠晚期急需提高血红蛋白者。成人第1日深部肌内注射50mg，如无反应第2日100mg一次肌内注射，至完成总剂量。

维铁缓释片

药物类别　抗贫血药。

其他名称　福乃得。

重大提示　本品可减少肠蠕动，引起便秘并排黑便。

使用方法　饭后口服。应整片吞服，不得咬碎。

对号入座　用于明确原因的缺铁性贫血。胃及十二指肠溃疡、溃疡性结肠炎、血色素沉着症、含铁血黄素沉着症患者禁用。对铁制剂过敏者及非缺铁性贫血患者禁用。

小贴士　服药期间不要喝浓茶及食用含鞣酸过多的食物。

医师建议

1.积极治疗原发疾病。

2.存在潜在缺铁因素者应及早预防，合理搭配食物，并给予铁强化食品。

3.预防肠道钩虫感染，重视妇女卫生保健。

医师敬告

1.有缺铁性贫血症状者应积极到医院就诊，查找病因，以便对因施治。

2.注射铁剂应慎重，并严格掌握适应证。

（菅向东　高新富）

巨幼细胞贫血

疾病简介

巨幼细胞贫血是叶酸和维生素B_{12}缺乏而引起的一种大细胞性贫血。山西、陕西、河南等省为多发区。巨幼细胞贫血中的恶性贫血在我国较为罕见。

人体不能合成叶酸，只能从食物中摄取。富含叶酸的食物有绿色新鲜蔬菜、水果、酵母、动物肝及肾等组织。人体每日需叶酸50~100μg。叶酸以5，6，7，8-四氢叶酸的活性形式参与骨髓血细胞的增殖、分化。叶酸缺乏影响血细胞生成的数量和质量，导致巨幼细胞贫血。

体内细菌合成的维生素B_{12}吸收甚微，故所需维生素B_{12}全部由食物供给。动物肝脏、肉类、肾脏富含维生素B_{12}，蛋类、奶类次之，蔬菜中含量甚少。生理情况下人体每天需维生素B_{12} 2~5μg。缺乏维生素B_{12}可使骨髓造血细胞、体细胞分化和成熟障碍。中枢神经系统出现退行性变是恶性贫血的主要表现，因此维生素B_{12}亦称为抗恶性贫血维生素。

叶酸和维生素B_{12}缺乏主要由摄入量不足、需要量增加、吸收不良及利用障碍等原因所致。儿童营养不良性巨幼细胞贫血80%属于喂养不当、未按时增加辅食所致。生长期婴儿、妊娠妇女、甲状腺功能亢进、恶性肿瘤、白血病、恶性疟疾、感染等可使需要量增加，某些先天或后天性因素使内因子生成减少或体内产生抗内因子抗体，使维生素B_{12}吸收减少而引起缺乏病。常见胃体部或回肠切除术、慢性胃炎、胃癌、严重肝病影响维生素B_{12}贮备。叶酸拮抗剂如甲氨蝶呤、氨苯蝶啶等可阻断四氢叶酸的生成。叶酸代谢有关酶缺乏、维生素C及维生素B_{12}缺乏影响叶酸的代谢。

贫血是巨幼细胞贫血的常见症状，起病缓慢，就诊时大多呈中、重度贫血，可有头晕、乏力，活动后心悸、气短等症状，易发生感染。约36%的患者常发生口炎；舌面光滑称"镜面舌"；舌质绛红称"牛肉舌"。末梢神经炎常见，少数可有精神症状。铁缺乏为巨幼细胞贫血病常见并发症。恶性贫血由于缺乏内因子致维生素B_{12}吸收障碍，除大细胞贫血外，常有严重神经系统改变。

实验室检查有助于诊断。外周血象检查多数血红蛋白在60g/L以下，甚至低于30~40g/L，呈大细胞或正细胞正色素型。骨髓检查以红细胞系增生为主，可见各阶段巨幼红细胞。血清叶酸和维生素B_{12}测定是重要诊断指标。正常血清叶酸浓度为13.6~47.9nmol/L，低于6.8~9.1nmol/L即可诊断为叶酸缺乏症。血清维生素B_{12}正常浓度为106~664pmol/L，低于73.78pmol/L即可诊断。

药物治疗

1.叶酸，每次5~10mg口服，每日3次，直至血象完全恢复正常。

2.四氢叶酸钙，每日3~6mg，肌内注射。适于由叶酸拮抗剂所引起的巨幼细胞贫血。

3.维生素B_{12}，100μg，每日1次，肌内注射，直至血象恢复正常。以后每周肌内注射2次，每次100μg，以增加储备。恶性贫血应每月1次，每次100μg，肌内注射。

叶酸片

药物类别 抗贫血药。

其他名称 斯利安、美天福。

重大提示 维生素B_{12}缺乏引起的巨幼细胞贫血不能单用叶酸治疗。

使用方法 营养性巨幼红细胞性贫血常合并缺铁，应同时补铁，并补充蛋白质及其他B族维生素。恶性贫血及疑有维生素B_{12}缺乏患者，不宜单独服用叶酸，否则，可加重维生素B_{12}的负担和神经系统症状。

对号入座 用于各种原因引起的叶酸缺乏及叶酸缺乏所致的巨幼细胞贫血。

小贴士　长期服用可出现畏食、恶心、腹胀等胃肠症状。大量服用可使尿呈黄色。

医师建议

1.加强预防本病的宣传教育，对易发病个体应提高预防意识，改善膳食结构，改变不良生活习惯。增加蔬菜摄入量，改变传统加工方法。

2.世界卫生组织推荐每日叶酸需要量6月（含）内婴儿40~50μg，7~12月龄120μg，1~12岁200μg，13岁以上400μg，孕妇800μg，哺乳期600μg，可参考指导饮食。

医师敬告

1.有贫血症状者应积极到医院就诊，对确诊巨幼细胞贫血患者应立即给予药物治疗。

2.胃切除者及先天性内因子缺陷者需终身维持治疗。

3.维生素B_{12}缺乏患者单用叶酸治疗可加重神经系统损害。

（菅向东　高新富）

再生障碍性贫血

疾病简介

再生障碍性贫血简称再障，为造血干细胞数量减少和/或功能异常而引起的红细胞、中性粒细胞、血小板减少的综合病症。临床表现为贫血、感染和出血。

在损伤骨髓造血的因素中，以药物、化学因素、物理因素和病毒感染较为常见。具有高度危险性的药物包括抗癌药、氯霉素、磺胺药、保泰松、苯巴比妥、氨基比林、金盐、青霉胺、苯妥英。苯广泛应用于多种工业，可引起再障。放射线物质接触时间较长和过量也可引起再障。某些病毒如风疹病毒、EB病毒及流感病毒感染均有引起再障的报道。

再障的发病机制较为复杂。一般认为与造血干细胞、造血微环境的损伤及免疫介导因素有关。

再障分为急性型和慢性型。急性再障起病急，发展迅速，有严重出血及感染，并呈现进行性贫血。慢性再障起病缓慢，常表现为不明原因的贫血，皮肤可有出血点，但内脏出血及严重感染少见。慢性再障如病情恶化则与恶性再障相同，称重型再障Ⅱ型。

外周血象、骨髓象检查及骨髓活检是诊断再障的重要手段。外周血象多呈全血细胞减少，少数病例可呈二系细胞减少，或血小板减少。急性再障血红蛋白常降至30g/L以下，网织红细胞计数小于1%。慢性再障血红蛋白常维持在40~60g/L，网织红细胞常大于1%，但绝对值均低于正常值。骨髓象检查急性再障多部位增生极度减低，有核细胞显著减少，慢性再障骨髓增生减低或活跃，常有增生灶。

药物治疗

1.丙酸睾丸酮，50~100mg，每日或隔日1次肌内注射；司坦唑，每次2~4mg，每日3次口服；达那唑，每次2.5~5mg，每日3次，疗程至少4个月，用于慢性再障的治疗。

2.抗胸腺细胞球蛋白、抗淋巴细胞球蛋白也可用于急性和重型再障Ⅱ型治疗，但需住院使用。

达那唑

药物类别 雌激素及孕激素类。

其他名称 宫福伊康。

重大提示 心脏功能损害、肾脏功能损害、生殖器官出血及肝脏功能损害慎用，男性患者应注意睾丸大小改变。

使用注意 治疗期间注意肝功能检查。男性用药时，需检查精液量、黏度、精子数和活动力，每3~4个月检查一次，特别是青年患者。

对号入座 血栓症患者、心肝肾疾病患者、异常性生殖器出血患者禁用。

小贴士 较多见的不良反应有闭经、突破性子宫出血，并可有乳房缩小、音哑、毛发增多；可引起痤疮、皮肤或毛发油脂增多、下肢水肿或体重增多，症状与剂量有关，是雄激素效应的表现。

特殊人群 妊娠妇女不应使用，用药期间妊娠者应终止妊娠。女性胎儿可能有雄激素效应，哺乳期妇女不能服用。老年患者生理功能低下，应减量服用。

医师建议

1.加强宣传教育，杜绝滥用药物，对造血系统有害的药物更应警惕。

2.避免接触有毒的化学物质及放射线，改进有害作业工艺，加强防护措施。

3.有贫血症状者应及时到医院就诊，确定病因及贫血类型，及早治疗。

医师敬告

1.急性再障及重型再障Ⅱ型病情凶险，预后不佳，应立即送医院住院治疗，有条件者可行骨髓移植。

2.慢性再障患者应停止使用对骨髓造血有损害的药物，治疗期间应定期复查。

（菅向东 高新富）

自身免疫性溶血性贫血

疾病简介

自身免疫性溶血性贫血是溶血性贫血的一种类型，系免疫功能紊乱，自身抗体吸附于红细胞表面，导致细胞破坏增速而引起的一种溶血性贫血。

根据抗体作用于红细胞时所需温度不同，自身免疫性溶血性贫血可分为温抗体型和冷抗体型两种。温抗体型发病以成人多见，分为原发性和继发性。原发性仅占45%，多数病例属继发性。继发性可继发于造血系统肿瘤（如慢性淋巴细胞白血病）、淋巴瘤、骨髓瘤、结缔组织病（如系统性红斑狼疮）、类风湿性关节炎等；感染性疾病，特别是儿童病毒感染；免疫性疾病如低丙种球蛋白血症等；胃肠系统疾病如溃疡性结肠炎；良性肿瘤，如卵巢皮样囊肿。

自身免疫性溶血性贫血一般起病较缓慢，数月后可有贫血表现，皮肤黏膜苍白及黄疸各见于1/3患者，半数以上有脾肿大，原发性病例1/3有中度脾肿大，部分患者可有淋巴结肿大。

实验室检查贫血程度不一，有时血红蛋白少于70g/L，甚至少于50g/L。典型血象为正常细胞正常色素性贫血，1/3患者可有幼红细胞。网织红细胞多增高，个别可高达50%。骨髓呈增生性反应，以幼红细胞增生为主。直接抗人球蛋白试验为主要诊断方法。

药物治疗

1.糖皮质激素。为治疗本病的主要药物。泼尼松，1~1.5mg/kg，分次口服，症状消失后逐渐减量，并在低剂量5~10mg/d维持至少3~6个月。

2.免疫抑制剂。硫唑嘌呤，每日2~2.5mg/kg，环磷酰胺，每日1.5~2mg/kg。可与激素同用，至血象缓解后，先将激素减量直至停用，再逐渐将本药减量直至停用。

醋酸泼尼松片

药物类别　肾上腺皮质激素类药。

重大提示　小儿如长期使用肾上腺皮质激素，须十分慎重，因激素可抑制患儿的生长和发育；如确有必要长期使用，应选择短效或中效制剂，避免使用长效制剂。

使用方法　长期服药，停药时应逐渐减量。

对号入座　主要用于过敏性或自身免疫性炎症性疾病。高血压、血栓症、胃与十二指肠溃疡、精神病、电解质代谢异常、心肌梗死、内脏手术、青光眼等患者不宜使用，对本品及肾上腺皮质激素类药物有过敏史者禁用，真菌和病毒感染者禁用。

小贴士　并发感染为主要的不良反应。

特殊人群　妊娠及哺乳期妇女禁用。老年患者尤其是更年期后的女性患者使用易发生骨质疏松。

医师建议

1.积极寻找病因，治疗原发病最为重要。
2.脾切除术是治疗本病的重要手段，激素治疗疗效不佳者，可考虑行脾切除手术。
3.治疗期间定期复查血象。

医师敬告

1.少数患者起病急骤，有寒战、高热、腰背痛等，严重者可出现休克及昏迷，应立即住院治疗。
2.治疗方案需由医师制定，治疗应系统化，不得随意更改方案。
3.如使用免疫抑制剂，应密切注意其不良反应。

（菅向东　高新富）

三叉神经痛

疾病简介

三叉神经痛是一种常见病，多发生于中老年人。三叉神经痛表现在颜面部，发作十分频繁，有如刀割、烧灼或电击样的剧痛，严重影响正常生活和工作。

三叉神经痛常分为原发性和继发性两种。原发性三叉神经痛的病因目前还不十分明确。继发性三叉神经痛则由脑干内病变、三叉神经干病变、三叉神经半月节病变及三叉神经根病变引起。

三叉神经痛的表现是颜面部三叉神经分布区一支或多支的发作性剧痛。主要特点为发作性疼痛在一侧面部三叉神经分布区内突发剧烈疼痛，似电击、刀割、烧灼或针刺样。疼痛一般持续数秒不等，突然停止，发作间歇时间不等，病情发展则发作频繁，多数患者发作前有先兆表现。其次，发作时疼痛部位为三叉神经分布区域的一支或数支，可由一支开始扩散到其他，但无论一支痛还是数支痛，疼痛都不越过中线扩散到对侧颜面。三叉神经第二、三支同时痛者最多见。第三个特点为存在"扳机点"及诱发因素。在受侵犯的三叉神经分布区域内多数患者有一个或多个特别敏感的区域，称为"扳机点"。扳机点面积大小不一，部位不定，对触觉极为敏感，一触即能激发剧烈的疼痛发作，且疼痛由扳机点向其他部位扩散。患者惧怕诱发疼痛发作，会设法避免一切诱发因素，如吃饭、说话、咀嚼、吞咽、洗脸、刮脸等。

也有患者疼痛发作部位不完全符合三叉神经单一的神经分布，但这种情况较少。绝大多数患者疼痛发作局限于一个带形区域，受累的半侧面部可呈痉挛性扭曲。许多长期反复发作的患者则由于用手揉搓病侧面部，而出现皮肤增厚、粗糙等。

有上述症状的患者应到医院检查，如颅脑CT检查，以除外颅内占位病变造成的三叉神经痛。

药物治疗

1.卡马西平片，每片0.1g，一般每日0.4~0.6g，特殊患者每日可达1.2g。主要不良反应为头晕、走路不稳、心慌、手抖等，减量后可自行消失。也可出现剥脱性皮炎、粒细胞减少、再生障碍性贫血等严重不良反应，此时应停用。肝肾功能不良者应禁用。

2.苯妥英钠片，每片0.1g。开始时每日3次，每次1片，可随病情变化加量，每日量一般不超过0.8g。不良反应主要为头晕、嗜睡、共济失调、齿龈增生等，停药或减量可恢复。个别有皮疹、粒细胞减少者应停用。

3.氯硝安定片，每片2mg，每日2mg，分3次服用。主要不良反应为嗜睡、共济失调，停药后可自行消失。

4.维生素B_{12}注射剂，每支0.5mg，每日肌内注射1次，每次1mg。

口服药物治疗效果不佳者，应到医院在医师指导下调整治疗方案。对药物耐受不良者或肝肾功能降低者可考虑手术及射频治疗。

医师建议

注意休息及生活规律性。按时服用药物，由小剂量开始，逐渐加量，病情控制后再逐渐减量。

医师敬告

三叉神经痛是一种非常痛苦的疾病，治疗方法有多种，究竟采用哪种方法应根据患者综合情况，原则是先易后难，先药物治疗再手术治疗。病情严重时及时应到医院在医师指导下进行治疗。

癫　痫

疾病简介

癫痫又称"羊角风"，是一种脑功能异常的表现。患者常有短暂的意识不清和四肢抽动，有的出现咬破舌头或小便失禁。也有部分患者无抽搐，只有短暂的呆愣、掉物、精神失常等。发作时间都比较短，半分钟或3~5分钟可恢复。患者醒后不能回忆发作时的情况。

癫痫的病因可分为先天和后天两大类。先天原因目前还不十分清楚，可能与遗传因素、母亲孕期的健康状况及病毒感染、分娩过程中的损伤及新生儿窒息缺氧造成的脑细胞损害等因素有关。先天因素常易被忽略。后天因素包括小儿头外伤、脑瘤、脑炎、脑膜炎、脑畸形、脑血管病等。

影响癫痫发作的因素有生理因素及内分泌因素，也与睡眠周期有关。诱发因素包括高热、饮酒、过敏反应、各种代谢紊乱、过度饮水、过度换气、感情冲动以及接受药物治疗过程中突然停药或换药等。

癫痫根据发作情况可简单分为以意识障碍及全身抽搐为主要症状的大发作；以意识障碍为主要症状的小发作；有精神错乱、错觉、幻觉及自动症症状的精神运动性发作。

药物治疗

1.苯妥英钠，为大发作首选药物。每片0.1g，成人每日量为0.2~0.5g，3~6岁儿童每日0.1~0.2g，1~2岁为0.05~0.1g，分2~4次服用。常见不良反应为恶心、呕吐、便秘、厌食、齿龈增生和毛发增生等。

2.丙戊酸钠，为小发作首选药物。每片0.2g，成人每日0.6~1.8g，儿童每日0.4~0.6g，分2~4次服用。主要不良反应为胃肠道反应、嗜睡、脱发、头痛等。

3.卡马西平，为精神运动性发作首选药物。每片0.1g，成人每日0.6~1.2g，儿童每日0.2~0.4g，分2~4次口服。主要不良反应为胃肠道反应、嗜睡、皮疹、共济失调等。

4.氯硝安定，非典型小发作首选。每片2mg，成人每日4~6mg，儿童每日1~3mg，分2~4次服用。主要不良反应为嗜睡、共济失调等。

癫痫的药物治疗过程较长。一般大发作应在完全控制2~5年后、小发作在完全控制

1年后方可考虑终止治疗。停药需缓慢减量，一般应在半年至一年以上。病程越长，剂量越大，停药应越慢。

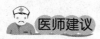 **医师建议**

注意生活规律，尽量避免精神刺激，养成良好的饮食习惯，避免过饱和过度劳累，保持充足睡眠并戒酒。同时避免从事危险性的工作和活动，如攀高、游泳、驾车等。一定要定时定量服药，不能随便停药。

医师敬告

癫痫患者治疗过程中有时会出现癫痫持续状态，这是非常危险的，应及时尽快到医院进行救治。

偏头痛

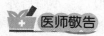 **疾病简介**

偏头痛是头痛的常见类型之一，为发作性的颅内和颅外血管功能障碍，以反复发生为特征，多见于青、中年女性，有明显家族史。典型偏头痛发作前常有先兆，多发生于晨醒时，感到眩晕、恶心、不适，数分钟后发生视觉变化，表现为视力模糊，眼前出现黑点、亮光、异彩等，然后发生头痛。疼痛多在眶上部、眶后部或额颞部开始，逐渐加剧，并扩展至半侧头部及整个头部。头痛呈搏动性，高峰时为持续性，常伴有恶心、呕吐。偏头痛的发作过程与颅内、外动脉的收缩和舒张有关，先有颅内动脉收缩造成先兆，继而有颅内、外动脉扩张引起头痛。

偏头痛的病因目前还不十分清楚，可能与以下因素有关。①遗传因素：有6%的患者有家族史。②内分泌因素：偏头痛多在青春期发病，女性往往在每次经期开始时发作或加重；妊娠则减少或不发生，提示偏头痛与血液中雌激素水平有关。③精神因素：情绪紧张、焦急、精神疲劳可激发偏头痛。④递质因素：儿茶酚胺分泌增加可能促使血管收缩。⑤血小板因素：血小板的凝集度在发作的先兆期加强，头痛发生后减弱。⑥饮食因素：有些食物能诱发发作，如巧克力、奶酪、柑橘、酒类等。

药物治疗

药物治疗可分为发作期治疗和预防治疗。发作期可口服麦角胺咖啡因片，在先兆期或发作刚开始即服1片，若不能制止发作则半小时后再追加1~2片。麦角胺类仅在早期服用有效，头痛达到高峰后可改用止痛片加镇静剂。预防用药可口服苯噻啶片，每片0.5mg，每次0.5mg，每日3次。主要不良反应为嗜睡和疲劳等。尼莫地平片，每片30mg，每次1片，每日2次，需要服用较长时间才起作用。

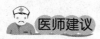 **医师建议**

注意劳逸结合，避免过度劳累和精神紧张。控制饮食，不可饱食或过度饥饿，尽量

控制高脂食物，禁食巧克力、奶酪等。禁酒。

坐骨神经痛

疾病简介

坐骨神经痛是指坐骨神经通路及其分布区的疼痛综合征。坐骨神经由腰4至骶3神经根组成，经臀部分布于整个下肢，因此疼痛一般位于腰部、臀部，并向股后、小腿后外侧、足外侧放射，沿坐骨神经有压痛。行走、活动可使疼痛加剧。坐骨神经痛发病率相当高，也是腰腿痛的主要原因之一，体力劳动者更常见，对劳动力影响很大。

坐骨神经痛的原因很多，主要有椎管内疾病，如脊髓和马尾炎症、肿瘤、外伤、血管畸形、蛛网膜炎等；脊椎病变，如腰椎骨关节病、椎间盘突出、脊椎炎症、结核、肿瘤、椎管狭窄、脊柱裂等；骨盆及盆腔疾病，如骶髂关节疾病、炎症、结核、脱位、骨盆炎及肿瘤、盆腔内子宫附件炎及肿瘤、妊娠子宫压迫等，或少数全身疾病如糖尿病、痛风等引起。

药物治疗

阿司匹林，每次0.1g，每日3次，或者消炎痛，每次25mg，每日3次。维生素B_{12}，肌内注射，每日1次，每次0.5~1mg；维生素B_1，肌内注射，每日1次，每次100mg；维生素E，口服，每次0.1g，每日2次。急性期可应用激素治疗，强的松片，每日3次，每次10mg，10~14日为1个疗程。另外可给予地巴唑片，每次10mg，每日3次；康得灵片，每次0.6g，每日3次。

医师建议

坐骨神经痛是一种严重影响劳动力且非常痛苦的疾病，在严重疼痛的急性期，应卧硬板床休息，以减轻病变组织和神经张力的反应性水肿，从而有助于加速症状的缓解。经正规系统的药物治疗效果仍不显著者，应及时到医院检查，必要时可进行手术治疗。

急性肾炎

疾病简介

急性肾炎是急性肾小球肾炎的简称。急性肾小球肾炎急性起病，以血尿、蛋白尿、水肿和高血压为主要表现，并有一过性氮质血症。多见于链球菌感染后，其他细菌、病毒及寄生虫感染也可引起。

急性肾炎常发生于β-溶血性链球菌A组12型等致肾炎菌株感染后，常因扁桃体炎等上呼吸道感染或皮肤感染导致机体免疫反应而引起。

急性肾炎多发生于儿童，男性多于女性。前驱感染后常有1~3周（平均10日左右）

的潜伏期，起病较急，病情轻重不一，有自愈倾向，在数日内临床痊愈。急性肾炎患者几乎全有血尿，40%为肉眼血尿，常为起病的第一症状。蛋白尿一般不重，尿沉渣中可有管型。约90%患者出现水肿，典型表现为晨起眼睑肿，伴随水肿有尿量减少，少数患者每日尿量可少于400ml，1~2周后尿量逐渐增多。80%患者可出现轻中度高血压，少数患者可出现严重高血压。肾小球功能或正常，或一过性受损，极少数患者可表现为急性肾功能衰竭。免疫学检查可发现血清补体及总补体在发病初下降，8周内渐恢复正常，对本病诊断意义很大。抗"O"滴度升高对本病的诊断意义有限。

药物治疗

以休息及对症治疗为主。常用噻嗪类利尿剂，如氢氯噻嗪，25mg，每日2~3次。必要时给予呋塞米，每日20~60mg，注射或分次口服。降压药硝苯啶，每日20~40mg，分次口服。肼酞嗪，25mg，每日3次口服。

氢氯噻嗪片

药物类别 利尿药。

对号入座 用于肾病综合征、急慢性肾炎水肿、慢性肾功能衰竭早期。

小贴士 大多不良反应与剂量和疗程有关。①水、电解质紊乱所致的不良反应较为常见。低钾血症较易发生，与噻嗪类利尿药排钾作用有关，长期缺钾可损伤肾小管，严重失钾可引起肾小管上皮的空泡变化，或引起严重快速性心律失常等异位心率。②高糖血症。本药可使糖耐量降低，血糖升高。③高尿酸血症。干扰肾小管排泄尿酸，少数可诱发痛风发作。由于通常无关节疼痛，故高尿酸血症易被忽视。④过敏反应，但较为少见。⑤血白细胞减少或缺乏症、血小板减少性紫癜等亦少见。

特殊人群 妊娠及哺乳期妇女慎用。老年人应用较易发生低血压、电解质紊乱和肾功能损害。

医师建议

1.肉眼血尿消失、水肿消退及血压恢复正常前应卧床休息。

2.低盐饮食（每日低于3g），尤伴有水肿及高血压时。肾功能正常者蛋白质摄入量保持正常（每日每千克体重1g），氮质血症时应限制蛋白质摄入，并给予优质蛋白饮食。急性肾炎少尿时应限制液体摄入量。

3.如扁桃体炎反复发作，待肾炎病情稳定后可行扁桃体摘除术，术前、术后2周可注射青霉素。

医师敬告

1.患者出现血尿、水肿等症状时应立即到医院就诊治疗。

2.对于少数发生急性肾功能衰竭者应住院治疗，有透析指征者应及时给予透析。

3.少尿时慎用保钾利尿药及血管紧张素转化酶抑制剂，以防诱发高血钾。

（菅向东 高新富）

慢性肾炎

疾病简介

慢性肾炎即慢性肾小球肾炎，为病情迁延、病变缓慢进展、最终发展成慢性肾功能衰竭的一组肾小球疾病。临床上以水肿、高血压、蛋白尿、血尿及肾功能损害为基本表现。但由于病理类型及病期不同，疾病表现呈多样化。

必须指出的是，仅有少数慢性肾炎是由急性肾炎发展而来，大多数的慢性肾炎，从一起病即为慢性，与急性肾炎无关。至于慢性肾炎的病因及发病机制，一般认为起始因素仍为免疫介导性炎症。

常见慢性肾炎类型有系膜增生性肾炎（包括IgA肾病和非IgA肾病）、系膜毛细血管性肾炎、膜性肾病及局灶性节段性肾小球硬化等。

慢性肾炎可发生于任何年龄，以青、中年为主，急性居多。多数起病较慢、隐袭。具体可表现为蛋白尿，24小时尿蛋白量在1~3g；血尿，可为肉眼血尿及镜下血尿；水肿，以眼睑及下肢轻至中度凹陷性水肿居多；高血压及肾功能损害。

慢性肾炎应力争在起病初即予识别。同时注意与继发性肾炎如狼疮性肾炎及过敏性紫癜肾炎的区别。血清补体动态观察及肾活检病理检查有助于慢性肾炎的诊断。

药物治疗

慢性肾炎的治疗应以防止或延缓肾功能进行性减退为目的，而不以消除蛋白尿及血尿为目标，一般不主张给予激素及细胞毒药物。有高血压症状时，可给予氢氯噻嗪，25mg，每日3次；卡托普利，25mg，每日3次；β-受体阻滞剂普萘洛尔，10~30mg，每日3次；钙通道阻滞剂硝苯啶，10mg，每日3次；血管扩张药肼酞嗪，25mg，每日3次。

血小板解聚药可延缓肾功能衰退。双嘧达莫，每日300~400mg，阿司匹林，每日40~80mg，口服。

阿司匹林

药物类别 抗血小板聚集药。

其他名称 拜阿司匹灵、伯基、欣动、安尼妥、巴米尔、协美达、介宁。

重大提示 本品可降低其他非甾体抗炎药的生物利用度，与其他非甾体抗炎镇痛药同用疗效并不加强，而胃肠道不良反应（包括溃疡和出血）却增加；此外，由于对血小板聚集的抑制作用加强，可增加其他部位出血的危险。与对乙酰氨基酚长期大量同用有引起肾脏病变包括肾乳头坏死、肾癌或膀胱癌的可能。肾功不全时有加重肾脏毒性的危险。

使用注意 长期大量服用时应定期检查红细胞压积、肝功能及血清水杨酸含量。

对号入座 小剂量主要用于抑制血小板聚集，减少动脉粥样硬化患者的心肌梗死、暂时性脑缺血或脑卒中发生。活动性消化道溃疡病、消化道出血以及其他活动性出血的患者禁用；血友病或血小板减少症患者禁用；对本品或其他非甾体抗炎药过敏或有过敏史者，尤其是出现哮喘、神经血管性水肿或休克患者禁用。

小贴士　较常见的不良反应有恶心、呕吐、上腹部不适或疼痛等胃肠道反应。

特殊人群　孕妇尤其是妊娠最后3个月的妇女及哺乳期妇女慎用。小儿患者慎用，尤其有发热及脱水者，易出现毒性反应。急性发热性疾病，尤其是流感及水痘患儿应用可能发生瑞氏综合征，严重者可致死。老年患者由于肾功能下降，易出现毒性反应，慎用。

医师建议

1.慢性肾炎肾功能不全有氮质血尿时应限制蛋白摄入量（每日每千克体重0.5～0.8g），给予优质蛋白并辅以α-酮酸或肾衰氨基酸治疗。低蛋白及低磷饮食可延缓肾小球硬化。

2.感染、过度劳累、妊娠及应用肾毒性药物均可能损伤肾脏，导致肾功能衰竭，应予以避免。

医师敬告

1.有慢性肾炎症状者应立即到医院进行系统检查，一旦确诊，应及时给予综合治疗。

2.慢性肾炎病情加重时应住院治疗。

（菅向东　高新富）

肾病综合征

疾病简介

肾病综合征是由多种肾小球疾病引起的、以大量蛋白尿（每日大于3.5g）、低白蛋白血症（小于30g/L）、水肿及血脂升高为主要表现的一组临床综合征。可分为原发性和继发性两大类。

引起原发性肾病综合征的肾小球疾病病理类型主要有微小球病变、系膜增生性肾炎、系膜毛细血管性肾炎、膜性肾病及局灶性节段性肾小球硬化。继发性肾病综合征主要继发于过敏性紫癜肾炎、系统性红斑狼疮肾炎、糖尿病肾病、骨髓瘤性肾病、肾淀粉样变性、先天性肾病综合征等。

微小球病变好发于少年儿童，尤其以2～6岁幼儿多见，成人发病率较低，但老年发病又有增高趋势，男性多于女性。几乎所有病例均呈肾病综合征或大量蛋白尿，但不出现肉眼血尿，镜下血尿发生率仅15%～20%。微小球对激素治疗敏感，并可自发缓解，但易复发。

系膜增生性肾炎在我国发病率很高，好发于青少年，男性多于女性。免疫荧光检查可进一步将此型肾炎分为IgA肾病及非IgA肾病。肾病综合征的发生率为非IgA肾病高于IgA肾病，血尿发生率IgA肾病高于非IgA肾病。

系膜毛细血管性肾炎又称膜增生性肾炎。好发于青壮年，男性多于女性。常呈肾病综合征，并伴明显血尿（几乎100%有血尿），病情常持续进展，肾功能不全出现较早。血清补体持续降低对提示本病有重要意义。激素及细胞毒药物治疗无效。

膜性肾病好发于中老年，男性多于女性。约80%病例呈现肾病综合征，约40%病例具有镜下血尿，无肉眼血尿。本病进展缓慢，极易发生血栓栓塞并发症。早期膜性肾病应用激素及细胞毒药物约60%可缓解，晚期疗效较差。

局灶性节段性肾小球硬化好发于青少年，男性多于女性，起病隐匿。肾病综合征为主要表现，发生率高达50%~75%，血尿发生率极高，约75%，并可见肉眼血尿。激素及细胞毒药物疗效多数不佳，但少数轻症病例仍能缓解。

肾病综合征常见并发症有感染、血栓及栓塞性并发症、急性肾功能衰竭、蛋白质及脂肪代谢紊乱。

药物治疗

1.糖皮质激素为治疗本病的主要药物，起始量要足，减撤药要慢，维持用药要久。泼尼松起始量每日40~60mg，或每日每千克体重1mg，共服8~12周，有效病例每2~3周减原量的10%，最小维持量为每日10~15mg，维持半年至1年或更久。

2.环磷酰胺，每日100mg，或每日每千克体重2mg，分1~2次口服，或200mg隔日静脉注射，累积达6~8g后停药。

3.环孢素A，近年来开始用于治疗对激素及细胞毒药物无效的难治性肾病综合征。用量为每日每千克体重5mg，分两次口服，服2~3个月后缓慢减量，共服半年左右。

4.雷公藤多苷，20mg，每日3次。

5.利尿剂氢氯噻嗪，25mg，每日3次；氨苯蝶啶，50mg，每日3次；螺内酯，20mg，每日3次；呋塞米，每日20~120mg，分次口服或静脉注射。

6.血管紧张素转化酶抑制剂卡托普利，从每次6.28mg开始，渐增至每次25mg，每日3次。

卡托普利缓释片

药物类别 抗高血压药。

其他名称 凯宝压苓。

使用方法 缓释片不能嚼碎，要整片吞服。

使用注意 用药期间应随访检查白细胞计数及分类计数，最初3个月每2周检查一次，此后定期检查，有感染迹象时随即检查。尿蛋白检查每月进行一次。

对号入座 ①用于治疗高血压，可单独应用或与其他降压药合用。②用于治疗心力衰竭，可单独应用或与强心利尿药合用。

小贴士 较常见的不良反应有皮疹，可能伴有瘙痒和发热，常发生于治疗4周内，呈斑丘疹或荨麻疹，减量、停药或给抗组胺药后消失，7%~10%伴嗜酸性粒细胞增多或抗核抗体阳性。还可出现心悸、心动过速、胸痛、咳嗽，味觉迟钝等不良反应。若白细胞计数过低，暂停使用后可以恢复。如出现血管神经水肿，应停用，迅速皮下注射1:1000肾上腺素0.3~0.5ml。过量可致低血压，应立即停药，并扩容予以纠正，成人还可用血液透析清除。

特殊人群　能通过胎盘，孕妇吸收ACEI可影响胎儿发育，故孕妇禁用。可排入乳汁，引起婴儿血压过度与持久降低伴少尿与抽搐，故授乳妇女应用必须权衡利弊，或仅用于其他降压治疗无效者。老年人对降压作用较敏感，须酌减剂量。

医师建议

1.注意休息。严重水肿、体腔积液时需卧床休息，直至水肿及体腔积液消失且一般状况好转。

2.严格按食谱进食。优质常量蛋白饮食，即每日每千克体重1.0g富含必需氨基酸的动物蛋白。控制高脂血症，少进食富含饱和脂肪酸的饮食即动物脂肪，多吃富含多聚不饱和脂肪酸的饮食，如芝麻油及豆油等植物油。水肿时应低盐（每日低于3g）。热量必须充分，每日每千克体重不少于30～35kcal。

医师敬告

1.有肾病综合征症状者应立即到医院就诊检查，有条件可进行肾组织活检，以确定病理类型及治疗方案，并按方案正规治疗，不得随意中断或减量。

2.病情严重者及复发患者应住院治疗，有并发症者应积极治疗。

（菅向东　高新富）

肾盂肾炎

疾病简介

肾盂肾炎是尿路感染的一种重要临床类型，是由细菌（极少数为真菌、病毒、原虫等）直接引起的肾盂肾盏和肾实质的感染性炎症。多发于女性，女男比例约为10：1，其中尤以已婚育龄女性、女幼婴和老年妇女患病率高。可分为急性及慢性两期。

肾盂肾炎致病菌以肠道细菌为多，大肠杆菌占60%～80%。铜绿假单胞杆菌、葡萄球菌感染多见于有尿路器械检查史或长期留置尿管者。糖尿病和免疫功能低下者常伴发尿路真菌感染。细菌的感染途径有上行感染、血行感染、淋巴管感染及直接感染。其中上行感染是最常见的感染途径。易感因素有尿流不畅和尿路梗阻、尿路畸形或功能缺陷、机体免疫功能降低及其他因素。

急性肾盂肾炎多起病急骤，常有寒战、高热、全身不适、疲乏无力、食欲减退等全身感染症状。泌尿系统可有尿频、尿急、尿痛等尿路刺激症状，大多伴腰痛或肾区不适，肾区有压痛或叩击痛。腹部上输尿管点、中输尿管点及耻骨上膀胱区有压痛，尿液外观混浊，可有脓尿及血尿。慢性肾盂肾炎病程多在半年以上，临床表现多不典型，常复杂多样，分为复发型、低热型、血尿型、隐匿型和高血压型五型。影像学检查可见肾盂肾盏变形、缩窄，肾外形凹凸不平，两肾大小不等及肾小管功能持续性损害。

肾盂肾炎的常见严重并发症有急性肾盂肾炎、肾周围脓肿和肾乳头坏死等。

实验室检查对于肾盂肾炎的诊断具有重要意义。尿镜检可发现血细胞增多，急性期常布满视野。若有白细胞或脓细胞管型提示病变在上尿路。尿沉渣革兰染色后显微镜下观察可确定是杆菌或球菌，是革兰阳性或阴性菌。中段尿培养对于确定是否真性菌尿亦有重要意义。培养结果若含菌数大于100 000/ml为阳性，小于10 000/ml为污染，二者之间需复查或结合临床做出判断。但是由于球菌繁殖快，含菌数达1000~10 000/ml已有诊断意义。另外血常规检查、肾功能检查、X线及超声检查对本病的诊断均有意义。

💧 药物治疗

1.急性肾盂肾炎：①磺胺甲基异噁唑，1g，每日2次；磺胺异噁唑，1g，每日4次；复方磺胺甲基异噁唑，2片，每日2次。②氧氟沙星，0.2g，每日2次；环丙沙星，0.25g，每日2次。③庆大霉素，0.08~0.12g，每日2次，肌内注射或静脉滴注。④氨苄西林，每日4~6g，静脉注射；卡比西林，1~2g，每日4次肌内注射。⑤头孢唑啉，0.5g，每8小时肌内注射1次；头孢噻肟，2g，每8小时肌内注射1次。抗菌治疗疗程10~14天。

2.慢性肾盂肾炎：常需联合用药，疗程宜适当延长，通常治疗2~4周，若无效或复发，可选用敏感药物分2~4组，轮换应用，每组药用1个疗程，疗程结束停3~5天，共2~4个月。无效或复发者可采取低剂量长期抑菌治疗。可选复方磺胺甲基异噁唑、呋喃妥因、头孢立新、羟氨苄西林、氟哌酸等任一药1次剂量，每晚排尿后、睡前服，并持续6~12个月。

👮 医师建议

1.加强卫生宣教工作，搞好妇幼卫生，多饮水，勤排尿。

2.严格掌握尿路器械检查指征。

3.如发病与性生活有关，可在性生活后立即排尿，并口服一次抗菌药。

✚ 医师敬告

1.急性肾盂肾炎或慢性肾盂肾炎急性发作者应立即到医院诊治。

2.对于肾周围脓肿及肾乳头坏死等严重并发症者应住院治疗。

3.合理使用抗生素。

有机磷杀虫药中毒

📋 疾病简介

有机磷杀虫药通过一定途经进入人体，抑制胆碱酯酶使人体产生一系列中毒症状称有机磷杀虫药中毒。有机磷杀虫药中毒严重者可导致昏迷甚至死亡。

根据毒性大小，有机磷杀虫药分为剧毒类、高毒类、中等毒类和低毒类。剧毒类有甲拌磷（3911）、内吸磷（1059）、对硫磷（1605）等；高毒类有甲基对硫磷、甲胺磷、氧乐果、敌敌畏等；中等毒类有乐果、乙硫磷、敌百虫等；低毒类有马拉硫磷等。

在工农业生产中，有机磷杀虫药中毒主要通过皮肤和呼吸道吸收引起。生活中有机磷中毒主要由于误服、自服或摄入被杀虫药污染的水源或食物而引起。也有因误用有机磷杀虫药治疗皮肤病或驱虫而发生中毒。

有机磷杀虫药进入人体后与胆碱酯酶结合，使其失活，丧失降解乙酰胆碱能力，导致乙酰胆碱积聚，从而引起一系列临床中毒症状，即毒蕈碱样症状、烟碱样症状和中枢神经系统症状。

毒蕈碱样症状出现最早，主要表现为恶心、呕吐、腹痛、多汗、流泪、流涕、流涎、腹泻、尿频、大小便失禁、心跳减慢、瞳孔缩小、支气管痉挛和分泌物增加、咳嗽、气急等，严重者出现肺水肿。

烟碱样症状主要为面、眼睑、舌、四肢及全身肌肉颤动，甚至发生强直性痉挛，而后发生肌力减退和瘫痪。呼吸肌麻痹可引起周围性呼吸衰竭。此外，还有血压增高、心跳加快和心律失常等表现。

中枢神经系统症状主要有头晕、头痛、疲乏、共济失调、烦躁不安、谵妄、抽搐和昏迷等。

急性中毒可分为三级。轻度中毒，有头晕、头痛、恶心、呕吐、多汗、胸闷、视力模糊、无力、瞳孔缩小。中度中毒，除轻度中毒症状外，还有肌纤维颤动，瞳孔明显缩小，轻度呼吸困难，及流涎、腹痛、腹泻、步态蹒跚，但意识清楚。重度中毒，除上述症状外，并出现昏迷、肺水肿、呼吸麻痹、脑水肿等。

急性中毒一般无后遗症，个别患者在急性重度中毒症状消失后2~3周，可发生迟发性神经病，主要累及肢体末端，且可发生下肢瘫痪、四肢肌肉萎缩等神经系统症状。在急性中毒症状缓解后和迟发性神经系统症状发生前（一般在急性中毒后24~96小时）偶有中毒者突然发生死亡，称中间型综合征。死亡前可先有颈、上肢和呼吸肌麻痹，并出现眼睑下垂、眼外展障碍和面瘫等前兆症状。

有机磷杀虫药如敌敌畏、敌百虫、对硫磷、内吸磷接触皮肤后可引起过敏性皮炎，并可出现水疱和脱皮。误入眼中可引起结膜充血及瞳孔缩小。

除了上述症状外，可借助实验室检查进行辅助诊断。全血胆碱酯酶活力是诊断有机磷杀虫药中毒的特异性指标。以正常人血胆碱酯酶活力值作为100%，急性中毒时，胆碱酯酶在70%~50%为轻度中毒、50%~30%为中度中毒，30%以下为重度中毒。

💉 药物治疗

有机磷杀虫药中毒的特异性解毒药为胆碱酯酶复活药，如解磷定、氯磷定等和抗胆碱药阿托品。

1.解磷定：轻度中毒首剂0.4g稀释后缓慢静脉注射，视病情需要，2小时重复一次。中度中毒首剂0.8~1.2g，稀释后缓慢静脉注射，每2小时一次，共3次。重度中毒首剂1.2~1.6g稀释后缓慢静脉注射，半小时后可视病情一次给药0.6~0.8g，以后每小时0.4g静脉滴注，6小时后如病情好转，可停药观察。

2.阿托品：根据病情可每10~30分钟或1~2小时给药一次，直到达阿托品化表现为止。阿托品化即临床出现瞳孔较前扩大、口干、皮肤干燥、颜面潮红、肺湿啰音消失及心率加快症状，即一大，二干，三红，四快，五消失。一旦达到阿托品化即应减少剂量。

医师建议

1.加强防毒宣传。结合工厂、农村、城市居民实际情况，介绍有关有机磷杀虫药中毒的预防和急救知识。

2.加强有机磷杀虫药管理。严格遵守有关有机磷杀虫药的防护和管理制度，加强有机磷杀虫药保管。生产操作遵守规程，容器要标记专用，禁止用来存放食品。喷洒作业时要穿防护服。

3.严格控制有机磷杀虫药使用范围和浓度，不使用国家明令禁止使用的有机磷杀虫药。

4.备好急救药品。在使用现场较近范围内备好阿托品及解磷定等急救药，一有情况及时抢救。

医师敬告

1.有机磷杀虫药中毒起病急，病情变化快，易出现各种并发症，严重者可迅速导致死亡，中度及重度中毒应立即送医院抢救。

2.急性中毒患者应立即脱离现场，脱去污染的衣服，用肥皂水清洗污染的皮肤、毛发和指甲。口服中毒者应立即送医院给予清水洗胃，直至洗清为止，然后再给予硫酸钠导泻。

3.不同的病情，阿托品用量及用法差别很大，用量过小，达不到理想的治疗效果，贻误抢救时机。用量过大，可导致阿托品中毒，具体表现为狂躁不安、神志模糊、瞳孔扩大、抽搐、昏迷和尿潴留等，故抢救治疗过程中需由有经验的医师观察判断。

（菅向东　高新富）

急性一氧化碳中毒

疾病简介

急性一氧化碳中毒即煤气中毒，是常见的生活中毒和职业性中毒。任何含碳物质燃烧不完全，都可产生一氧化碳，吸入过量即可发生急性一氧化碳中毒。

生活中煤气中毒主要发生在使用燃煤火炉、燃气热水器通风不良的室内，冬季发病率高。炼钢、炼焦、烧窑、室内试内燃机车及火车通过隧道时可产生较多的一氧化碳，矿井放炮、瓦斯爆炸及某些化工行业也能产生一氧化碳，如防护不当往往会引起急性中毒。

一氧化碳进入体内可迅速与血液中血红蛋白结合，形成牢固的结合物碳氧血红蛋白，从而使血红蛋白失去携带氧的能力，引起组织缺氧，进而因缺氧而导致脑、心脏等重要脏器的严重损伤。

根据病情，急性一氧化碳中毒可分为轻度中毒、中度中毒和重度中毒。轻度中毒具体表现为剧烈头痛、头晕、四肢无力、恶心、呕吐、嗜睡、意识模糊，血液碳氧血红蛋白浓度不高于10%；中度中毒可表现为昏迷，但对疼痛刺激有反应，瞳孔对光反射和角膜反射迟钝，腱反射减弱，呼吸、血压和脉搏可有改变，血液碳氧血红蛋白浓度高于30%；重度中毒表现为深昏迷状态，各种反射消失，脑水肿伴惊厥、呼吸抑制，以及肺水肿、心肌损害、脑局灶损害、横纹肌溶解症、急性肾功能衰竭等严重并发症。

有些急性一氧化碳中毒者在意识恢复、经过2~60天的假愈期后，仍出现精神意识障碍、震颤麻痹、偏瘫、失语、失明、癫痫等症状，称为迟发性脑病。

药物治疗

急性一氧化碳中毒没有特效解毒药，宜积极进行对症治疗。积极纠正缺氧，有条件者可进入高压氧舱治疗。防治脑水肿，治疗感染，控制高热，防治并发症和后发症。

医师建议

1.改善居住环境及供热设备，宜集中暖气供暖，逐步淘汰煤炉取暖，避免使用不安全的燃气热水器。

2.加强个人防护，有害环境中工作宜穿戴防护衣具，同时安装煤气超标报警装置，严格遵守操作规程。

3.技术革新，改进工艺，引进先进设备，以无毒作业替代有毒作业。

医师敬告

1.不携带防毒面具不得进入高浓度一氧化碳污染区。

2.急性中毒患者应立即脱离有毒环境，移至通风及空气新鲜的地方，同时注意保暖。中度及重度中度患者应立即送医院抢救。

（菅向东　高新富）

铅中毒

疾病简介

铅为重金属，工业上用途广泛，生活中接触机会较多，机体摄入过量的铅可引起铅中毒。

铅矿开采、印刷铸字、船舶修造、蓄电池生产、油漆及釉彩、枪弹制造等从业人员为铅中毒的易发人群。日常生活中用含铅容器贮存食品、饮料以及服用过量含铅药物均可引起铅中毒。

铅吸收进入血液后，分布于软组织如肝、脾、肾、脑等，此后在体内重新分布，有90%~95%的铅贮存于骨骼。吸收进入体内后主要由肾排出，小部分由粪便、唾液、汗液、乳汁等排出。血铅、软组织铅与骨骼铅处于动态平衡状态。

铅在体内易与蛋白质的巯基结合，从而抑制含巯基的酶，特别是与血红素合成有关的酶，如红细胞的 δ-氨基-γ-酮戊酸脱水酶等酶的活性。短时间由消化道或呼吸道摄入大量铅化合物可引起急性中毒。口中有金属味，并出现恶心、呕吐、便秘、腹泻及顽固性腹绞痛。中毒重者还可出现肝病、周围神经病、溶血性贫血及高血压等。儿童可发生中毒性脑病，并出现昏迷、惊厥等症状。

长期接触低浓度铅尘或铅烟引起的职业性中毒多为慢性中毒。具体表现为神经衰弱综合征，可有头痛、头晕、乏力、肢体酸痛症状；消化道反应，表现为口中有金属味，腹部隐痛，少数患者牙龈可见深色铅线。较重的患者可出现铅绞痛、贫血及周围神经病。重度中毒表现为垂足、垂腕及中毒性脑病等。

实验室检查可协助诊断。血铅是近期铅吸收的指标，正常值上限为2.4μmol/L。尿铅可反映铅吸收的情况，正常值上限为0.39μmol/L。诊断性驱铅试验，尿铅正常值上限为1.45μmol/L。尿铅超过3.86μmol/L或4.82μmol/L可确诊为铅中毒。另外，红细胞游离原卟啉、红细胞锌原卟啉也是反映铅吸收的敏感指标。

药物治疗

铅中毒有效解毒药有依地酸二钠钙、二巯基丁二酸或二巯基丁二酸钠。一般用法为依地酸二钠钙1g稀释后静脉滴注，用药3天休息3~4天为1个疗程，可重复用药。二巯基丁二酸，每日1.5g，分3次服用，连用3天停4天为1个疗程。

二巯基丁二酸胶囊

药物类别　重金属、类金属中毒解毒药。

重大提示　葡萄糖-6-磷酸脱氢酶缺乏和镰状细胞性贫血患者本品治疗无效。

使用注意　①治疗时应监测血铅浓度。因治疗后血铅浓度降低，但也见再次接触铅和治疗时，血铅反而升高。此外，经短时治疗后，由于铅从骨中游离并重新分布可引起血铅反跳性升高。所以应反复用药，以保证疗效。②肝病慎用，治疗时每周监测血氨基转移酶。③每周监测全部血细胞计数，发现有中性粒细胞减少时停药。④监测尿铅的排出。

对号入座　用于解救铅、汞、砷、镍、铜等重金属中毒。对铅中毒疗效较好。可用于治疗肝豆状核变性。严重肝功能障碍者禁用。

小贴士　常见不良反应有恶心、呕吐、腹泻、食欲丧失、稀便等胃肠道反应。偶见皮疹、血清氨基转移酶一过性升高和中性粒细胞减少。

特殊人群　妊娠妇女禁用。儿童慎用或适当减少用量。

医师建议

1. 改善生产条件，降低空气中铅浓度。生产设备应做到机械化、自动化。尽量减少与铅尘、铅烟的接触。开展技术革新，利用无毒的物质代替铅。定期监测空气中铅浓度，使其不超过最高容许浓度。

2. 加强工人个体防护和医疗监督。工作时应穿防护服，戴过滤式防铅口罩。不得穿工作服进入食堂、宿舍。便后饭前洗手，不在车间内吸烟进食。定期进行工人健康监护。

3. 避免意外进食过量铅化合物。应用含铅中药时应严格控制剂量，不得过量。

医师敬告

对于确诊铅中毒患者应进行驱铅治疗。铅绞痛者易与其他急腹痛相混淆，鉴别困难，宜到医院观察诊治。急性中毒患者应立即去医院进行救治，以免贻误病情。

（菅向东　高新富）

镇静催眠药中毒

疾病简介

镇静催眠药为中枢神经系统抑制药，具有镇静、催眠作用，是家居常备药。一次服用大剂量可引起急性中毒，长期滥用可引起耐药性和依赖性而导致慢性中毒，突然停药可引起戒断综合征。

常用的镇静催眠药主要是苯二氮䓬类、巴比妥类及非苯二氮䓬类和非苯二氮䓬非巴比妥类。常用的苯二氮䓬类药物有地西泮、氟西泮、氯氮䓬、阿普唑仑、三唑仑等。常用的巴比妥类药物有巴比妥、苯巴比妥、硫喷妥钠等。常用的非苯二氮䓬非巴比妥类药物有水合氯醛、格鲁米特等。

镇静催眠药的作用机制较为复杂，不同类别的镇静催眠药在中枢神经系统分布存在差别，其作用也有所不同。急性苯二氮䓬类药物中毒，中枢神经系统抑制作用较轻，主要症状为嗜睡、头晕、言语含糊、意识模糊、共济失调等，较少出现长时间深度昏迷和呼吸抑制等。急性巴比妥类药物中毒可引起进行性中枢神经系统抑制，由嗜睡到深昏迷，呼吸抑制由浅而慢到呼吸停止。心血管功能由低血压到休克。长期昏迷患者可并发肺炎、肺水肿、脑水肿、肾功能衰竭而危及生命。

长期滥用较大剂量催眠药的患者可发生慢性中毒，表现为意识障碍、轻度躁狂状态、智慧障碍及人格改变，如丧失进取心，对家庭和社会失去责任感。

长期服用大剂量镇静催眠药的患者，突然停药或迅速减少剂量，可产生戒断综合征，主要表现为焦虑、易激动、失眠、头痛、厌食、无力、震颤、恶心、呕吐、肌肉痉挛，严重者可出现癫痫发作，有时出现以幻觉、妄想、定向力丧失，或以高热为特征的谵妄。

此外，血液、尿液及胃液中药物浓度测定对诊断有参考意义。

药物治疗

苯二氮䓬类药物中毒的特效解毒药是氟马西尼。氟马西尼通过竞争性抑制苯二氮䓬受体而阻断苯二氮䓬类药物的中枢神经系统作用。但具体用法用量应由有经验的医师掌握。巴比妥类药物中毒无特效解毒药。

医师建议

1.合理使用镇静催眠药。镇静催眠药宜在有经验的医师指导下使用，切勿自作主张，随意增减剂量和改变用法。

2.妥善存放、保管镇静催眠药。药物宜放在固定、安全的位置，特别是儿童不易取到的地方，避免误服。

3.密切观察病情变化。一旦出现慢性中毒症状或戒断症状，应立即带患者去医院接受治疗。

医师敬告

1.急性镇静催眠药中毒者及可疑中毒者应立即送医院急诊科进行抢救治疗。在维持患者基本生命体征稳定的前提下，采取洗胃、透析等措施清除未被吸收和已被吸收的药物。同时治疗肺炎、皮肤大疱、肾功能衰竭等各种并发症。

2.慢性中毒患者除应逐步缓慢减少药量直至停用镇静催眠药外，应请精神科医师会诊，进行心理治疗。

3.戒断综合征患者，轻症可给予足量镇静催眠药控制症状，待病情稳定后再逐渐减少药量直至停药。重症患者应立即送医院抢救。

（菅向东　高新富）

毒蕈中毒

疾病简介

蕈即蘑菇，为一类高等真菌，具有较高的食用价值，但有些蕈类含有毒素，称为毒蕈，误食极易引起中毒。

全世界已发现的毒蕈有100多种，我国约有80多种。不同的毒蕈所含毒素不同，其致病机制及临床表现不同，预后也有差别。毒蕈中毒的临床表现可分为四种类型，即胃肠炎型、神经精神型、溶血型和中毒性肝炎型。误食毒粉褶菌、毒红菇、虎斑蘑、红网牛肝菌、墨汁鬼伞可引起胃肠症状，表现为剧烈腹泻、腹痛，但经适当对症治疗后可迅速控制症状，死亡率较低。误食毒蝇伞、豹斑毒伞除引起胃肠症状外还可引起多汗、流涎、流泪、瞳孔缩小等副交感神经兴奋症状，严重者出现谵妄、幻觉、呼吸抑制等，个别患者可因此而死亡。误食鳞灰伞菌、臭黄菇、牛肝蕈等还可引起精神症状。误食鹿花蕈可引起溶血表现。误食毒伞、白毒伞、鳞柄毒伞可导致肝细胞迅速坏死，从而引起中毒性肝炎。此类中毒病情凶险，如不积极救治常导致死亡。

药物治疗

1.抗胆碱药阿托品。主要用于含有毒蕈碱的毒蕈中毒。病情不同，用量差别较大，应根据病情由有经验的医师指导使用。

2.巯基解毒药，对于中毒性肝炎型毒蕈中毒具有一定疗效。用法：5%二巯基丙磺酸钠5ml肌内注射，每6小时1次。根据病情调整，5~7天为1个疗程。二巯基丁二酸钠0.5~1g稀释后静脉注射，每6小时1次。根据病情调整，5~7天为1个疗程。

3.肾上腺皮质激素。用于溶血型毒蕈中毒及其他重症毒蕈中毒，特别是有中毒性心肌炎、中毒性脑炎、严重的肝损害及有出血倾向者。

医师建议

1.野外采摘的蘑菇须由有经验的人鉴别无毒后食用，不熟悉的不食用。

2.加强宣传教育，提高对毒蕈的鉴别能力。可采用挂图、录像、幻灯片等方式或电视、微信等媒介对接触蘑菇较多的地区进行宣传。

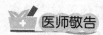 **医师敬告**

1.对于疑诊毒蕈中毒患者应就近立即送医院进行救治，并尽可能地携带蘑菇样本，以便尽快确定中毒类型。

2.不食用毒蕈，鉴别不清的蘑菇不食用。

3.抢救应在有经验的医师指导下常规给予催吐、洗胃、导泻、输液、利尿治疗。

4.及时使用解毒药。

5.对于中毒性肝炎型毒蕈中毒患者在肝功能完全恢复正常后方可出院。

（菅向东　高新富）

毒蛇咬伤中毒

 疾病简介

世界上毒蛇有数百种，我国至少有几十种，常见毒蛇主要有眼镜蛇、眼镜王蛇、金环蛇、银环蛇、蝰蛇、蝮蛇、竹叶青、铬铁头、尖吻蝮蛇及海蛇等。全世界每年被毒蛇咬伤致死者有20 000~25 000人，以东南亚国家为多。我国南方各地均有发病，江北以蝮蛇多见，东南沿海有海蛇。被毒蛇咬伤机会较多的人为农民、渔民、野外工作者和从事毒蛇研究人员，近年来经营蛇餐的饭店逐渐增多，厨师也有被咬伤的报道。咬伤部位以手、臂、足、腿为常见。多发生于夏秋季节。

毒蛇口中有毒牙，与毒腺相通，当毒蛇咬人时，毒腺收缩，蛇毒通过毒牙注入人体组织。蛇毒成分复杂，不同毒蛇其蛇毒也有差别。一般说来，眼镜蛇科的蛇毒以神经毒为主，蝰蛇和蝮亚蛇科的蛇毒以心脏毒和凝血障碍为主，而海蛇科的蛇毒则以肌毒为主。根据蛇毒的主要毒性作用，毒蛇咬伤的临床表现可分为神经毒表现、心脏毒和凝血障碍毒表现及肌毒表现。神经毒的主要症状有全身不适、四肢无力、头晕、眼花、胸闷、呼吸困难、恶心和晕厥，以及有眼睑下垂、视力模糊、斜视、语言障碍、咽下困难、流涎、眼球固定及瞳孔扩大等。严重者导致中枢性或周围性呼吸麻痹。心脏毒和凝血障碍毒主要表现为局部红肿、疼痛、水疱、出血和坏死、恶心、呕吐、口干、出汗、发热、出血倾向、溶血、心律失常、循环衰竭等。肌毒的主要表现为肌肉疼痛、僵硬、进行性肌无力、眼睑下垂、牙关紧闭、横纹肌溶解、血钾升高，肌球蛋白堵塞肾小管可引起少尿、无尿，导致急性肾功能衰竭。许多毒蛇兼有以上三种临床表现，鉴别较为困难。

被蛇咬伤后，首先要鉴别毒蛇和非毒蛇咬伤，如能捕捉到咬人的蛇则最好。其次是根据牙痕及临床表现鉴别。利用单价特异性抗蛇毒素可协助诊断。

药物治疗

抗蛇毒素血清疗效肯定，一旦被毒蛇咬伤应尽快使用。单价特异抗蛇毒素效果最好，但用前应做过敏试验，若为阳性按常规脱敏后静脉注射。过敏反应为其主要不良反应，常见的有皮肤瘙痒、荨麻疹、恶心呕吐、发热、心率加快、血压下降、气管痉挛，严重者出现过敏性休克。

中成药对治疗毒蛇咬伤具有独特作用。广东蛇药、南通蛇药、上海蛇药等对当地毒蛇咬伤均有较好的疗效。

医师建议

1.加强个人防护。有较多被蛇咬伤机会的人，应穿戴防护衣鞋。野外工作者要携带专门防蛇器具。

2.加强宣传教育。多蛇地区应普及蛇咬伤防治知识，做到人人了解毒蛇习性及防治措施。

3.改善住宅周围环境。清除乱石杂草，使蛇无藏身之处，有计划地开展驱蛇活动。

医师敬告

1.被蛇咬伤后如不能排除毒蛇咬伤，应先按毒蛇咬伤观察及处理。

2.被毒蛇咬伤后应尽快送医院救治。最好靠车辆运送，搬运过程中患者应限制活动，并给予局部绷扎、清创等处理，防止蛇毒扩散。

3.密切观察患者血压、心率、呼吸、神志变化，最好能入重症监护病房观察监护。

4.积极治疗各种并发症，抢救应在当地水平较高的综合医院进行，并要求有中毒专家指导。

（管向东　高新富）

中　暑

疾病简介

中暑是由高温环境所引起的、以体温调节中枢功能障碍、汗腺功能衰竭和水电解质丢失过多为特点的疾病。

环境高温是致病的主要诱因。烈日下暴晒、室内温度或工作环境温度过高，如无特殊防暑降温措施，均可引起中暑。此外，年老、过劳、肥胖、饮酒、饥饿、脱水、发热、甲状腺功能亢进、糖尿病、心脏病、遗传性疾病、药物等多种因素均可成为中暑的诱因。

正常人的体温一般恒定在37℃左右。在下丘脑体温调节中枢控制下，机体产热与散热平衡。高温环境可引起一系列病理生理反应，最终导致产热过多而散热减少，从而引起中暑。

根据发病机制及临床表现中暑可分为热射病、热痉挛和热衰竭。热射病也称中暑高热，具有高热、无汗和昏迷等特征，可先有乏力、头晕、头痛、恶心、多汗症状，随即体温突然升高，达40℃以上，并出现嗜睡、谵妄及昏迷。晚期可出现休克、心力衰竭、肺水肿、脑水肿、肝肾功能衰竭及DIC（弥散性血管内凝血）等。头部直接受太阳辐射引起的热射病称日射病。热痉挛指在高温下进行强体力劳动，大量出汗后突然出现呈对称性肌肉痉挛，以腓肠肌较重，严重者可引起横纹肌溶解症。热衰竭患者常无过量热蓄积，故无高热表现，可有头痛、头晕、多汗、恶心、呕吐，继而口渴、疲乏、多汗、脉搏细弱、血压下降，严重者可出现循环衰竭。临床上，热射病、热痉挛和热衰竭三种表现可同时存在，难以截然分开。

药物治疗

氯丙嗪，25～50mg加入500ml液体中静脉点滴能调节体温中枢功能，降低代谢，抑制机体产热；扩张血管，松弛肌肉，降低氧消耗，并可协助物理降温，避免寒战。

医师建议

1.加强防暑的卫生宣教工作。讲解中暑症状及防治措施，遵循预防为主的原则。

2.改善作业环境，加强防护措施。包括隔离热源，增加通风，改善劳动条件，降低环境温度，调整作息时间，饮用防暑饮料。

医师敬告

1.发现中暑者应立即转移至阴凉通风处，给予物理降温、药物降温、补液及对症治疗。最好能到附近医院救治。

2.对出现昏迷、循环衰竭、休克等严重并发症者，应立即送医院抢救。如有条件可转至重症监护观察病房救治，密切观察患者生命体征变化。

3.热射病病情危急，死亡率高达5%～30%，应积极救治。

（管向东　高新富）

电击与雷击

疾病简介

电击即触电。一定量的电流或电能量通过人体引起组织损伤和功能障碍，重者发生心搏骤停和呼吸停止，高电压还可引起电热灼伤。雷击是指雷雨时被闪电击中，为一种特殊形式的电击，性质与电击相似，属于高电压损伤范畴。

人体直接触及电源，即可引起电损伤。40V的电压即有电损伤的危险，超过1000V的电压称高电压。引起电损伤的原因主要有违章作业、不合理或不安全用电、意外事故、雷雨时没有安全防范措施等。人体为电导体，接触电流时就会成为电路的一部分。电流可阻断中枢神经系统神经传导，引起呼吸停止。电能可在人体局部转化为热能，导致局部组织温度升高，引起灼伤。闪电在一瞬间温度极高，可使组织迅速"炭化"坏死。交流电频率为50～60Hz时易引起心室颤动。另外，交流电有持续抽搐作用，能牵引触电者，故交流电的危害性较直流电更大。

电击伤的主要临床表现为头晕、心悸、四肢无力、惊慌呆滞、面色苍白、肌肉收缩。严重者可出现昏迷、心室颤动、心跳骤停、呼吸停止等。电热灼伤在电流通过的入口处较为严重，肢体软组织被灼伤后，其周围组织常缺血和坏死，并出现肌球蛋白尿而发生急性肾功能衰竭。闪电损伤的特点是呼吸心跳骤停及急性心肌损害，皮肤和血管收缩呈网状图案。电损伤的主要并发症有心律失常、高钾血症、肢体坏死、周围神经病、瘫痪、关节脱位、骨折、急性肾功能衰竭等。

药物治疗

电击伤的药物治疗以抗心律失常药为主，但应在有经验的医师指导下应用。

盐酸美西律胶囊

药物类别 抗心律失常药。

重大提示 美西律可引起严重心律失常，多发生于恶性心律失常患者。

使用注意 用药期间注意随访检查血压、心电图，监测其血浓度。

对号入座 主要用于慢性室性心律失常，如室性早搏、室性心动过速。心源性休克和有Ⅱ或Ⅲ度房室传导阻滞、病窦综合征者禁用。

小贴士 有20%～30%的患者口服发生不良反应。①胃肠反应：最常见。包括恶心、呕吐等，有肝功能异常的报道。②神经反应：也较常见。包括头晕、震颤、共济失调、眼球震颤、嗜睡、昏迷及惊厥、复视、视物模糊、精神失常、失眠。③心血管反应：窦性心动过缓及窦性停搏一般较少发生。偶见胸痛，促心律失常作用如室性心动过速，低血压及心力衰竭加剧。④过敏反应。⑤极个别有白细胞及血小板减少。

特殊人群 哺乳期妇女禁用。老年人用药需监测肝功能。

医师建议

1. 普及安全用电知识，进行宣传教育，组织观看图片、科教片等，使家喻户晓。
2. 不在电线上挂衣物，不随意接线，严格遵守用电操作规程。
3. 雷雨时不在空旷的田野行走，不在大树下避雨。高大建筑物要装避雷设施。

医师敬告

1. 一旦发生触电，应迅速切断电源或用绝缘物使患者脱离电源。
2. 电击伤者应立即送附近医院救治。
3. 心肺复苏应马上进行，有条件者应入重症监护病房抢救。
4. 心脏持续监护，合理应用抗心律失常药物。
5. 有时需要进行筋膜松解术或截肢手术。

（管向东　高新富）

冻 僵

疾病简介

冻僵指寒冷环境引起体温过低而发生的以神经系统和心血管系统损害为主的严重的全身性疾病。寒冷环境是致病的主要原因，饥饿、疲劳、醉酒是本病的诱因。持续寒冷刺激可引起一系列病理生理变化。当超过人体代偿能力后，体温可下降到35℃以下，称低温。

寒冷初期患者出现头痛、四肢肌肉关节僵硬、皮肤苍白冰冷、心率加快、血压升高。体温低于33℃时，出现嗜睡、记忆力丧失、心跳和呼吸减慢、感觉和反应迟钝。体温低于26℃时可出现昏迷、血压下降、心律失常，甚至发生心室颤动。低温可致横纹肌溶解、肾功能衰竭、胃出血、血栓形成、组织坏死等。

 药物治疗

本病没有特殊治疗药物，主要是营养支持及对症治疗。

医师建议

1.避免在寒冷环境下长时间停留，加强保暖及御寒措施。

2.加强宣传教育。向寒冷低温环境下工作的人员讲解冻僵基本知识与预防措施。

医师敬告

1.应迅速将患者移至温暖的地方。

2.尽快进行复温，并将冻僵患者迅速送至附近医院救治。

3.复温过程中最好能行动态心电监护，对于心律失常患者应及时治疗，室颤者应立即进行除颤。心肺复苏应由有经验的内科、急诊科或重症监护病房医师执行。

（菅向东 高新富）

淹 溺

 疾病简介

淹溺又称溺水，即人淹没于水中，水充满呼吸道和肺泡引起窒息；吸收到血液循环中的水引起血液渗透压改变、电解质紊乱及组织损害，最后造成呼吸和心跳停止。导致溺水的主要原因有游泳、意外坠水、翻船事故、洪水暴发等。

淹溺可分为淡水淹溺和海水淹溺两种。江、河、湖、泊、池中的水一般属于低渗，统称淡水，水进入呼吸道及肺泡影响气体交换，可引起全身严重缺氧。淡水进入血液循环，可稀释血液，导致低渗血症、溶血、高钾血症、肾功能衰竭等。海水即咸水，对呼吸道和肺泡有化学刺激作用，可引起肺水肿、低血容积和血液中电解质浓度升高。高钙血症可致心律失常甚至心搏骤停，高镁血症可抑制中枢神经和周围神经，降低血压。

淹溺患者常表现为昏迷、皮肤黏膜苍白、发绀、四肢厥冷、呼吸和心跳微弱或停止。体检可见口鼻充满泡沫或污泥、腹部隆起。严重者可出现脑水肿、ARDS（急性呼吸窘迫综合征）、DIC（弥漫性血管内凝血）、急性肾功能衰竭等并发症，肺部感染常见。

根据病史及典型表现，诊断淹溺并不难，实验室检查可发现低氧血症、酸中毒、电解质紊乱等。重度患者胸片可示弥漫性肺水肿。

 药物治疗

本病治疗上没有特效药物，主要是心肺复苏、纠正电解质紊乱。

医师建议

1.游泳时应加强安全措施，最好由专门救护人员陪同，不到不熟悉的水域游泳。

2.加强宣传教育，对游泳者讲解淹溺的预防方法及自救措施。

医师敬告

1.应将淹溺者尽快送至附近医院救治。

2.立即清除口鼻中的污泥、杂草，保持呼吸道通畅。呼吸停止者立即进行人工呼吸，心跳停止者进行胸外心脏按压。

3.将溺水者腹部置于抢救者屈膝的大腿上，头部向下，按压背部迫使呼吸道和胃内积水流出。

4.有条件者送至重症监护病房抢救。

（菅向东　高新富）

狂犬病

疾病简介

狂犬病又名恐水症，是由病毒所致的急性传染病，多见于狗、猫、狼等肉食动物。人因被病兽咬伤而感染，其临床特征为脑脊髓炎，主要表现为兴奋、恐水、咽肌痉挛、进行性瘫痪等。

狂犬病见于世界各地，但在很多大城市中已完全绝迹，仅在农村、边远地区有病例发生。狂犬病病毒为其病原体，主要传染源为病犬，其次为病猫和病狼。吸血蝙蝠唾液也可携带狂犬病病毒。病毒通过咬伤而自皮肤破损处侵入体内，人群对狂犬病病毒有普遍易感性。

狂犬病典型临床经过可分为前驱期、兴奋期、瘫痪期。前驱期持续2~4天，主要症状有低热、头痛、倦怠、恶心、烦躁、恐惧不安，继续而对声、光、风等刺激敏感而有喉部发紧感觉。局部皮肤可有麻木、痒、痛等异常感觉。兴奋期为1~3天，突出表现为极度恐怖、怕风、发作性咽肌痉挛、呼吸困难等。瘫痪期持续6~18小时，患者渐趋安静，痉挛发作停止而出现各种瘫痪。患者死前可进入昏迷状态，多因呼吸和循环衰竭而死。

药物治疗

本病以对症支持治疗为主。巴比妥类或苯二氮䓬类镇静催眠药可解除患者高度兴奋状态。心动过速者可给予β-受体阻滞剂。免疫血清宜及早同时应用。

医师建议

1.管理传染源。捕杀狂犬、狂猫，管理好家犬，定期按时给予预防接种。咬过人的家犬、家猫应设法捕获并隔离观察10天。病死动物应焚毁或深埋。

2.预防接种。对于有可能接触狂犬病病毒者定期进行疫苗接种，可防止狂犬病的发生。

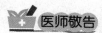 医师敬告

1.对被狼、狐等野兽及狗、猫等动物咬伤者，应常规注射狂犬疫苗。

2.对于可疑的狂犬病患者应立即送至传染病院隔离救治。

3.避免人体被患者唾液污染。

（菅向东　高新富）

第二章 外 科

擦 伤

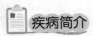 **疾病简介**

擦伤，指皮肤受外力摩擦而引起的皮肤浅层损伤。

正常皮肤分为表皮和真皮两层，对于机械性、化学性及生物性刺激有保护作用。当皮肤与钝器相碰撞或摩擦时，会发生皮肤损伤、皮肤破损、疼痛、创口红肿，较重时可有渗液或出血，以及皮下淤斑。

 治疗

对于面积较小、深度较浅的擦伤，可用碘伏或1‰新洁尔灭消毒后，使创面暴露并保持干燥，结痂后自行愈合；也可用无菌敷料包扎。不要接触水，以防创口感染。如无感染发生，轻度擦伤1周左右可愈合。

碘伏

药物类别 医用消毒剂。

使用注意 对黏膜有明显刺激作用。少数人有过敏反应。

小贴士 误服或碘过敏者要及时去医院就诊。

医师建议

受伤部位应避免活动，如创面干燥、渗出少可以不换药。

医师敬告

如擦伤面积大、渗出多，或有其他复合伤，应到医院就诊。

冻 伤

疾病简介

暴露在外面的手、脚、耳等，如长期处于寒冷环境中，容易引起冻伤。

冻伤轻者局部红肿、瘙痒，有灼热感，数日后能自愈。冻伤严重者，局部有水疱，皮肤或皮下组织溃烂，不易愈合。

治疗

易冻伤部位如手、脚、耳等应注意保暖。已发生水疱的冻伤，可用消毒的针刺破水疱，放出渗液，外涂冻疮膏。

冻疮膏
使用注意 涂擦时轻轻按摩患处，如患部已严重破裂、流水，则只需表层涂抹即可。
使用禁忌 只能外用，不能口服。

医师建议

平时应注意锻炼身体，增强御寒能力，暴露部位应注意保暖。

医师敬告

严重冻伤或发生溃烂者，应到医院就诊，以防溃疡加剧或感染发生。

烧 伤

疾病简介

烧伤是指由火焰引起的皮肤等组织的损伤。由热液造成的皮肤损伤，习惯上称为烫伤，也属于烧伤。

临床上，烧伤分为Ⅰ度、浅Ⅱ度、深Ⅱ度、Ⅲ度四种。

Ⅰ度：伤区轻度红、肿、热、痛，创面干燥无水疱。

浅Ⅱ度：局部出现水疱，水疱大、壁薄，创面基底潮红，患者剧痛，局部温度高。

深Ⅱ度：水疱小、壁厚，创面基底白中透红，水肿明显，疼痛，局部温度低。

Ⅲ度：创面苍白或焦黄炭化，无水疱，不痛，创面可见粗大栓塞的皮下静脉网，局部发凉。

根据烧伤的面积和深度，烧伤分为轻、中、重、特重度烧伤四种。轻度烧伤指烧伤面积在10%以内的Ⅱ度烧伤，可以在家治疗。对于中、重、特重度烧伤，因易引起休克、急性肾功能衰竭、严重感染等并发症，甚至死亡，故必须到设有烧伤科的医院及时治疗。

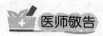 **治疗**

轻度烧伤，患者剧痛时，可口服止痛药或肌注杜冷丁50~100mg，用0.5%碘伏清洗创面3遍，抽净或放出水疱内的液体，创面涂紫草油、紫花烧伤膏等，外用油纱、纱布10~12层包扎，一般10~14天治愈。对于小面积、深Ⅱ度或Ⅲ度烧伤，清创后创面直接涂10%SD-Ag（磺胺嘧啶银）糊，用烤灯烤干。所有烧伤患者，均应肌注破伤风抗毒素，过敏者可脱敏注射。

磺胺嘧啶银乳膏

药物类别 外科用药及消杀用药。

重大提示 本品可部分吸收，磺胺药过敏者应注意过敏反应，艾滋病和老年患者慎用。应用本品期间多喝水，增加尿量，防止结晶尿。

使用禁忌 ①与避孕药（雌激素类）长时间合用可导致避孕的可靠性降低，并增加经期外出血风险。②与本品合用，口服抗凝药、口服降血糖药、甲氨蝶呤、苯妥英钠和硫喷妥钠需调整剂量，因本品可取代这些药物的蛋白结合部位，或抑制其代谢，使作用时间延长或毒性发生。③接受本品治疗者维生素K的需要量增加。

使用注意 全血象检查，对接受较长疗程治疗的患者尤为重要。治疗中定期尿液检查以发现长疗程或高剂量治疗时可能发生的结晶尿。肝、肾功能检查。

对号入座 对磺胺类药物过敏者、孕妇、哺乳期妇女、小于2个月以下婴儿及肝、肾功能不良者禁用。

小贴士 局部有轻微刺激性，偶可发生短暂性疼痛。本品自局部吸收后可发生各种不良反应，与磺胺药全身应用时相同，包括：①过敏反应，较为常见，可表现为药疹，严重者可发生渗出性多形红斑、剥脱性皮炎和大疱表皮松解萎缩性皮炎等；也可表现为光敏反应、药物热、关节及肌肉疼痛、发热等血清病样反应。②中性粒细胞减少或缺乏症、血小板减少症及再生障碍性贫血。患者可表现为咽痛、发热、苍白和出血倾向。③溶血性贫血及血红蛋白尿。葡萄糖-6-磷酸脱氢酶缺乏患者更容易发生，新生儿和小儿较成人多见。④高胆红素血症和新生儿核黄疸。由于磺胺药与胆红素竞争蛋白结合部位，可致游离胆红素增高。新生儿肝功能不完善，故较易发生高胆红素血症和新生儿黄疸，偶可发生核黄疸。⑤肝脏损害。可发生黄疸、肝功能减退，严重者可发生急性肝坏死。⑥肾脏损害。可发生结晶尿、血尿和管型尿。偶有患者发生间质性肾炎或肾管坏死的严重不良反应。⑦恶心、呕吐、胃纳减退、腹泻、头痛、乏力等。一般症状轻微，不影响继续用药。偶有患者发生艰难梭菌肠炎，此时需停药。⑧甲状腺肿大及功能减退偶有发生。⑨偶可发生中枢神经系统毒性反应，表现为精神错乱、定向力障碍、幻觉、欣快感或抑郁感。一旦出现需立即停药。

特殊人群 哺乳期妇女不宜应用。新生儿及2个月以下婴儿禁用。老年患者更易发生磺胺药严重不良反应，如严重皮疹、骨髓抑制和血小板减少等，应避免使用，确需应用时应权衡利弊。

紫花烧伤膏

药物类别 外科水火烫伤类非处方药。

重大提示 为外用药，禁止内服。孕妇慎用。烧烫伤面积较大应去医院就诊。烫伤局部一定要注意清洁干净，在清洁环境下采用暴露疗法。使用时应注意全身情况，如有恶寒发热等症状时，应及时去医院就诊。用药后局部出现皮疹等过敏表现者应停用。用药2~3天症状无缓解或创面有脓苔者应去医院就诊。对本品过敏者禁用，过敏体质者慎用。药品性状发生改变时禁止使用。儿童必须在成人的监护下使用。应放在儿童不能接触的地方。如正在服用其他药品，使用本品前请咨询医师或药师。

使用注意 采用湿润暴露疗法，将药膏均匀涂敷于疮面。

医师建议

烧伤的严重程度不同，治疗也不同。轻度烧伤，单纯处理创面即可。中、重、特重度烧伤，应在医师的指导下积极抗休克、抗感染治疗，休克平稳过渡后，再考虑行切削痂植皮术。

不论是火焰烧伤，还是热液烫伤，受伤后，不必着急脱衣服，而应用冷水迅速浇注受伤部位，使其局部快速降温，以免余热进一步烧伤，然后剪开衣服。烫伤的水疱，不要自己剪除，不要自己乱涂药，以免感染，或加深创面。

医师敬告

许多人认为烧伤仅是皮肤破皮，没有什么了不起的，对治疗不重视，甚至自作主张涂所谓的祖传秘方，常常创面严重感染后才转到烧伤科治疗，以致延误治疗，既增加患者的痛苦，又加重患者的经济负担。实际上，烧伤的救治很复杂，常危及生命，花费也很大。一旦烧伤，务必到有烧伤科的医院接受正规治疗。

急性乳腺炎

疾病简介

急性乳腺炎指乳房急性化脓性感染，多发生于产后哺乳的产妇，初产妇更为多见，发病多在产后3~4周。

病因除产后全身抗感染能力下降外，尚有以下两方面原因：①乳汁淤积。多由乳头发育不良，乳汁不能完全排空及乳管不通所致。②细菌入侵。乳头破损后，细菌进入，致病菌以金黄色葡萄球菌为主。

最初乳房肿胀疼痛，患处出现有压痛的肿块，表面皮肤红热，可有发热等全身表现。炎症加重时，疼痛呈波动性。炎块常在数日内软化形成脓肿，表浅脓肿可自行破溃。感染严重者，可并发败血症。

治疗

形成脓肿前，除给广谱抗生素如青霉素治疗外，应暂停哺乳。同时借助吸乳器排出乳汁，局部可作热敷，促进炎症消散。形成脓肿后，应切开引流。

医师建议

关键在于避免乳汁淤积，同时防止乳头损伤，并保持清洁，妊娠期应经常用温水、肥皂洗净两侧乳头，如乳头内陷，应经常提挤矫正，每次哺乳应将乳汁吸空。

医师敬告

如全身高热，并有脓肿形成，应到医院就诊，实施全身抗生素治疗或手术引流治疗。

乳房肿块

疾病简介

　　乳房组织上出现的包块都可称为乳房肿块。乳房肿块仅是一个症状上的描述，常见的有增生、良性肿瘤、恶性肿瘤以及结核，发生原因各有不同。

　　乳房肿块多为洗澡时发现乳房组织上的包块、增生或肿瘤性包块，多无疼痛，乳房结核则疼痛明显。

治疗

　　女性一旦出现乳房包块，应及时到医院就诊，明确诊断后进行相应治疗，而不应存侥幸心理，自行观察并希望能自行消退。

医师建议

　　女性应经常自我检查有无乳房肿块，正确的方法为：四指伸直并拢，用手指掌面按顺序轻扣乳房外下、内下、内上、外上及中央各区，不要用手指抓捏乳房组织，否则会将抓捏到的乳腺组织误认为肿块。

医师敬告

　　中年女性一旦发现乳房包块，应找专业医师排除恶性肿瘤可能，以防误诊、误治。

乳腺增生

疾病简介

　　乳腺增生是乳腺间质的良性增生，是妇女多发病之一，常见于25~40岁。

　　乳腺增生与月经周期有密切的关系。一般认为其发生与卵巢功能失调有关。

　　乳腺增生的突出表现是乳房肿痛和乳房肿块。肿痛的程度不一，轻者一般不为患者介意，重者影响工作和生活。肿痛具有周期性，常发生或加重于月经前期，肿块常为多发性，可见于一侧，也可见于两侧，肿块呈结节状，质韧而不硬，肿块在月经后可能有所缩小。腋窝淋巴结不肿大。有病程长、发病慢的特点。

药物治疗

　　患者应到医院，明确诊断，再口服药物治疗，如乳节平，口服，每日3次，每次3片。

医师敬告

　　对疑为肿瘤的乳腺增生，应到医院找专业医师，明确诊断，以免误诊、误治。

乳头溢液

疾病简介

乳头溢液指非哺乳期妇女乳头有液体流出。原因多为乳管内乳头状瘤，少数见于乳管内瘤，多为血性溢液。

棕褐色溢液提示血液曾被阻于乳管内未能及时排出，多见于有乳管阻塞的乳管内乳头状瘤，或因上皮增生而有乳头状体形成的乳腺囊性增生病。黄色或黄绿色的溢液常是乳腺囊性增生的表现，偶见于乳癌。浆液性无色溢液多发于正常月经早期妇女，或囊性增生病。此外，服用雌激素、氯丙嗪或避孕药可致乳头溢液，此类溢液多为双侧性，为无色溢液或乳汁样，月经前增多，停药后停止。

如为双侧乳头溢液，则可能是生理性或全身性病变，如新生儿出生时从母体血中带来的雌激素水平较高，出生后1~2周内可以有少量的乳汁分泌；成年人由于下丘脑垂体病变导致的溢乳 - 闭经综合征等。

如为单侧乳头溢液，则可能是病理性改变，并多为局部病变，如乳腺导管良性病变及乳腺癌等。

如为多孔溢液，可见于生理性的，亦可见于病变范围较大者，如乳腺导管扩张综合征、乳腺增生病等。

如为单孔溢液，可见于某一支导管的病变如导管内乳头状瘤、导管内乳头状癌等。如溢液为自行溢出，则说明导管内积存的液体较多，并仍在不断分泌，以范围较大的病理性溢液可能性大。

如果溢液为挤压而出，则说明导管内积存的液体较少，而挤压某部位后溢液常可提示该部位可能为病变所在。

治疗

有乳头溢液者应到医院就诊，以明确诊断，对症治疗。

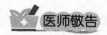

医师敬告

如果出现乳头溢液，无论是何种方式、何种性状的溢液，均应引起重视，因为非哺乳期的乳头溢液绝大多数是各种乳房疾病的表现。应特别说明的是，如果男性患者发生乳头溢液，则乳房恶性肿瘤的可能性更大，更不可轻视。

肠绞痛

疾病简介

肠绞痛是指阵发性的肠痉挛引起的绞痛，原因很多，可由肠道急性炎症、肠梗阻或肠道膜缺血性改变引起。

肠绞痛多为脐周围疼痛，为阵发型痉挛疼痛，如为急性肠炎则有不洁饮食史，小儿则可由蛔虫梗阻肠腔引发疼痛，成年人肠梗阻多为肿瘤所致。

药物治疗

可采取热敷等措施，或口服普鲁本辛、颠茄合剂等胃肠解痉药，以缓解痉挛性肠绞痛。但不应经常服用止痛药，以免掩盖病情，贻误治疗。

溴丙胺太林

药物类别　解痉药。

其他名称　普鲁本辛。

重大提示　应用本品有掩盖病情的可能，对疾病的诊断治疗造成影响，产生严重后果。本品服用过量，达到中毒剂量时可引起呼吸麻痹。

使用方法　食物可妨碍本品吸收，因此最好在饭前0.5~1小时服用。

小贴士　本品可引起口干、视力模糊、皮肤潮红等，治疗剂量可自行消失。

医师敬告

肠绞痛经热敷等不能缓解，并持续加重，应到医院就诊，以便明确诊断，对症处理。

阑尾炎

疾病简介

阑尾炎是指阑尾由于管腔阻塞或细菌侵入等原因导致的急性炎症。

主要症状包括腹痛，多起于脐周或上腹部，呈阵发性，数小时候后腹痛转移并固定于右下腹，持续性加重。还有恶心、呕吐，全身可有发热、乏力等。

药物治疗

如有上述症状，可疑为急性阑尾炎，应到医院就诊。如诊断明确，应早期行手术切除阑尾。

医师建议

早期手术治疗，病死率很低。通常在术后2~3天患者即可离开医院，病情恢复迅速而完全。

医师敬告

如延误治疗，易致阑尾穿孔，并发腹膜炎等严重并发症，预后较差。阑尾穿孔常引起死亡，使用抗生素可大大降低死亡率，但可能需要反复多次的手术和较长期的恢复过程。

胃穿孔

疾病简介

胃穿孔是胃溃疡的严重并发症，是溃疡向深部侵蚀、穿破浆膜的结果。

急性穿孔后有强烈刺激性的胃液及食物流入腹腔，刺激腹膜引起化学性腹膜炎。由于病原菌生长，6~8小时后转变为细菌性腹膜炎。病原菌以大肠杆菌为多见。

患者多有较长的胃溃疡病史，穿孔前常自觉溃疡症状加重，并有暴食、进刺激性食物、情绪激动、过度疲劳等诱因。

主要症状为突然发生的腹痛，非常强烈，呈刀割样，从上腹开始，很快扩散到全腹，疼痛难以忍受，常出现面色苍白、出冷汗、肢体发冷等休克症状，与以往的胃痛性质和持续时间不一样，可有发热等全身表现，严重者可发生脓毒血症。

结合以往胃溃疡病史及疼痛性质可初步诊断。

药物治疗

一旦发病，应及时到医院治疗。无腹膜炎发生的小穿孔，可采用保守疗法，禁食，放置鼻胃管抽吸胃内容物，输液补充水与电解质，或应用抗菌药物预防腹腔继发感染。饱餐后穿孔、顽固性溃疡穿孔，或伴有幽门梗阻、大出血，恶性并发症常有弥漫性腹膜炎，需在6~12小时内进行急诊手术。慢性穿孔，进展较缓慢，穿孔至毗邻脏器可引起粘连和瘘管，亦常需外科手术治疗。

注射用奥美拉唑钠

药物类别 胃酸分泌抑制剂。

重大提示 本品抑制胃酸分泌的作用强，时间长，故不宜同时再服用其他抗酸剂或抑酸剂。为防止过度抑酸，一般消化性溃疡不建议大剂量长期应用。因本品能显著升高胃内pH，可影响许多药物的吸收。

使用方法 肾功能受损者不须调整剂量；肝功能受损者需酌情减量。溶解后必须在2小时内使用，推注时间不少于20分钟。

使用注意 应排除胃癌后使用，以免延误诊断和治疗。

对号入座 妊娠期和哺乳期妇女尽可能不用。

小贴士 偶可见一过性轻度恶心、腹泻、腹痛、感觉异常、头晕或头痛等，但不影响治疗，症状很快消失。

医师建议

除药物治疗与休息外，要特别注意饮食。避免食物过冷、过热、过酸、过咸、过鲜，也不得食用粗糙食物，防止对创面的刺激。注意少吃多餐，使胃内经常有食物，以稀释胃内的游离酸。要供给丰富的蛋白质，易消化的脂肪，如奶油、黄油、蛋黄等，以利创面恢复。应进食富含维生素B、维生素C的食物，如新鲜蔬菜、水果，并辅以苏打饼干、软饭。总之，进食要有规律、适量、足够营养，以防胃穿孔、胃出血甚至胃癌的发生。

对已出血的胃溃疡患者，在大量出血时，应立即禁食，改为输液治疗，当出血停止4小时后，方可进食流质，最好以牛奶为主，每隔2小时进食一次，每次100ml，也可用豆浆代替。

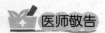 **医师敬告**

穿孔一旦发生，胃内容物直接漏入腹腔，形成弥漫性腹膜炎，须立即救治。

胆石症

 疾病简介

胆石症是胆道系统，包括胆囊和胆管内发生结石的疾病，是我国的一种常见病，随年龄增长发病率增高。

按化学成分胆石可分为胆固醇结石、胆色素结石及混合性结石。按部位胆石可分为胆囊结石、肝外胆管结石及肝内胆管结石。

胆石症的临床表现与胆石的部位、是否造成梗阻和感染等有关。

胆囊结石嵌顿于胆囊颈部时可出现胆绞痛，痛在上腹部，呈阵发性钝痛，向右肩背部放射。

肝外胆管结石发生梗阻和感染时可出现腹痛、寒战、高热和黄疸。

肝内胆管结石在平常仅有肝区和胸背部不适和胀痛，急性发作期则有胀痛和发热，如肝管梗阻，则出现黄疸等。

治疗

主要为手术治疗。此外，排石汤剂、清石素、胆汁酸等排石药有助于结石排出。亦可采取体外碎石治疗。

医师建议

由于某些原因，如年龄过高，或其他疾病，不能接受外科手术，可施以食物调理，配合运动，避免胆囊炎发作。同时，多进食含高纤维的蔬菜和水果，少吃肉类，尤其是含饱和性脂肪量高的食物如牛油、肥肉等。

医师敬告

反复发作的胆石症、过大的结石、钙化的胆囊壁，以及可能演变成胆囊癌时，应尽早切除胆囊。

急性胰腺炎

疾病简介

急性胰腺炎是常见的急腹症之一，不仅是胰腺的局部炎症，而且是常涉及多个脏器改变的全身性疾病。

急性胰腺炎病较复杂，尚未完全阐明，常见病因有各种因素导致的胰胆管开口梗阻、胰液外溢；酒精中毒可引起胆胰管开口处的Oddi括约肌（又称胆胰壶腹括约肌）痉挛、水肿；暴饮暴食致使胰液过量分泌；其他因素如细菌、病毒经血行感染；外伤、手术等也可致胰腺损伤，引起急性胰腺炎。

腹痛为主要症状，腹痛位置与病变部位有关。胰头部病变以右上腹痛为主，向右肩部放射，胰体部以上腹正中为主，胰尾部以左上腹为主，向左肩部放射，累及全胰，呈腰带状疼痛，并向腰背部放射，腹痛呈持续性并阵发性加重。

亦见恶心、呕吐及腹胀、腹膜炎表现，全身可有发热、休克等。

胰酶测定对诊断有重要意义。

药物治疗

应及时到医院就诊，根据胰腺炎的种类和病理类型，采用药物治疗或手术治疗。

西咪替丁

药物类别 H_2受体拮抗剂。

其他名称 甲氰咪胍、泰胃美、西米替丁。

重大提示 ①与氢氧化铝、氧化镁或甲氧氯普胺（胃复安）同时服用，可使本品血浓度降低。如必须与抗酸剂合用，两者应至少相隔1小时；与甲氧氯普胺合用，本品的剂量需适当增加。②突然停药有"反跳现象"，可能引起慢性消化性溃疡穿孔，为停药后回跳的高酸度所致，故完成治疗后尚需继续服药（每晚400mg）3个月。

使用方法 口服。成人一次1粒，一日2次，24小时内不超过4次。

使用注意 用药前及用药期间应定期检查肝、肾功能和血象，尤原有肝、肾疾病患者。

对号入座 严重心脏及呼吸系统疾患；慢性炎症，如系统性红斑狼疮，西咪替丁骨髓毒性可能增高；器质性脑病、肾功能中度或重度损害者慎用。不宜同时服用地高辛和奎尼丁，因为本品可抑制奎尼丁代谢，而后者可将地高辛从其结合部位置换出来，使奎尼丁和地高辛的血浓度均升高。与卡托普利合用有可能引起精神病症状。

小贴士 本品在体内分布广泛，药理作用复杂，故不良反应较多。①消化系统反应：较常见的有腹泻、腹胀、口苦、口干、血清转氨酶轻度升高等，偶见严重肝炎、肝坏死、肝脂肪性变等。②泌尿系统反应：本品引起急性间质性肾炎，导致肾功能衰竭，但呈可逆性，停药后肾功能一般均可恢复正常。为避免肾毒性，用药期间应注意检查肾功能。③造血系统反应：本品对骨髓有一定的抑制作用，少数患者可发生可逆性中等程度的白细胞或粒细胞减少，也见血小板减少以及自身免疫性溶血性贫血，发生率为0.02‰。本品可引起再生障碍性贫血。用药期间应注意检查血象。④中枢神经系统反应：本品可通过血脑屏障，具有一定的神经毒性。头晕、头痛、疲乏、嗜睡等较常见。少数患者可出现不安、感觉迟钝、语言含糊不清、出汗、局部抽搐或癫痫样发作，以及幻觉、妄想等症状。引起中毒症状的血药度多在2μg/ml以上，且多发生于老人、幼儿或肝肾功能不全的患者，故宜慎用。⑤心血管系统反应：可有心动过缓或过速、面部潮红等。静脉注射时偶见血压骤降、房性早搏、心跳呼吸骤停。⑥对内分泌和皮肤的影响：由于具有抗雄性激素作用，剂量较大（每日剂量1.6g）时可引起男性乳房发育、女性溢乳、性欲减退、阳痿、精子计数减少等，停药后即可消失。可抑制皮脂分泌，诱发剥脱性皮炎、皮肤干燥、皮脂缺乏性皮炎、脱发、口腔溃疡等。皮疹、巨型荨麻疹、药热等也有发生。

特殊人群 由于可通过胎盘屏障，并进入乳汁，故孕期和哺乳期妇女禁用，以避免引起胎儿和婴儿肝功能障碍。

医师建议

勿暴饮暴食，不要酗酒。

医师敬告

急性胰腺炎一旦发生，死亡率达50%~90%，因此，如疑为胰腺炎，应立即到医院诊治。

肛 裂

疾病简介

肛裂是齿状线以下肛管皮肤层裂伤后的小溃疡，可经久不愈。肛裂的方向为纵裂，长为0.5~1.0cm，绝大多数在肛管的后中线上，多因反复损伤、大便干燥、便秘或感染引起，有典型的疼痛症状。

肛裂有典型的临床表现，即疼痛、便秘和出血。疼痛是肛裂的主要症状，尤其是在排便后，患者难以忍受，恐惧排便，使原有便秘加重。出血表现为鲜血，可在粪便表面、便纸上或便后滴血。

根据以上症状可确诊为肛裂，但应经肛诊排除直肠癌。

药物治疗

可用1：5000高锰酸钾温水坐浴，配合外用药，如2%生皮硝水或痔科浴液热浴，黄连膏、九华膏等外涂，口服缓泻剂或石蜡油，以利排便。若同时请专科医师帮助上引流药条，则康复更快，一般1周就能治愈。

医师建议

多吃蔬菜以纠正便秘。保持大便软化，按时规律排便，纠正久蹲强努的不良习惯。如经久不愈可到医院行手术治疗。

医师敬告

肛裂早期如得不到及时治疗，会出现肛管溃疡（裂口纤维化，又称陈旧性肛裂）、肛乳头肥大（息肉样瘤）、哨兵痔（皮赘增生）等，任其发展可出现肛窦炎（肛门慢性炎症）和肛瘘（肛门化脓性炎症）。也有因长期慢性炎性刺激成肛管癌的可能。

痔 疮

疾病简介

痔疮是直肠黏膜下和肛管皮肤下直肠静脉扩张和屈曲而形成的柔软静脉团，并因此而引起出血、栓塞或团块脱出。痔是常见病，目前病因尚不完全明确。

痔疮多表现为便血，无痛性、间歇性便血是其特点。患者常在便池中滴入鲜血或便纸上发现鲜血，便血可自行停止。如长期出血，可出现贫血。亦可表现为痔块脱出，轻者大便时脱出，便后自行回复，重者需用手推回。如果黏膜受损感染或血栓形成，可有疼痛感。因肛门括约肌松弛，常有黏液流出，刺激肛周皮肤引起瘙痒。

药物治疗

初期应多吃蔬菜，保持大便通畅。高锰酸钾溶液温水坐浴，肛管内注入消炎止痛的油膏或栓剂。如症状较重或反复发作，可到医院行局部注射、冷冻或手术治疗。

强力脉痔灵片
药物类别　外科用药。
其他名称　迈之灵。
使用方法　与食物同服。药片应完整服下，不要嚼碎。
小贴士　极个别情况下，会刺激胃肠黏膜。

医师建议

1.养成良好生活习惯。少吃辛辣食物，减少不良刺激。日常生活中注意变换体位。保持大便通畅，多食含纤维丰富的食物，如地瓜、玉米、海带、竹笋、绿叶菜等。

2.饮食调养。红枣250g（炒焦红），红糖适量煮水，每日分3次食枣饮汤。半个月为1个疗程。茄子1~2只洗净，加油盐少许，蒸熟服用。藕100g，僵蚕7只，红糖120g，加水煎，连汤服下，连服1周。

3.提肛练习。练习预备：平卧、闭目、舌顶上腭、双臂自然置于体侧，调匀呼吸，全身放松，意守肛门。练习动作：①吸气、紧胯、提肛。吸气控制在2~3秒内。②呼气、松胯、松肛。呼气亦控制在2~3秒内。一提一松，于早晨醒后、晚上睡前各练习30~50次。

医师敬告

应及早治疗能引起腹压增高的疾病如慢性咳嗽、前列腺肥大等。

脱 肛

疾病简介

脱肛，又称为直肠脱垂，是指直肠壁或全层脱出于肛门外。

盆底组织较弱、幼儿发育不全、年老衰弱或营养不良，均可使肛提肌或盆底筋膜薄弱无力。存在腹压增高的因素，如习惯性便秘、慢性长期咳嗽、排尿困难等。

初发病时，患者只感到排便时有肿物脱出肛门外，便后能自行复位，以后逐渐加重，脱垂物渐增大，需用手推回。

药物治疗

幼儿患者多可自愈。注意加强营养，缩短排便时间，成人应积极消除腹压增高因素，不能自愈时可手术治疗。

医师建议

1.避免长期增加腹压的活动，改变排便下蹲时间过久的不良习惯。

2.及时治疗内痔、直肠息肉等经常脱出的疾病。

3.防止便秘或痢疾、腹泻、便次频繁等增加腹内压的疾病。

4.年老体弱，中气不足，有胃、子宫下垂者，应用补中益气疗法（服用补中益气丸），既有治疗效果，又可达到预防本病的目的。

医师敬告

脱肛后必须及时复位，Ⅲ度脱肛者用棉垫加"T"字带束紧压迫固定，以防嵌顿。

膀胱炎

疾病简介

膀胱炎系细菌感染引起的膀胱炎症。多为大肠埃希菌感染。由于女性尿道短而直，尿道外口有解剖畸形，阴道前庭有大量致病菌聚集，女性发病率明显高于男性。性交时摩擦或损伤、尿道插管、个人卫生不洁及个体对细菌抵抗力的差异都可导致细菌进入膀胱，引起上行感染。

膀胱炎主要表现为排尿时尿道灼热，有严重的尿频、尿急、尿痛、血尿、脓尿，有时可有急迫性尿失禁，可有低热。女性常与个体性质及性交有关，男性如原有慢性前列腺炎，可在性交或饮酒后诱发膀胱炎。

有上述诱因及症状、膀胱区有压痛，男性应排除前列腺增生或炎症，女性在排除肾炎或盆腔炎后，可诊断为膀胱炎。

药物治疗

一般采用支持疗法，多饮水，多数膀胱炎能自行缓解。应用青霉素等抗生素有助于解除膀胱炎。膀胱区热敷可解除膀胱痉挛。

医师建议

性生活后加强个人卫生。预防性应用抗菌药物，甚为重要。

慢性前列腺炎

疾病简介

慢性前列腺炎指由于细菌或非细菌因素引起的前列腺慢性炎症。细菌性前列腺炎由细菌经尿道逆行感染所致。非细菌性前列腺炎则与夫妻长期分居、盆腔充血、中断性交、长途骑车和坐位工作有关。滴虫、沙眼衣原体感染也可引起慢性前列腺炎。

慢性前列腺炎主要症状为排尿刺激征，如尿痛、尿频、尿急、排尿困难、会阴部不适或疼痛、腰痛、会阴及睾丸放射痛、尿道口滴白、性功能障碍、神经官能症，有时可表现为变态反应，如虹膜炎、关节炎等。

药物治疗

可服用复方新诺明，一次2片，一日2次，一般持续2~3周；也可做前列腺按摩，每周1次。

医师建议

有规律的性生活，忌酒、咖啡及酸辣食物。理疗及热水坐浴可减轻局部症状。

泌尿系结石

疾病简介

泌尿系结石是最常见的泌尿外科疾病之一，男性多于女性，以上尿路（肾、输尿管）结石多见，下尿路（膀胱）结石较少。

上尿路结石以草酸钙结石多见。尿路结石的形成与多种因素有关，如饮食中动物蛋白、精制糖偏多，纤维素偏少，可促使上尿路结石形成。大量饮水可使尿液稀释，能减少尿中结石形成。

肾和输尿管结石主要表现为与活动有关的血尿和疼痛，其程度与结石部位、大小、活动与否及有无并发症等因素有关。当结石引起肾盂、输尿管连接处或输尿管完全性梗阻时，出现肾绞痛，疼痛剧烈难忍，为阵发性，患者表现为辗转不安、大汗、恶心、呕吐。

根据结石对黏膜损伤程度的不同，可表现为肉眼或镜下血尿，结石伴感染者可有尿频、尿痛等症状，儿童尿路结石，大多数表现为尿路感染。

X线或CT检查可明确诊断。

药物治疗

结石小于0.6cm，光滑，无尿路梗阻，无感染等，可采取保守治疗。直径小于0.4cm，且光滑的结石，大量饮水，保持每天尿量2000ml以上，90%能自行排出，含钙结石应限制含钙、草酸成分丰富的食物，避免高动物蛋白、高糖和高动物脂肪饮食。食用含纤维素丰富之食物，有助于排出结石。

另外，还可采取体外冲击波碎石，较安全有效。

如上述方法无效，症状严重者可采用手术方法取石。

医师建议

大量饮水，或根据结石成分调节饮食可有效预防结石形成。

医师敬告

结石可引起严重尿路梗阻，导致肾积水长期不能解除，进而影响肾功能，应尽快手术治疗。如发生尿道结石梗阻，疼痛剧烈，无尿，跳跃和大量饮水有利于结石排出。

平时多喝水可释稀尿液，促进细小结石排出，预防结石形成。

前列腺增生

疾病简介

前列腺增生是老年男性常见疾病，是由前列腺细胞增多所致。男性自35岁以上，前列腺可有不同程度增生，50岁以后出现临床症状。

前列腺增生的病因尚不清楚，睾酮、双氢睾酮以及雌激素改变可能是重要病因。

一般在50岁以后出现症状，症状决定于梗阻的程度、病变发展的速度，以及是否合并感染和结石，可表现为尿频，以夜间显著；排尿困难，呈进行性加重，是前列腺增生最主要的症状；当梗阻加重达一定程度后，出现尿潴留，并可出现尿失禁。

50岁以上男性有上述症状，应考虑前列腺增生可能。

药物治疗

理想的治疗是手术取出前列腺的增生部分。

医师建议

1.防止受寒。寒冷往往会使病情加重。

2.绝对忌酒。饮酒可使前列腺及膀胱颈充血水肿而诱发尿潴留。

3.少食辛辣。辛辣刺激性食物既可导致性器官充血，又会使痔疮、便秘症状加重，压迫前列腺，加重排尿困难。

4.不可憋尿。憋尿会造成膀胱过度充盈，使膀胱逼尿肌张力减弱，排尿发生困难，容易诱发急性尿潴留。

5.不可过劳。过度劳累耗伤中气，中气不足造成排尿无力，易引起尿潴留。

6.避免久坐。久坐加重痔疮等病，又易使会阴部充血，引起排尿困难。

7.适量饮水。饮水过少不但会引起脱水，也不利排尿对尿路的冲洗作用，还容易导致尿液浓缩而形成不溶石。

8.慎用药物。阿托品、颠茄片及麻黄素片、异丙基肾上腺素等可加重排尿困难，大剂量可引起急性尿潴留；钙阻滞剂如异博定可促进泌乳素分泌，减弱逼尿肌的收缩力，加重排尿困难。及时、彻底治疗前列腺炎、膀胱炎与尿道结石症等。

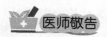

医师敬告

发展缓慢，病程长，若能从中年开始预防效果更好。还应防止性生活过度，尤其要警惕性交中断和手淫行为。

下肢静脉曲张

疾病简介

下肢静脉曲张是指下肢浅静脉系统处于伸长、蜿蜒或曲张状态，多发生于从事站立或体力劳动的人。

静脉壁软弱、静脉瓣缺陷以及浅静脉内压力升高是引起浅静脉曲张的主要原因。任何加重重力的后天性因素，如长期站立、重体力劳动、妊娠，都可使瓣膜承受过度的压力，并逐渐松弛，出现静脉曲张。

单纯性下肢静脉曲张所引起的临床表现一般并不严重，主要表现为下肢浅静脉蜿蜒扩张迂曲，如病程继续进展，后期可出现下肢轻度肿胀，足靴区皮肤营养性变化，如皮肤萎缩、脱屑、瘙痒、色素沉着、皮肤或皮下组织硬结、湿疹或溃疡形成。

药物治疗

轻度下肢静脉曲张可穿弹力袜套或卧床休息，有助于促进血液回流。局部注射硬化剂或手术治疗可根治下肢静脉曲张。

医师建议

1.注意劳逸结合。有易患因素者，如从事站立工作，可采取弹力袜套加压，或抬高下肢以预防下肢静脉曲张的发生或加剧。

2.注意个人卫生，保持下肢皮肤清洁。

医师敬告

下肢静脉曲张可出现浅静脉炎症、溃疡及出血等并发症。休息时应将患肢抬高，溃疡和出血应按医嘱积极治疗。不要自己敷药，以免细菌感染。

肩周炎

疾病简介

肩关节周围炎简称肩周炎，是发生于老年的慢性肩部疾病，年龄多在40岁以上，女性多见。

肩周炎的病因不清，常由肩部疼痛或肌肉痉挛使肩关节长期不敢活动引起。肱二头肌长头肌腱炎、肩腱袖病、冈上肌腱炎、肩锁关节骨关节病等为常见的诱因。

肩周炎的主要症状是肩部疼痛和活动受限。特点是肩部逐渐产生疼痛，夜间为甚，可影响睡眠，肩部活动逐渐受限。患者平时常将患侧上肢置于身旁，害怕别人碰撞，穿脱衣困难，肩关节不敢外展、上举或旋转，患者不能用患侧手摸头后部。X线检查常无特殊发现。

肩周炎后期疼痛渐减轻，活动范围的恢复一般需要几个月至2年，与患者能否坚持锻炼有关。此病愈后不复发。

药物治疗

肩周炎的治疗主要是药物控制疼痛和肌肉痉挛。如用鲁南贝特、萘普生、氯唑沙宗片等，每日3次，每次2片，饭后服。

萘普生

药物类别　消炎镇痛类。

重大提示　与阿司匹林或其他非甾体抗炎药存在交叉过敏。

使用方法　本品为对症治疗药，用药不得超过5天，症状不缓解请咨询医师或药师。用药期间禁止饮酒。

使用注意　长期服用应定期进行肝功能、肾功能、血象及眼科检查，须根据患者反应调整剂量，一般应用最低的有效量。

对号入座　对本品或同类药有过敏史，对阿司匹林或其他非甾体抗炎药引起过哮喘、鼻炎及鼻息肉综合征者禁用；胃、十二指肠活动性溃疡患者禁用。肝、肾功能不全者慎用。

小贴士　长期服用耐受良好，不良反应主要为胃肠道轻度和暂时不适。偶见恶心、呕吐、消化不良、便秘、胃肠道出血、失眠或嗜睡、头痛、头晕、耳鸣、瘙痒、皮疹、血管神经性水肿、视觉障碍及出血时间延长，一般不需中断治疗。

特殊人群　除非另有原因，否则孕妇、哺乳期妇女不宜服用。

医师建议

1.坚持功能锻炼。在药物治疗的同时，坚持肩关节各方面的功能锻炼，并持之以恒，有利于关节功能恢复。反之，关节不敢活动，易形成冻结肩，更难治愈。

2.中药外敷。如用东方活血膏贴敷患处。

3.理疗。

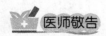 医师敬告

患者患肩周炎后，应到正规医院找骨科医师诊治，以排除颈椎病。

第三章　妇产科

外阴炎

疾病简介

外阴炎，顾名思义，就是女性外阴的炎症。外阴炎是女性常见的疾病之一，且常与阴道炎一起发生。

为什么女性容易发生外阴炎呢？这是由女性的生理和解剖特点所决定的。

其一，女性的外阴被认为是女性最隐秘的部位，保护得非常严密，即使在炎热的夏天或夜晚睡眠时也被至少一层布所覆盖。

其二，女性外阴腺体丰富，外阴皮肤通常比较湿润，细菌容易在外阴生长和繁殖。

其三，女性的外阴部位通常有较多的毛发，利于细菌隐藏。

其四，女性的外阴与阴道相连，一方面，女性的阴道炎可以直接累及外阴；另一方面，当阴道分泌物增多时，可引起不同程度的外阴炎，如宫颈炎、宫颈癌等常合并外阴炎。

什么样的女性容易发生外阴炎呢？

1.阴道分泌物增多的女性，如阴道炎、宫颈炎、宫颈癌等患者，月经期或产褥期妇女。

2. 外阴经常有不洁分泌物刺激的女性，如尿瘘患者的尿刺激、粪瘘患者的粪便刺激、糖尿病患者的尿糖刺激。

3.外阴经常受化学与物理因素刺激的女性，如使用化纤月经带及穿化纤内衣的妇女。

4.体质较弱的妇女，如恶性肿瘤患者、糖尿病等慢性疾病患者。

5.老年及婴幼儿，因为老年人外生殖器萎缩，雌激素水平降低，而婴幼儿外生殖器发育不成熟均易发生外阴炎。

6.卫生状况差的妇女，长期不洗澡或不经常更换内衣的妇女。

7.长期应用抗生素的妇女，尤其长期使用广谱抗生素的妇女易发生霉菌性外阴炎。

8.性生活不卫生的妇女，如妓女等特殊职业的妇女易患尖锐湿疣等性病。

皮肤的各种炎症均可见于外阴，临床上可分为特异性外阴炎及非特异性外阴炎。虽然非特异性外阴炎较为多见，但临床上所见患者常为混合感染。外阴炎常见的病原体为细菌、霉菌、病毒等，常见的细菌有葡萄球菌、大肠埃希菌、链球菌、肠球菌、淋球菌等，常见的霉菌为白色念珠菌，常见的病毒有单纯疱疹病毒、乳头状瘤病毒等。临床上常见的特异性外阴炎有细菌性外阴炎、霉菌性外阴炎、前庭大腺炎、外阴尖锐湿疣等。

外阴炎最常见的症状为外阴瘙痒，伴有或不伴有外阴灼热感或疼痛，排尿时症状加重。炎症最常发生于小阴唇内外侧，严重时整个外阴受累及。外阴表现为肿胀、充血，严重者表现为糜烂或成片的湿疹，甚至有溃疡形成。慢性炎症时皮肤增厚、粗糙，或有皲裂。

　　霉菌性外阴炎特点为外阴有严重或顽固的瘙痒，典型的分泌物表现为块状或豆腐渣样。取局部分泌物涂片检查，在显微镜下可见霉菌的菌丝分枝及芽孢。

　　前庭大腺炎多为单侧，病变一般在大阴唇下三分之一处。前庭大腺炎主要表现为局部疼痛、肿胀，且常伴有发热等全身症状。检查时发现局部呈现红肿硬块，压痛明显。形成脓肿时肿块有触痛及波动感，如脓肿继续增大，肿块可自行溃破。前庭大腺炎常伴有腹股沟淋巴结肿大。急性期过后，往往由于腺管口阻塞，腺体分泌物潴留而形成前庭大腺囊肿。

　　外阴尖锐湿疣初发时常无自觉症状，增大后可有瘙痒及压迫感。好发部位为大小阴唇、会阴及肛门附近。初发时表现为数个微小、淡红色丘疹，逐渐增大、增多，倾向融合或互相重叠，呈大小不等的乳头样、蕈状或鸡冠状突起。质柔软，暗红或污灰色，表面湿润、糜烂，可分泌混浊的浆液或脓液。

🧴 药物治疗

　　外阴炎的药物治疗以外用药物为主，常用的药物有PP粉（即高锰酸钾），用温水配制成1∶5000的溶液，每日坐浴2~3次；硼酸粉，用温水配制成2%~4%的溶液坐浴，每日2~3次；小苏打粉（即碳酸氢钠），用温水配制成2%~3%的溶液坐浴，每日2~3次；肤阴泰（或肤阴洁或洁尔阴等），用温水稀释后坐浴，每日2~3次。一般连用5~7天为1个疗程。但治疗不同类型的外阴炎所用的药物有所不同，应针对病因治疗。非特异性外阴炎应消除一切对外阴有刺激的因素，如停用擦洗外阴的药物，不穿化纤内裤，治疗原有的阴道炎、宫颈炎、糖尿病等。在外阴坐浴擦干后，局部可用抗生素软膏，如红霉素软膏、金霉素甘油或可的松油膏，必要时给予抗生素口服或注射。

　　霉菌性外阴炎坐浴时最好用碱性溶液如碳酸氢钠溶液或中草药溶液，局部可用治疗霉菌的药物如复方制霉菌素霜外敷、龙胆紫液外用。前庭大腺炎除坐浴、理疗外，尚需给予抗生素类药物治疗，有脓肿形成时，应行引流并行造口术。

　　外阴尖锐湿疣的局部病变可用激光或微波或冷冻等方法治疗，也可在局麻下电灼切除外阴局部病变，小的病变可用石炭酸、三氯醋酸、雷锁锌、鬼臼树脂等腐蚀，也可局部注射白介素-2治疗。

洁尔阴洗液

　　药物类别　妇科外用药。

　　重大提示　①切勿接触眼睛、口腔等黏膜处。皮肤破溃处禁用。②治疗期间忌房事，配偶如有感染应同时治疗。

　　使用禁忌　①本品为外用药，禁止内服。②用药期间忌食辛辣、生冷、油腻食物。③严格按说明书要求使用，不可随意提高浓度；外阴、肛门等处勿直接用原液涂擦。

　　对号入座　经期、孕期妇女禁用。外阴白色病变、糖尿病所致的瘙痒不宜使用。对本品过敏者禁用，过敏体质者慎用。带下伴血性分泌物，或伴有尿频、尿急、尿痛者，应去医院就诊。带下量多用药7天、湿疹及体股癣用药2周症状无缓解者，应去医院就诊。

小贴士 个别患者皮损处出现皮肤潮红加重、刺痛等，暂停使用或遵医嘱处理。

特殊人群 未婚或绝经后患者，应在医师指导下使用。

医师建议

1. 保持外阴清洁干燥，避免搔抓。

2. 急性期注意休息，禁止性生活。在病情好转后，性生活时仍应用避孕套，以防止交叉感染。

3. 男方有生殖器感染者应同时治疗。

4. 同时治疗其他部位感染或诱发因素，如阴道炎、宫颈炎、糖尿病、尿漏、粪漏等。

医师敬告

1. 外阴炎最好针对病因治疗，患者最好不要盲目选择游医推销的治疗外阴炎的药物，如有条件首先应当到医院诊治。

2. 使用外用药物坐浴时，一定要仔细阅读药物使用说明书，有些药物浓度过高可能会烧伤外阴，或引起过敏。

3. 如用药3~5天效果不明显或加重，应及时到医院检查，及时更换药物。

阴道炎

疾病简介

阴道炎就是阴道部位的炎症，是妇女最常见的疾病之一。常见的阴道炎有霉菌性阴道炎、滴虫性阴道炎及老年性阴道炎。

正常健康妇女，由于阴道的组织解剖学及生物学特点，对病原体的侵入有自然防御功能。例如，正常情况下阴道前后壁紧贴，阴道口闭合，阴道上皮在雌激素的影响下呈周期性的增生和角化。阴道内酸碱度保持在pH4~5，使适应碱性环境的细菌生长受抑制，宫颈管内的黏液呈碱性，使适应酸性环境的细菌生长受抑制。

1. 霉菌性阴道炎：病原体80%~90%为白色念珠菌，10%~20%为其他念珠菌及球拟酵母菌。有10%~20%的正常妇女阴道内可能存在少量的白色念珠菌，但并不引起症状，仅在机体抵抗力降低，念珠菌达到一定的数量时才致病。最适合于霉菌生长繁殖的环境为pH5.5，因此，当阴道内酸性增强时容易发病。长期使用广谱抗生素及肾上腺皮质激素可引起机体菌种、菌群紊乱，易于霉菌生长。因此，霉菌性阴道炎常见于机体抵抗力低下者、孕妇、糖尿病、长期使用雌激素、抗生素或肾上腺皮质激素治疗、严重的传染性疾病、慢性消耗性疾病等患者。

霉菌性阴道炎常合并霉菌性外阴炎。常见的症状为白带增多及外阴、阴道瘙痒、灼痛，排尿时尤为明显，还可伴有尿频、尿痛及性交痛等症状。典型的霉菌性阴道炎白带黏稠，呈白色块状或豆腐渣样或凝乳样。妇科检查时可见小阴唇内侧及阴道黏膜附有白色片状薄膜，擦除后可见阴道黏膜红肿，急性期还可见糜烂面或表浅的溃疡。

具有上述典型症状及体征的霉菌性阴道炎诊断临床较容易，除根据上述病史、症状及体征外，取阴道分泌物涂片检查，一般显微镜下可找到芽孢和菌丝。临床上疑为霉菌性阴道炎，而反复涂片检查阴性者应行霉菌培养。

2.滴虫性阴道炎：由阴道毛滴虫所引起。滴虫属厌氧的寄生原虫，其形状为梨形，顶端有鞭毛。滴虫对环境的适应力很强，最适合滴虫生长繁殖的pH值为5.5~6。滴虫性阴道炎可通过性交直接传播，也可通过各种浴具、衣物及污染的医疗器械等间接传播。

滴虫性阴道炎的主要症状为白带增多。分泌物呈灰黄色、乳白色或黄白色稀薄液体，或为黄绿色脓性分泌物，分泌物常呈泡沫状，有腥臭味，严重者白带可混有血液。多数患者伴有外阴瘙痒、灼热、性交痛等。部分患者伴有尿频、尿痛甚至血尿。也有的患者无明显症状。妇科检查时可见阴道及宫颈黏膜红肿，常有散在红色斑点或草莓状突起，阴道后穹窿部位常有多量稀薄液体或脓性泡沫状分泌物。

滴虫性阴道炎的诊断可根据病史及其典型的症状体征（淡黄色泡沫状分泌物）初步作出，取阴道分泌物涂片显微镜下找到滴虫，即可明确诊断。如临床怀疑滴虫性阴道炎，而反复取阴道分泌物涂片检查未找到滴虫，则可取分泌物做滴虫培养。

3.老年性阴道炎：由于老年人阴道局部抵抗力减弱、受细菌感染而引起的炎症。老年性阴道炎不仅常见于老年妇女，也发生于卵巢功能衰退的中年妇女。因此，老年性阴道炎也称为萎缩性阴道炎。是由于老年妇女在绝经后卵巢功能衰退，或手术切除卵巢或接受盆腔放射治疗的中青年妇女，卵巢功能丧失，导致雌激素缺乏，阴道黏膜萎缩、变薄，上皮细胞糖原减少，局部抵抗力减弱，因而易受细菌感染引起炎症。如患有阴道裂伤、子宫内膜炎或盆腔炎，更易诱发老年性阴道炎。

老年性阴道炎的主要症状为白带增多，多为黄水状。感染严重时，白带可呈脓性，有臭味。有的患者分泌物为血性，有的患者可表现为点滴出血。患者常伴有外阴瘙痒、灼热感，或盆腔坠胀不适。有的患者伴有尿频、尿痛或尿失禁症状。妇科检查可发现阴道内膜呈老年性改变，皱襞消失，上皮菲薄。黏膜充血，易伴出血，表面常有散在小出血点或片状出血斑。严重时，上皮脱落，形成表浅溃疡。宫颈也常有充血，并伴有散在小出血点。

根据患者的年龄或卵巢切除等病史及上述症状体征，一般可作出老年性阴道炎的诊断。但由于老年妇女也可发生滴虫性及霉菌性阴道炎，有时老年性阴道炎可能与这两种炎症并存，因此，最好取阴道分泌物涂片行显微镜检查，以明确诊断。

🩺 药物治疗

上述三种不同类型的阴道炎所用治疗药物有所不同。一般需治疗3个疗程，每个疗程一般5~7天。

治疗霉菌性阴道炎的常用药物有：①外用液体：2%~3%的碳酸氢钠液冲洗外阴及阴道或坐浴，每日1~2次；肤阴泰、肤阴洁、洁尔阴、碘伏等稀释后冲洗或坐浴，每日1~2次；碘伏、新洁尔灭、龙胆紫等稀释后外用阴道擦洗，每日1~2次；中草药水煎后熏洗外阴及阴道。②局部用软膏或栓剂：制霉菌素栓剂25万U置于阴道深部，或制霉菌素霜或复方制霉菌素霜涂于外阴及阴道壁，每日1~2次；霉康唑或克霉唑或酮康唑栓剂或软膏置于阴道内，每日1~2次；山庆软膏1支置于阴道深部，每1~2日用药1次；凯泥丁1支置于阴道深部，每周用药1次。③口服药物：氟康唑1片，每个疗程1次；特比萘酚2片，每日2次，连用5~7天。

治疗滴虫性阴道炎的常用药物有：①外用液体：0.5%~1.0%乳酸或醋酸或1：5000高锰酸钾溶液冲洗外阴及阴道或坐浴，每日1~2次；肤阴泰、肤阴洁、洁尔阴、碘伏等稀释后冲洗或坐浴，每日1~2次。②局部用药：灭滴灵或灭滴灵栓剂200mg置于阴道深部，每日1次；康妇特栓1枚置于阴道深部，每日1次。③口服药物：灭滴灵200mg，每日3次或400mg，每日2次或2g，每疗程1次；替硝唑（如捷力胶囊）500mg，每日2次。④如病情较重，口服或外用药无效，亦可静脉用药：灭滴灵250ml静滴，每日2次；替硝唑100ml静滴，每日2次。

治疗老年性阴道炎的常用药物有：①外用液体：0.5%~1.0%乳酸或醋酸或1：5000高锰酸钾溶液冲洗外阴及阴道或坐浴，每日1~2次；肤阴泰、肤阴洁、洁尔阴、碘伏等稀释后冲洗或坐浴，每日1~2次。②局部用药：乙底酚片剂或栓剂0.25~0.5mg，每日1次；补佳乐片剂1mg，每日1次；倍美力片剂或软膏0.625mg，每日1次；金霉素或氯霉素软膏或甘油涂于外阴及阴道壁，每日1~2次。③口服药物：乙底酚0.25mg或补佳乐1mg或倍美力0.625mg，每日1次；佳蓉片3片，每日3次。

复方甲硝唑栓

药物类别　外用抗生素类。

重大提示　①若出现过敏症状或中枢神经系统不良反应，应立即停药。②用药期间不应饮用含酒精的饮料。③治疗阴道滴虫病时，需同时治疗其性伴侣。④念珠菌感染者应用，可加重感染症状，需同时给予抗真菌药物。

使用方法　阴道给药，不能口服。避免本品接触眼睛。不宜长期反复使用。

使用注意　大剂量使用经黏膜吸收后，也可产生与全身用药相似的药物相互作用，如抑制华法林和其他口服抗凝药的代谢使凝血酶原时间延长，干扰双硫仑代谢及血清氨基转移酶和乳酸脱氢酶测定结果，与肝微粒体酶诱导剂或抑制剂合用，可加快或减慢本品在肝内的代谢等。

对号入座　对本品或吡咯类药物过敏患者以及有活动性中枢神经疾病和血液病患者禁用。肝、肾功能减退者慎用。

小贴士　长期大量使用后也可产生与全身用药相同的不良反应：可引起癫痫发作和周围神经病变，后者主要表现为肢端麻木和感觉异常。长期用药时可产生持续周围神经病变。其他常见的不良反应有：①胃肠道反应，如恶心、食欲减退、呕吐、腹泻、腹部不适、味觉改变、口干、口腔金属味等。②可逆性粒细胞减少。③过敏反应、皮疹、荨麻疹、瘙痒等。④中枢神经系统症状，如头痛、眩晕、晕厥、感觉异常、肢体麻木、共济失调和精神错乱等。⑤其他有血清氨基转移酶升高、发热、膀胱炎、排尿困难、尿液颜色发黑等，属可逆性，停药后可自行恢复。

特殊人群　老年人由于肝功能减退，可引起本品药代动力学行为改变，应慎用。

🧑‍⚕️ **医师建议**

霉菌性阴道炎、滴虫性阴道炎及老年性阴道炎是最常见的妇科炎症之一，大多数阴道炎患者根据病史、症状及体征即可作出诊断。阴道分泌物涂片检查，如显微镜下发现病原体即可明确诊断，但部分患者需重复涂片检查或进行分泌物培养方可。

治疗阴道炎的药物很多，有些药物对多种阴道炎均有效，但有效药物仅适合某些特殊类型的阴道炎。因此，最好在专业医师的指导下选择治疗药物。

霉菌性阴道炎常与外阴及其他部位的霉菌病并存或交叉感染。如其他部位皮肤的霉菌病，患者由于皮肤瘙痒而搔抓，可使手指带菌，进而传播到阴道。因此，应积极治疗其他部位霉菌病，防止进一步交叉感染。长期应用广谱抗生素或肾上腺皮质激素可诱发霉菌性阴道炎，因此，长期使用抗生素及激素者应积极预防霉菌性阴道炎的发生。

滴虫性阴道炎的发生与个人卫生密切有关，应养成良好性的卫生习惯，杜绝可能的传播途径，如禁止滴虫性阴道炎患者或滴虫者进入游泳池，提倡淋浴、蹲式便所，不混用内衣、内裤及毛巾等。另外，滴虫性阴道炎患者的丈夫也应该同时治疗。

医师敬告

1.虽然霉菌性阴道炎及滴虫性阴道炎不包括在性传播性疾病（性病）范围内，但此两种疾病均可通过性交传播。因此，在阴道炎治疗期间应避免性生活，或性生活时使用避孕套。再者，夫妇之间应同时进行治疗。

2.阴道炎常在月经后复发。因此，治疗阴道炎过程中一定要定期随访，最好在每次月经后复查，如连续复查阴道分泌物3次均为阴性，方为治愈。

3.部分霉菌性阴道炎患者病变反复发作，属难治患者，应引起警觉。最好到条件好的医院进一步检查，及早发现导致复发的原因并及时治疗。长期应用广谱抗生素或免疫药物，未应用有效的抗霉菌药，未对患者的丈夫同时治疗，合并其他部位的霉菌病，少见类型的霉菌感染如球拟酵母菌感染等，均可导致霉菌性阴道炎反复发作。

4.如阴道炎患者已怀孕，则应选择对胎儿无影响的药物，并应尽可能局部用药，如霉菌性阴道炎可选用凯妮汀于阴道内局部用药。

外阴瘙痒

疾病简介

外阴瘙痒是妇科疾病中较常见的一种症状。患者常用搔抓及摩擦外阴减轻其不适感。

外阴是人体特别敏感的部位，加之其局部解剖特点，如多皱褶，不通风，受分泌物、经血和尿液的浸渍而特别容易发生瘙痒，通常瘙痒较剧烈。

外阴瘙痒的原因非常复杂。

1.慢性局部刺激。①有刺激的阴道排液。其中较常见的原因为阴道炎，包括滴虫性阴道炎、霉菌性阴道炎及老年性阴道炎等，如滴虫性阴道炎的分泌物刺激性极大，分泌物量往往也较多；其他原因有宫颈炎、宫颈糜烂、宫颈息肉、宫颈肿瘤或其他盆腔肿瘤、长期卧床等，但较少见。②尿液刺激。如糖尿病患者的糖尿、各种原因的高酸度尿、膀胱炎或肾盂炎的脓尿及尿失禁或尿漏，均可引起外阴瘙痒。③粪便或直肠、肛门的病变刺激。如粪漏时的粪便刺激，直肠蛲虫病或痔疮、肛门皲裂等病变所致瘙痒等。④其他局部因素刺激。如阴虱等疾病可引起外阴瘙痒；局部积存的污垢、长期过频使用药皂或碱性肥皂，使用避孕胶冻、避孕器具润滑剂、痔疮膏、各种香水、除臭剂等，长期穿着人造纤维、丝制品或毛织品制成的紧密不透气的紧身内裤者，以及体态肥胖、长期卧床的妇女易发生外阴瘙痒。

2.全身因素。①全身性疾病的局部症状，如黄疸、尿毒症、贫血、白血病、霍奇金病、维生素 B_2 缺乏症、胃肠病、恶性肿瘤等慢性疾病产生的异常代谢产物刺激皮肤而引起全身皮肤瘙痒，外阴瘙痒只是其一部分。②变态反应。全身性或局部的变态反应，如某些药物疹、荨麻疹等可引起全身性皮肤瘙痒，外阴皮肤对某些接触物如化妆用品、避孕器具等过敏也可引起外阴瘙痒。③精神性外阴瘙痒。由于心理因素所致瘙痒，如情绪激动的神经质妇女可诱发或加重外阴瘙痒。

3.原发于外阴的疾病，如外阴静脉曲张、外阴营养不良、牛皮癣、股癣等。

4.外阴瘙痒的部位常在阴蒂、小阴唇和阴唇沟，严重者可扩展至大阴唇、整个阴道口、会阴部、肛门周围，甚至大腿内侧。婴幼儿、成人及老年妇女均可发生，但大多数患者为更年期妇女、绝经后妇女及卫生条件较差的中年妇女。瘙痒的性质和程度差别很大，轻者只有针刺感或蚁行感，可以忍耐，可以坚持不抓。重者则剧痒难忍，常猛烈搔抓，甚至抓破皮肤、出血、疼痛方止。瘙痒可为间歇性，有的仅发生于夜间脱衣就寝之后，但也可为持续性。可骤然发病，突然发生剧烈瘙痒，也可呈阵发性，瘙痒骤然消失。检查时可发现外阴皮肤由于反复刺激及搔抓损伤，引起继发性病变，呈现苔藓样变、皮肤增厚、变硬和粗糙，或呈慢性湿疹，皮肤干燥、肥厚、鳞屑增多。

药物治疗

1.局部用药：以止痒、消炎、润肤和改善局部营养为目的。国内一般采用中西医结合疗法。

（1）中药熏洗外阴。仙灵脾30g、蛇床子30g、苦参30g、苍术15g、黄柏15g、赤芍12g。用时将方中各药置搪瓷盆内加凉水浸泡半小时，煮沸15分钟，稍凉后熏洗外阴或坐浴，一剂药可用4次，用前煮沸，每日2次，一般需连用7~10天。

（2）糖皮质激素。各种糖皮质激素软膏的局部作用强度不同，由强到弱依次为肤轻松＞去炎松＞倍他米松＞地塞米松＞氢化可的松＞强的松，可根据患者症状的轻重选择不同的药物，一般先用作用强的药物，在控制炎症反应及迅速止痒后再改用作用较弱的药物。

（3）其他药物。可选用硼酸氧化锌粉、金霉素甘油等。

2.局部手术治疗。95%乙醇皮下注射，或 CO_2 激光治疗。

3.全身用药。口服维生素 B_2 等。

倍他米松软膏

药物类别 外用激素类。

重大提示 不宜长期使用，并避免全身大面积使用。

使用禁忌 外用药物，不能口服。

使用注意 用药1周后症状未缓解，应向医师咨询。

对号入座 禁用于感染性皮肤病，如脓疱病、体癣、股癣等及对本品过敏患者。

小贴士 长期使用可引起局部皮肤萎缩、毛细血管扩张、色素沉着、毛囊炎、口周皮炎以及继发感染。涂布部位如有灼烧感、瘙痒、红肿等，应停止用药，洗净。必要时向医师咨询。

特殊人群　孕妇、儿童慎用。

医师建议

外阴瘙痒的原因非常复杂，但只有对因治疗才有效。首先，应明确外阴瘙痒的原因，然后，针对病因尽可能消除刺激因素。如有刺激性白带，必须解除阴道炎等诱因，以消除白带的刺激。如有糖尿病等全身性疾病，应积极治疗全身性疾病。如为更年期或绝经后妇女，应同时补充雌激素类药物。

在治疗外阴瘙痒时还应注意调整机体的全身状况，如注意有无内分泌失调、维生素缺乏、变态反应及全身性疾病。精神紧张的患者可给予适当的镇静剂或安定剂。对于变态反应者应同时给予抗组胺药物如扑尔敏、息斯敏等。

注意保持外阴清洁、干燥，养成良好的卫生习惯，及时清除外阴汗液、尿液及其他分泌物的刺激。根据病情，每天用软毛巾蘸温水洗外阴1～2次，清洗时不要用强碱肥皂，也不要盲目用消毒剂。务必尽力克制自己不搔抓外阴。尽可能穿着松软、大小合适的纯棉内裤。被褥衣着不宜过暖。尽可能少饮酒及少吃辛辣刺激食物。

医师敬告

外阴瘙痒也常为一些外阴皮肤疾病如外阴上皮癌、女性常见的性病尖锐湿疣的主要症状。因此，一定要重视外阴瘙痒的原发病因，积极探讨其病因并进行针对性治疗。

外阴瘙痒常在一定的病变基础上开始，但因痒感迫使患者狠抓或摩擦外阴，使皮肤受到反复损伤，引起继发性病变，而这种改变常常掩盖原发的原因。因此，症状存在较久时，原发病因往往难以了解，特别是当有多种因素存在时，对病因的分析更为困难。因此，在治疗开始之前，必须根据诊断性试验、微生物培养，必要时做活组织检查等明确诊断。

外阴瘙痒治疗有效，指的是应用药物后控制了发作，消除或改善了症状。但外阴瘙痒往往短时间内很难治愈，许多患者在停药后又复发。因此，应做好长期治疗的心理准备，坚持治疗。治疗过程中不要随便更换药物，最好也不要同时应用多种不同的药物。解除影响外阴瘙痒患者疗效的主要因素，发现和消除发病的基本因素，停止搔抓外阴，避免不适当的局部用药。

痛　经

疾病简介

痛经是指月经周期伴有痉挛性腹痛的症状。痛经可分为原发性与继发性两种，原发性痛经是指月经时腹痛不伴有盆腔病理改变，常见于初潮后6～12个月内、排卵周期初建立时。继发性痛经发生在月经初潮后2年，常并发某些妇科疾病如子宫内膜异位症、子宫腺肌病、子宫内膜息肉、盆腔感染、宫腔粘连、盆腔充血等，一些妇女放置宫内节育器后也可能引起痛经。本文所述痛经主要为原发性痛经。

子宫颈管狭窄、子宫发育不良、子宫位置异常、精神神经因素、遗传因素以及内分泌因素为引起原发性痛经的常见原因。主要症状为小腹痛，腹痛多位于小腹中线，或放射至腰骶部、外阴与肛门，少数人的疼痛也可放射至大腿内侧。其中50%的女性伴有一种或几种全身症状，包括下背痛、面色苍白、恶心、呕吐、头晕、乏力等。多数患者按压下腹部疼痛可稍缓解，如用温热敷下腹部更感舒服。痛经往往发生于月经来潮之前或仅见少量经血时，月经通畅后痛经即缓解。

药物治疗

1. 止痛剂。常用的药物有吲哚美辛（消炎痛）、凯扶兰、可待因等。
2. 解痉剂。常用的药物有阿托品、东莨菪碱等。
3. 镇静剂。常用的药物有安定、氯丙嗪等。
4. 中成药。临床常用的中成药有益母草膏、妇痛宁、痛经膏等。

丁溴东莨菪碱胶囊

药物类别 解痉药。

其他名称 解痉灵。

重大提示 ①一旦出现过敏反应应立即停药；②不宜用于胃溃疡患者，因可引起胃排空减慢，胃内容物淤积，加重胃溃疡的症状；③禁与碱、碘及鞣酸配伍。

使用禁忌 ①与其他抗胆碱能药、吩噻嗪类药物合用可增加毒性；②可拮抗甲氧氯普胺、吗丁啉等胃肠动力作用；③某些抗心律失常药（如奎尼丁、丙吡胺等）具有阻滞迷走神经作用，能增强本品的抗胆碱能效应，导致口干、视力模糊、排尿困难，老年人尤应注意；④与拟肾上腺素能药物合用（如右旋苯丙胺5mg），可增强止吐作用，减轻嗜睡作用，但口干更显著；⑤与三环类抗抑郁药（阿米替林等）合用，两者均具有抗胆碱能效应，口干、便秘、视力模糊等不良反应加剧，可使老年患者发生尿潴留，诱发急性青光眼及麻痹性肠梗阻等，故禁止这两种药物合用；⑥本品可增加地高辛、呋喃妥因、维生素B$_2$等的吸收；⑦应用本品或其他抗胆碱能药物期间，舌下含化硝酸甘油预防或治疗心绞痛时，因唾液减少使后者崩解减慢，从而影响其吸收，作用有可能推迟及和（或）减弱。

使用注意 过量服用可引起谵妄、激动不安甚至惊厥、呼吸衰竭乃至死亡。

对号入座 ①严重心脏病、器质性幽门狭窄或麻痹性肠梗阻患者禁用；②青光眼、前列腺肥大患者慎用。

小贴士 可出现口渴、视力调节障碍、嗜睡、心悸、面部潮红、恶心、呕吐、眩晕、头痛等反应。

特殊人群 老年人用药前应排除心脏病和前列腺肥大等病史。

医师建议

精神、神经因素在原发性痛经的发生、发展中也起很大作用，尤其是青少年女性。因此，青少年女性应学习一些医学卫生知识，明白月经是女性性成熟的一种生理现象，月经期可能出现一些生理上的反应，如小腹坠胀、轻度腰酸等，均为正常现象，月经过后症状会自然消失，不用药物治疗，更不必过度紧张，或不知所措。原发性痛经大多数也不用药物治疗，在疼痛时可用温热外敷下腹部。大部分患者在生育分娩后痛经可自然消失。此外，随着初潮后岁月的增加，原发性痛经的发生率逐渐降低，初潮后第一年内发生原发性痛经的妇女达70%，初潮后第二年内降为15%，初潮后第三年内仍有原发性痛经的妇女仅为5%。症状较重的原发性痛经应对症治疗，服用止痛、解痉及镇静药。

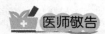 **医师敬告**

继发性痛经常由病理性因素引起，尤其是年龄较大的痛经妇女，应考虑是否患有器质性疾病。原发性痛经与继发性痛经的治疗有所不同，原发性痛经主要是对症治疗，而继发性痛经需同时治疗器质性疾病。

闭　经

疾病简介

闭经是妇科疾病中常见症状，可以由各种不同的原因引起。通常将闭经分为原发性和继发性两种。凡年过18岁仍未行经者称为原发性闭经。月经初潮后，正常绝经前的任何时间内（妊娠或哺乳期除外），月经闭止超过6个月者称为继发性闭经。

月经是指子宫内膜周期性变化而出现的周期性子宫出血，而子宫内膜的周期性变化由卵巢周期性变化所引起，卵巢的功能由下丘脑、脑垂体所分泌的激素所控制。下丘脑—脑垂体—卵巢轴中的任何一个环节受到干扰，则会出现月经不调，甚至闭经。因此，导致闭经的原因有多种，也非常复杂。

1.原发性闭经

（1）子宫、阴道发育不全。表现为原发性闭经，有的患者可表现为周期性腹痛。体格检查发现智力、体态和第二性征发育正常，无阴道、无子宫或仅有小子宫。实验室检查显示血FSH、LH、P正常，基础体温为双相型，染色体组型为46，XX。

（2）子宫内膜结核。临床表现主要是原发性闭经，多数患者没有结核症状。如结核仍处于活动期，则可能有低热、盗汗及盆腔炎等症状。体格检查第二性征正常，实验室检查示FSH、LH、E、P等激素均正常。雌激素撤血试验阴性。染色体组型为46，XX。刮取子宫内膜病理检查可发现结核结节。子宫输卵管造影可显示生殖道结核的特征。

（3）雄激素不敏感综合征。又称为睾丸女性化，或男性假两性畸形。患者性腺属男性，体内有睾丸，但外表似女性。外生殖器为女性型，但小阴唇发育差，阴道短，上段为盲端，无子宫，在腹腔内或腹股沟内可发现睾丸。实验室检查示染色体组型为46，XY，血FSH、LH增高，T在女性范围或增高。

（4）脱纳综合征。临床表现为原发性闭经，矮身材、蹼颈、桶胸、肘外翻，第二性征不发育，生殖器为幼稚型。实验室检查示血E水平低，FSH、LH增高，染色体组型为45，X或45，XO/46，XY。

（5）XY单纯性腺发育不全。临床表现为原发性闭经，身材高大，手脚较粗，乳房不发育，腋毛、阴毛少，内外生殖器为女性，但发育差，缺乏脱纳综合征的特点。实验室检查示血E、T水平低，FSH、LH增高，染色体组型为46，XY。

（6）XX单纯性腺发育不全。临床表现为外生殖器发育不良，但无畸形。第二性征发育差，但无矮身材及其他脱纳综合征的表现。实验室检查示血E水平低，FSH、LH水平增高。染色体组型为46，XX。

（7）先天性肾上腺皮质增生，又称为肾上腺生殖综合征，或女性假两性畸形。临床表现为似男性，多毛，肌肉发达，有喉结及胡须，阴毛呈男性分布，阴蒂增大，子宫小，无月经，乳房不发育。实验室检查示血E低，LH、T水平增高，染色体组型为46，XX。

2.继发性闭经

（1）子宫腔粘连。临床表现为刮宫手术后出现继发性闭经和不孕，第二性征正常，探针放入子宫颈时有阻力。实验室检查示基础体温呈双相型，血E、P正常。阴道脱落细胞及宫颈黏液检查呈正常的周期性变化。宫腔造影或宫腔镜检查可明确诊断。

（2）卵巢早衰。40岁以前绝经者称为卵巢早衰，多发生在20~30岁妇女。患者可有正常生育史，然后无诱因突然出现闭经；也可先有月经过少而后长期闭经。患者常有面部潮红、出汗、烦躁等更年期症状。实验室检查示染色体组型为46，XX。血E水平低，FSH、LH增高。

（3）多囊卵巢综合征。主要临床表现为月经不调，起初为月经稀发以后发展为闭经，常伴有不孕。多数患者体毛增多，上唇上方和腹中线都可见毛发增多，且毛发呈男性化分布，部分患者肥胖。妇科检查半数患者可扪及增大的卵巢。实验室检查示染色体组型为46，XX。血LH/FSH比值和T增高。

（4）卵巢男性化肿瘤。临床上较常见的是卵巢含睾丸母细胞瘤。临床主要表现为继发性闭经。体格检查时发现四肢多毛，女性特征减退，乳房及生殖器萎缩，阴蒂增大。妇科检查时盆腔内可扪及卵巢肿瘤。实验室检查示染色体组型为46，XX，血T增高。

（5）垂体瘤。垂体瘤主要为垂体催乳素肿瘤。患者最早的症状为闭经，多数患者开始于20~30岁，有的患者同时有溢乳。随着肿瘤发展可出现视力障碍，主要表现为视野缩小、头痛等。实验室检查示血PRL增高，CT检查可发现垂体肿瘤。

（6）垂体前叶功能减退症，又称席汉综合征。病史中有产后大出血史，产后出现无乳、闭经、性欲减退、第二性征减退、生殖器萎缩。实验室检查示血E、FSH、LH水平均降低，PRL正常或降低。

（7）丘脑下部及中枢神经病变。以下因素均可引起丘脑下部—垂体—卵巢轴功能失调：精神神经因素，如精神紧张、恐惧忧虑、生活环境改变等，消耗性疾病或营养不良，如重度结核、严重贫血等，药物，如避孕药、吩噻嗪类镇静剂等。患者病史中可有上述诱发因素，以后出现闭经。实验室检查示血FSH、LH可在正常范围，但严重者降低，E明显降低。

（8）肾上腺与甲状腺疾患引起的闭经。临床表现除闭经外有肾上腺与甲状腺疾患的症状。

药物治疗

根据闭经的原因进行治疗。

1. 先天性无阴道患者应行人工阴道手术，术后根据体内性激素水平决定是否给予性激素替代治疗。

2. 子宫内膜结核患者首先应给予抗结核治疗。异烟肼，300mg/d，口服；利福平，

600mg/d，口服；吡嗪酰胺，2g/d，口服；链霉素，1g/d，肌注。上述3种或4种药物联合应用，6~9个月为1个疗程。

3. 雄激素不敏感综合征患者往往已习惯于女性环境，可不再改变其性别，但在青春期后需切除其性腺以防其恶变，且术后给予雌激素替代治疗。乙底酚，0.25mg/d；补佳乐，1mg/d；倍美力，0.625mg/d；佳蓉片，9~15片/d。

4. 脱纳综合征患者如染色体组型含有Y染色体者，应切除性腺以防其恶变。为了第二性征的发育和维持，患者需长期应用雌激素替代治疗。如患者有子宫存在，则主张采用雌激素-孕激素人工周期替代疗法，如乙底酚，0.5mg/d，连用25天，第15天加用安宫黄体酮，12mg/d。

5. XY单纯性腺发育不全者需手术切除双侧性腺，术后给予雌激素替代治疗。

6. XX单纯性腺发育不全者需给予雌激素-孕激素人工周期替代疗法。

7. 先天性肾上腺皮质增生患者可用外源性皮质类固醇替代疗法，如地塞米松，0.375~0.75mg/d，口服；有的患者可用促排卵药物如克罗米芬，50~150mg/d，口服；如外生殖器有明显异常可行手术整形。

8. 子宫腔粘连患者需行扩展宫腔及分离粘连手术，术后可放置宫内节育器，并用雌激素-孕激素周期替代疗法6个月。

9. 卵巢早衰患者可行小剂量雌激素替代治疗或雌激素-孕激素周期替代治疗。

10. 多囊卵巢综合征患者根据治疗目的而采用不同的药物。患者希望妊娠，可采用促排卵药物如克罗米芬等；如为了调整月经，可采用孕激素周期治疗，在月经的后半期口服安宫黄体酮12~16mg/d，连用10~15天或肌注黄体酮10~20mg/d，连用5~10天；复方环丙孕酮（达英-35）1片/d，每月用21天。

11. 卵巢男性化肿瘤患者在确诊后首先应行手术切除肿瘤，然后根据患者具体状况决定是否用激素替代治疗。

12. 垂体肿瘤患者一般主张手术治疗，如肿瘤较大而手术又未能全部切除者，术后需加放射治疗或药物治疗，如肿瘤不大可单纯采用药物治疗。目前，国内最常用的药物为溴隐亭，2.5~15mg/d，口服，连用6个月。

13. 垂体前叶功能减退症患者以替代疗法为主，一般采用雌激素-孕激素周期治疗。为了诱发排卵可采用促排卵药物治疗，或根据患者具体情况加外源性肾上腺皮质激素及甲状腺素治疗。

14. 丘脑下部及中枢神经病变患者首先应去除病因，积极治疗原发性疾病。对于原因不明的患者可采用促排卵治疗。

黄体酮注射液

药物类别 孕激素类。

其他名称 安琪坦。

重大提示 对早期流产以外的患者用药前应进行全面检查，确定属于黄体功能不全再使用。

使用方法 肌内注射。

对号入座 严重肝损伤患者禁用（使症状恶化）。肾病、心脏病水肿、高血压患者慎用。

小贴士 偶见恶心、头晕及头痛、倦怠感、荨麻疹、乳房肿胀；长期连续应用可引起月经减少或闭经、肝功能异常、水肿、体重增加等。

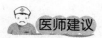

医师建议

闭经患者，首先应确定诱因，详细询问病史，并进行仔细体格检查，排除妊娠、处女膜闭锁或阴道闭锁等引起的假性闭经。然后，采用一定的诊断方法，了解病变所在的部位，进而根据患病部位明确病因。

医师敬告

闭经的原因非常复杂，其复杂性不仅在于涉及下丘脑—垂体—卵巢轴的功能失调，而且在于内分泌器官的器质性病变，如垂体肿瘤，在闭经引起其他症状以前，往往先出现闭经。因此，常易误诊为功能失调性闭经。闭经患者不要盲目给予药物治疗，而首先应在治疗前明确病因，然后根据患者的具体情况再决定如何治疗。

更年期综合征

疾病简介

更年期是指女性自生育旺盛的性成熟期逐渐过渡到老年期的一段岁月。关于更年期的开始，目前国际上公认的是41岁，但关于老年期的开始，各个国家规定不一。一般发达国家规定为65岁，而多数发展中国家规定为60岁。因此，女性的更年期可长达20年或更长。在这个过渡时期中大多数女性出现一系列或轻或重的症状，轻者无明显感觉，不影响工作或学习，重者非常痛苦，不仅影响工作和生活，也影响社会的人际关系及家庭和睦。这些症状通称为更年期综合征。

更年期综合征的发生主要与体内雌激素水平降低有关。女性的衰老变化首先表现为卵巢功能衰竭。当女性接近绝经期时，卵巢中的卵泡明显减少，分泌的雌激素明显降低。随着年龄的增长，卵泡越来越少，雌激素水平也越来越低。当雌激素降低到一定程度时即出现更年期症状。

更年期综合征的主要表现为：

（1）月经紊乱。最初表现为月经周期延长，经期缩短，经量减少，或周期缩短，经量增加，或周期、经期均不规律，以后出现闭经，最后出现绝经。

（2）阵发性潮热及出汗。面颊阵发性潮热或潮红通常是更年期最早出现的症状。

（3）外阴及阴道萎缩。表现为外阴的阴毛减少，皮肤变薄，皮下脂肪也减少。

（4）膀胱及尿道的症状。如尿频、尿急、尿失禁等。

（5）子宫及阴道脱垂。

（6）骨质疏松的症状。主要表现为腰酸腿痛、易骨折、身体渐矮、驼背等。

（7）心血管系统的症状。血压升高，尤以收缩压升高为主且波动明显，心悸、心前区不适、心前区痉挛感、阵发性心动过速或过缓等。

（8）精神神经症状。心情不愉快、忧虑、多愁、多疑、头痛、头晕、易激动、失眠、多虑、烦躁等。

药物治疗

1.单纯雌激素类药物：乙底酚，0.25~0.5mg/d，口服，每月用药21天；补佳乐，1~2mg/d，口服，每月用药21天；倍美力，0.625~1.25mg/d，口服，每月用药28天；尼尔雌醇，2mg/15d，或5mg/30d；康美华，1个贴片/周，贴于腹壁皮肤；妇舒宁，2个贴片/周，贴于腹壁皮肤。上述雌激素类药物连用3个月为1个疗程，每疗程需加用孕激素治疗至少一个月经周期，如安宫黄体酮，12mg/d，口服，每月用药20天。

2.雌－孕激素复合制剂：克龄蒙，1片/d，口服，每月用药21天；倍美安，1片/d，口服，每月用药28天；倍美盈，1片/d，口服，每月用药28天；诺更宁，1片/d，口服，每月用药28天；诺康律，1片/d，口服，每月用药28天。

3.其他激素类药物：利维爱，1片/d，口服，3个月为1个疗程。

4.中药：佳蓉片，9~15片/d，口服，3个月为1个疗程。

尼尔雌醇片

药物类别 雌激素类药。

重大提示 本品的雌激素活性虽较低，但仍有使子宫内膜增生的危险，故应每两个月给予孕激素10天以抑制雌激素的内膜增生作用。一般孕激素停用后可产生撤药性子宫出血，如使用者已切除子宫，则不需加用孕激素。

使用禁忌 5mg/次，每月1次。症状改善后维持量为每次1~2mg，每月2次，3个月为1个疗程。

对号入座 有依赖性疾病（如乳腺癌、子宫内膜癌、宫颈癌、较大子宫肌瘤等）病史者禁用，血栓、高血压患者禁用。

小贴士 ①轻度胃肠道反应，表现为恶心、呕吐、腹胀、头痛、头晕；②突破性出血；③乳房胀痛，白带增多；④高血压；⑤偶有肝功能损害。

特殊人群 孕妇及哺乳期妇女禁用

医师建议

更年期综合征的症状范围很广，几乎涉及全身的各个系统，更年期女性正是各种疾病的易发年龄，因此，极易与其他疾病混淆。对于更年期女性所出现的症状不要盲目作出诊断，必须考虑到各种疾病特别是生殖器官肿瘤的可能性。

随着我国卫生保健事业的迅速发展，更年期综合征的预防也引起了重视。从女性40岁即开始，每年至少进行一次详细的体格检查，如出现更年期的表现及早开始激素替代治疗。如40岁之前切除了卵巢，术后住院期间即应开始雌激素治疗。小于50岁女性如必须手术也应尽可能保留卵巢。

更年期综合征患者，除了给予雌激素为主的激素替代治疗外，还应给予其他卫生保健措施，如饮食中应有充分的维生素、钙及营养，同时适当进行体育锻炼。精神神经症状明显者，家人及同事还应积极给予精神支持治疗。

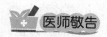
医师敬告

更年期综合征是一个涉及全身各个系统、各个器官逐步由生理状态发展到病理状态的演变过程。在此时期内有很多与年龄相关的疾病同时发生，社会问题、经济问题、家庭生活问题造成的精神反应也参与其中。因此，更年期综合征是一个非常复杂且不易搞清楚的病症，应引起全社会的重视。

据调查，大约80%的更年期女性会出现更年期综合征中的某些症状，但仅有10%的患者到医院就诊。大多数女性认为出现更年期综合征的症状是人生中必有的现象，几年后会自愈，因而不必治疗。但随着人们保健意识的增强，即使无明显的更年期综合征症状，更年期女性也应该给予激素替代治疗，以改善生活质量，减少一些疾病的发生，如高血压、冠心病、骨质疏松及骨折等。

事物都是两方面的，任何药物对人体既有好的作用，同时也有不好的作用。雌激素也是如此，应用不当，对人体会产生伤害，如可增加发生子宫内膜癌及乳腺癌的可能性。因此，患者本人不能盲目应用雌激素替代治疗，应在专业医师指导下进行。另外，妊娠期、严重心脏或循环系统疾病、明显的异常出血倾向、乳腺或子宫内膜癌等患者不能服用雌激素类制剂。

盆腔炎

疾病简介

盆腔炎是妇科常见的一种疾病，包括盆腔生殖器官即子宫、卵巢、输卵管及盆腔腹膜与子宫周围的结缔组织的炎症。

导致盆腔炎的病原体主要是各种化脓性细菌，如链球菌、大肠埃希菌、流感嗜血杆菌等需氧菌，类杆菌、消化链球菌、消化球菌等厌氧菌。实际上，盆腔炎多为需氧菌和厌氧菌的混合感染，通常以厌氧菌为主。近年来结核杆菌、淋球菌等引起的盆腔炎越来越多。

盆腔炎好发于育龄期妇女，尤以25~40岁多见。患者近期可能有分娩、流产、放置宫内节育器、不洁性生活、盆腔手术或其他下腹部手术史。

盆腔炎的主要症状表现为：①发热。通常为38~40℃，多为弛张热型。②疼痛。多为下腹部持续性隐痛或胀痛，阵发性加剧；有的患者表现突发性下腹部剧痛伴腹膜刺激症状。③周围器官刺激或压迫症状。表现为膀胱和直肠刺激症状，如尿频尿急或排尿困难，腹泻、里急后重、黏液便或排便困难。

下腹部压痛、反跳痛及肌紧张为盆腔炎的常见症状。如形成盆腔脓肿，则在子宫后方一侧或两侧可扪及大小不等的肿块，多为囊性，质地较韧，与子宫关系密切，活动性差，触痛明显。位置较低和囊壁较薄的盆腔脓肿在妇科检查时可触及波动感。有的患者有宫颈举痛、后穹窿饱满和触痛。

药物治疗

1.抗生素治疗。由于盆腔炎通常是多种病原体混合感染，在未得到培养结果及药敏结果前，可选用对急性盆腔炎有效的广谱抗生素或联合用药，待培养结果及药敏试验结果出来后，再选用最佳药物治疗方案。另外，抗生素的应用应遵循足量、足够疗程的原则。如经药物治疗病情好转，盆腔脓肿的肿块缩小或消失，可继续用药，直到治愈为止；如经药物治疗病情无好转或盆腔脓肿的肿块不缩小，或怀疑脓肿破溃，则应采用手术疗法；如发现脓肿破溃，应急症手术切除病变组织，并冲洗盆腔，放置引流。

2. 对症支持治疗。对症支持疗法包括卧床休息，维持水、电解质平衡，输全血，输白蛋白及激素治疗等。如有麻痹性肠梗阻则做胃肠减压；如有感染性休克则行扩容治疗；如有营养不良则给予静脉营养疗法。

替硝唑注射液

药物类别　硝基咪唑类。

其他名称　裕宁、济得、捷洛林。

重大提示　①本品滴注速度应缓慢，浓度为2mg/ml时，每次滴注时间应不少于1小时，浓度大于2mg/ml时，滴注速度宜再降低1~2倍。不应与含铝的针头和套管接触，并避免与其他药物一起滴注。②治疗过程中如发生中枢神经系统不良反应，应立即停药。③念珠菌感染者可使症状加重，需同时给抗真菌治疗。

使用方法　静脉滴注，一日1次，一般疗程5~6天。用药期间不应饮用含酒精的饮料，因可引起体内乙醛蓄积，干扰酒精的氧化过程，导致双硫仑样反应，出现腹部痉挛、恶心、呕吐、头痛、面部潮红等。

使用注意　①本品能抑制华法林和其他口服抗凝药的代谢，增强其作用，引起凝血酶原时间延长。②与苯妥英钠、苯巴比妥等诱导肝微粒体酶的药物合用时，可增强本品代谢，使血浓度下降，并使苯妥英钠排泄减慢。③与西咪替丁等抑制肝微粒体酶活性的药物合用时，可减慢本品在肝内的代谢及其排泄，延长本品的血浆消除半衰期（$t_{1/2}$），应根据血药浓度测定结果调整剂量。④本品干扰双硫仑代谢，两者合用时，患者饮酒后可出现精神症状，故2周内应用双硫仑者不宜再用本品。⑤本品可干扰血清氨基转移酶和乳酸脱氢酶的测定结果，使胆固醇、三酰甘油水平下降。⑥本品可干扰丙氨酸氨基转移酶、乳酸脱氢酶、三酰甘油、己糖激酶等的检验结果，使其测定值降至零。

对号入座　对本品或吡咯类药物过敏患者及活动性中枢神经疾病和血液病患者禁用。

小贴士　不良反应少见而轻微，主要为恶心、呕吐、上腹痛、食欲下降及口腔金属味，可有头痛、眩晕、皮肤瘙痒、皮疹、便秘及全身不适。此外，还可有血管神经性水肿、中性粒细胞减少、双硫仑样反应及黑尿，偶见注射部位轻度静脉炎。高剂量时也可引起癫痫发作和周围神经病变。

特殊人群　12岁以下患者禁用；老年人由于肝功能减退，应用本品时药代动力学有所改变，需监测其血浓度。

医师建议

1. 对于怀疑为盆腔炎的患者应了解是否带有宫内节育器，是否有不洁性生活史，近期是否有宫腔手术操作史。

2. 单凭病史、症状及体征只能怀疑患有盆腔炎，不能确定诊断。如有条件尽可能进行血液、超声等实验室检查。对于基本确定为盆腔炎的患者也应进一步明确盆腔炎的性质（急性、慢性、脓肿）。

3.妇科检查时在宫颈口采集的分泌物、后穹窿穿刺时抽吸的分泌物、腹腔镜检查时取得的分泌物应做细菌涂片、细菌培养等检查，并做抗生素敏感试验。

医师敬告

我国妇女盆腔炎的发生率有越来越高的趋势，考虑主要与人工流产等宫腔手术操作增多、放置宫内节育器及不洁性生活等有关。为减少盆腔炎的发生，应采取有效的避孕措施，尽可能减少宫腔手术操作，术前、术中及术后应注意无菌和卫生，同时避免不洁性生活。

慢性盆腔炎、盆腔脓肿等通常由急性盆腔炎发展而来，此阶段的病变往往较顽固，不仅难以治愈，而且影响患者的生育功能。因此，对于急性盆腔炎患者应给予积极、彻底地治疗。如盆腔炎诊断明确，久治不愈，则应去医院，在医师指导下针对病原体进行治疗，根据药敏试验选择最有效的抗生素。

不孕症

疾病简介

夫妇同居两年，未采用避孕措施而未曾怀孕者称为不孕症。新婚夫妇一年内怀孕者占80%以上，因此，也有专家认为婚后一年一直同居，性生活正常，未怀孕者即称为不孕症。不孕症分为原发性不孕和继发性不孕。原发性不孕是指婚后从未妊娠过，继发性不孕是指患者曾经妊娠过，近两年未再妊娠。

不孕症的原因很多，男女双方中有一方有问题，即可影响受孕。女性因素导致不孕者占三分之二，男性因素占三分之一。

导致不孕症的女性因素有：

（1）卵巢因素。包括卵巢先天发育不良、无排卵、黄体功能不健全、腮腺炎后并发的卵巢炎、卵巢功能衰竭或放射线破坏、多囊卵巢、卵巢肿瘤或卵巢囊肿等。

（2）输卵管因素。输卵管发育不全、过度细长弯曲、管壁肌肉收缩功能减弱、上皮纤毛蠕动减退、输卵管伞端封闭、输卵管闭塞。

（3）子宫因素。子宫先天性畸形、子宫肌瘤、子宫内膜炎。

（4）子宫颈因素。雌激素不足、子宫颈管感染可改变子宫颈黏液的性质和量，子宫后位使子宫颈口朝上，均影响受孕。

（5）阴道因素。阴道损伤后形成的粘连瘢痕性狭窄、先天性无阴道、阴道横膈等。

（6）染色体异常、肾上腺性腺综合征、睾丸女性化等。

（7）免疫因素。包括同种免疫及自身免疫。

导致不孕症的男性因素有：

（1）外生殖器畸形。如阴茎过小、过大、损伤、炎症等。

（2）生殖细胞成熟缺陷。如腮腺炎并发的睾丸炎、睾丸损伤、放射线照射等。

（3）内分泌功能障碍。如甲状腺功能减退、肾上腺皮质功能亢进等。

（4）自身免疫反应。如男性有自身免疫抗体。

（5）精索静脉曲张。

（6）输精管道阻塞。

药物治疗

引起不孕症的原因很多，必须在明确不孕症的病因后针对不同病因在医师指导下治疗。阴道炎及宫颈炎可在阴道内放置药物局部治疗，如灭滴灵栓剂、康妇特栓剂、山庆软膏等。详见阴道炎节内容。

附件炎或盆腔炎可采用中西医结合综合治疗。临床上常用的中成药有妇科千金片，每次6片，口服，每日3次；金刚藤糖浆，每次20ml，口服，每日3次；妇宝冲剂，每次2包，口服，每日3次；康妇消炎栓，每日1枚置于肛门内。或如下方剂：当归12g，赤白芍各12g，丹参15g，败酱15g，双花15g，蒲公英15g，鸡血藤15g，泽兰12g等，每日1付，水煎后口服，或水煎后灌肠。吡哌酸（PPA），每次2片，每日3次，口服；氟嗪酸（泰利必妥），每次2片，每日3次，口服；灭滴灵，每次2片，每日2次，口服；替硝唑，每次2片，每日2次，口服；阿莫仙，每次2片，每日3次，口服；安奇，每次2片，每日3次，口服；头孢拉啶胶囊，每次2片，每日3次，口服。

如患者伴有输卵管不通或通而不畅，除应用上述药物外，可在每次月经干净3~7天时给予输卵管通水。如有条件，可在宫腔镜下行输卵管插管通水术。

如不孕是由于不排卵或排卵功能差所致，则可根据患者情况选择或联合应用下列促排卵药物。枸橼酸氯米芬片，50~150mg/d，口服，月经第5天开始服药，连用5天；人绝经后促性腺激素（hMG），75~150U/d，肌注，月经第6天开始用药，连用7~10天；绒毛膜促性腺激素（hCG），1000~5000U/d，肌注，排卵前用药，连用3~15天。

如不孕是由于男方精子数少或不液化或液化时间长所致，男方可服用：益肾丸，2~4丸/d，口服；佳蓉片，9~15片/d，分3次口服；维生素E，1~3片/d，口服；枸橼酸氯米芬片，50~150mg/d，口服。

氯米芬

药物类别　促性腺激素类。

其他名称　克罗米芬、氯酚胺、舒经芬。

重大提示　动物实验证明，本品可致畸胎。用药期间应每日测量基础体温，以监测患者的排卵与受孕，一旦受孕立即停药。

使用注意　治疗前须测定肝功能，治疗1年以上者，须进行眼底及裂隙灯检查；用药期间若出现视力障碍应立即停药并进行相应检查，或按需检测：①促排卵激素（FSH）及促黄体生成激素（LH）；②长期用药者检测血浆24-去氢胆固醇含量，查明用药对胆固醇合成的影响；③血浆皮质激素传递蛋白含量；④血清甲状腺素含量；⑤性激素结合球蛋白含量；⑥磺溴酞钠（BSP）肝功能实验；⑦甲状腺素结合球蛋白含量（可能增多）。

对号入座　原因不明的不规则阴道出血、子宫肌瘤、卵巢囊肿、肝功能损害、精神抑郁、血栓性静脉炎等禁用。多囊卵巢综合征慎用。

小贴士　①较常见的不良反应有：肿胀、胃痛、盆腔或下腹部痛（卵巢增大或囊肿形成或卵巢纤维瘤增大、较明显的卵巢增大，一般发生在停药后数天）。②较少见的有：

视力模糊、复视、眼前感到闪光、眼睛对光敏感、视力减退、皮肤和巩膜黄染。③下列反应持续存在时应予以注意：潮热、乳房不适、便秘或腹泻、头昏或晕眩、头痛、月经量增多或不规则出血、食欲和体重增加、毛发脱落、精神抑郁、精神紧张、好动、失眠、疲倦、恶心呕吐、皮肤红疹、过敏性皮炎、风疹块、尿频等，也可有体重减轻。国外有极个别发生乳腺癌、睾丸癌的报告。

特殊人群　孕妇禁用。

医师建议

1. 寻找病因。不孕症的原因很多，牵连的面较广，既包括男女双方的问题，又有双方家系的问题。因此，检查及治疗前必须了解男女双方的详细病史。

2. 体格检查。包括全身检查及妇科检查，以排除某些全身性疾病及生殖器官畸形等。

3. 必要的特殊检查。在治疗不孕症之前根据患者的具体情况选择相关的特殊检查，如超声检查、输卵管通水试验、生殖内分泌激素测定、基础体温测定、宫颈黏液检查、子宫内膜诊刮后病理检查、男方的精液检查等。

4. 了解必要的性知识。夫妇双方需要了解基本的性知识，掌握预测排卵的方法。

医师敬告

1. 男女双方身体状况也可影响怀孕，只有夫妇双方具有健康的身体，才有利于怀孕和怀孕后胎儿的正常生长发育。因此，体弱多病者，要注意体育锻炼，增强体质。

2. 男女双方要戒除吸烟、酗酒的恶习。

3. 针对病因采取合适的治疗措施，不要盲目用药。如在输卵管通而不畅的情况下促排卵治疗，虽然部分患者可正常怀孕，但也有部分患者可能为宫外孕。如盲目应用促排卵药物或盲目加大剂量，则可导致多胎妊娠及卵巢过激综合征。

孕　期

疾病简介

孕期是指妇女的整个妊娠时期，即从妊娠开始至胎儿娩出。临床上为了便于计算，妊娠开始从末次月经的第一天计算，正常孕期为280天或40周。

怀孕后有什么临床表现呢？①月经停止来潮：月经周期正常的健康已婚妇女，如月经过期1~2周尚未来潮，应首先考虑妊娠。②恶心或伴有呕吐：一般在停经6周后出现，在停经12周后自然恢复；恶心、呕吐常在早晨出现，通常在数小时内消失。③尿频：在妊娠早期，由于子宫增大，在盆腔内压迫膀胱，可出现尿频现象，可持续数月。④乏力：在妊娠早期常常出现乏力现象，其原因尚不清楚。⑤阴道黏膜着色：阴道黏膜充血，呈紫蓝色或紫红色，宫颈变软、着色。⑥子宫增大：随孕期增长，子宫也相应增大，在妊娠12周时子宫底可在耻骨联合上扪及。⑦感觉胎动、扪及胎体：一般在停经16~29周时，孕妇自觉腹内有轻微胎动，以后逐渐增强。⑧乳房增大、乳晕着色并有乳汁分泌，皮肤色素增加及腹纹出现。

除上述临床表现外，某些实验室检查有助于确定怀孕。①妊娠试验。临床上主要采用免疫学方法测定血、尿中绒毛膜促性腺激素（hCG）的含量。如hCG阳性说明体内存在滋养细胞，可能怀孕。②黄体酮试验。对疑诊为早孕的妇女，每日肌注黄体酮10~20mg，连用3~5天，停药后如无出血，说明怀孕的可能性较大。③超声检查。B超检查时可发现增大的子宫，妊娠5周后可看到宫腔内的妊娠囊、胎心搏动或胎儿。

药物治疗

孕期饮食应富含充分的蛋白质、脂肪、糖类、维生素、矿物质及微量元素，或自妊娠早期开始补充适量叶酸。孕期，特别是妊娠早期，一般认为应尽可能不用任何药物。因为很多药物，尤其是分子量在1000以下或蛋白质结合率低的药物，易通过胎盘屏障进入胎儿体内。如在孕期，特别是在孕早期应用，必须慎重考虑是否会影响胎儿生长发育。如必须服用，应在医师指导下进行。

如出现恶心、呕吐等较严重的妊娠反应，可给予维生素B_6，20mg，每日3次，口服；维生素C，200mg，每日3次，口服。如出现妊娠剧吐者应给予输液等对症支持治疗，如10%葡萄糖注射液500~1000ml，5%葡萄糖盐水注射液500~1000ml，5%碳酸氢钠注射液250~500 ml，上述液体内加入维生素C 2g、维生素B_6 400mg，静脉滴注，每日1次。

如出现腹痛、阴道少量流血等先兆流产症状，可给予维生素E、舒喘灵、黄体酮、绒毛膜促性腺激素等治疗。

孕期如出现消化不良症状可给予维生素B_1，20mg，每日3次，口服，或复合维生素B，2片，每日3次，口服；酵母片，3片，每日3次，口服，或多酶片，3片，每日3次，口服；也可服用健脾开胃的中药汤剂。

如出现下肢肌肉痉挛、腰酸等症状，应给予钙剂和维生素D等治疗。如活性钙1~3片，每日3次，口服；纳米钙，1~3片，每日3次，口服；钙尔奇D，1片，每日3次，口服；鱼肝油丸，1~2丸，每日3次，口服。

妊娠晚期的妇女常出现贫血，以缺铁性贫血为常见。因为妊娠后半期孕妇对铁的需要量增加，单靠日常饮食补充则不足所需。有人主张在妊娠晚期应常规补充铁剂，如硫酸亚铁，0.3g，每日3次，口服；福乃得，1片，每日1次，口服。

孕期如发生炎症，在选用抗生素时，首先选择青霉素类抗生素，其次为头孢菌素类抗生素；禁用或慎用大环内酯类、氨基苷类、磺胺类抗生素；如发生病毒性感染如感冒，可选用大青叶合剂等中药治疗。

医师建议

为保障母儿健康和优生优育，应重视和加强孕期自我保健，了解相关知识，并定期进行产前检查。一般要求在妊娠早期做1次全面检查，确定怀孕日期，排除生殖道异常及高血压、肝炎等合并病。妊娠1~7个月，每月进行产前检查1次；妊娠7~9个月时，每2周进行产前检查1次；妊娠的最后1个月，则要求每周进行产前检查1次。由专业医生对孕妇的年龄、职业、末次月经及预产期、本次妊娠情况、既往月经史、既往妊娠史、过去史及家族史等，以及身高、步态、血压、体重、有无水肿、贫血等身体状况，胎儿发育情况如胎位、胎心、腹围、宫高、骨盆等做详细检查和记录，如有必要，尚需定期行血常规、尿常规、肝功、乙肝抗原系列、超声检查，或进行产前遗传学检查，以排除某些罕见的遗传性疾病等。

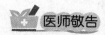 **医师敬告**

妊娠是一个正常的生理过程，但由于胎儿的生长发育使母体的各个器官都增加了负担，妊娠期间，多数孕妇都会遇到一些不同程度的功能性和病理性问题。所以，应了解妊娠的基本知识和孕期的基本卫生保健知识，接受由专业人士进行的有关咨询及培训。

妊娠早期（妊娠前3个月）是孕期非常关键的3个月。妇女怀孕后最好在妊娠早期进行一次全面检查，可及早发现贫血、高血压、心脏病、结核病、肝炎等，并及时治疗；如不宜继续妊娠，可及早终止；可能有遗传性疾病及胎儿畸形者，需及早进行产前诊断。妊娠早期也是胚胎对外界环境最敏感的时期。受孕后15~25天，是胚胎神经组织发育时期；受孕后20~40天，是胎儿心血管发育时期；受孕后24~46天，是肢体发育时期。上述时期内如受到外界不良因素的影响，可能产生畸形。如在妊娠早期感染风疹病毒或其他病毒，可导致先天性白内障、先天性心脏病等；如接触放射性物质可能会导致小头畸形、颅骨缺损等；如服用某些药物也可导致多种不同的畸形。在此时期内，孕妇应尽可能避免接触放射线、有毒的物质，禁止使用对胎儿可能有不良影响的药物如麻醉药物、镇静催眠药物、抗癫痫药物、止痛药物及某些抗生素等。

妊娠晚期由于母体的负担不断加重，妊娠高血压综合征、胎盘早期剥离、前置胎盘、胎儿宫内发育迟缓、早产等妊娠并发症容易发生。此时，孕妇应定期做妇科检查，及早发现并解除病情。

高危妊娠

 疾病简介

妊娠期某种并发症，或某种致病因素，危害母婴或导致难产者，通称为高危妊娠。具有高危妊娠因素的孕妇称为高危孕妇。高危妊娠有其高发人群及一定的临床表现，充分了解，可避免其发生发展，或减轻其对母婴的危害。

通常，有下列情况之一者即属高危妊娠。

（1）孕妇年龄小于18岁或大于35岁。

（2）有异常妊娠病史者。如自然流产、异位妊娠、早产、死产、死胎、难产、新生儿死亡、新生儿溶血性黄疸、新生儿畸形或有先天性疾病或遗传性疾病等。

（3）孕期出血。如先兆流产或早产、前置胎盘、胎盘早剥。

（4）妊娠高血压综合征。

（5）妊娠合并内科疾病。如心脏病、糖尿病、肾炎、甲状腺功能亢进、血液病、传染性肝炎、病毒感染（风疹、水痘等）。

（6）妊娠期接触大量放射线、化学性毒物或服用对胎儿有影响的药物等。

（7）母儿血型不合。

（8）胎盘功能不全。

（9）过期妊娠综合征。

（10）骨盆异常、软产道异常、胎位异常。

（11）盆腔肿瘤或有手术史、多胎妊娠、羊水过多等。

药物治疗

通常孕妇所需的热量比非孕妇多300cal/d，每日需额外补充蛋白质10g。此外，需增加维生素、烟酸、叶酸等的摄入。孕期第4~9个月期间，每日应进食蛋白质75~80g、脂肪100g、碳水化合物200g、钙1.5g、维生素A 6000U、硫胺1.5g、铁15mg、核黄素2.5mg、烟酸15mg、抗坏血酸（维生素C）100mg、维生素D 400U。

母体补充葡萄糖有助于提高胎儿糖原储备，或补充其消耗，以增强母儿对缺氧的代偿力。因此，胎盘功能减退的孕妇，除了卧床休息外，首先应补充足够的葡萄糖。临床上一般采用10%葡萄糖500ml中加入维生素C 2g，缓慢静滴，每日1次，5~7天为1个疗程。

在充足的供氧条件下，每分子葡萄糖能提供32个高能键，可使32分子ADP转化为ATP，但在无氧的条件下，每分子葡萄糖仅能提供3个高能键，使3分子ADP转化为ATP。因此，高危妊娠孕妇应给予足够的氧气。除保持通风或增加户外活动（以散步为宜）外，可给予吸氧，每日2~3次，每次0.5~1.0小时。

医师建议

高危妊娠患者要加强围产期监护，定期产前检查，及早发现孕妇及胎儿异常状况，预测胎儿的成熟度并采取合适的措施及时处理。高危妊娠的围产期监护主要有以下几方面的内容。

1.确定胎龄。如果孕妇的月经平时规律，即每月1次，且末次月经未记错的话，则可以根据末次月经推算预产期，再根据预产期确定胎龄。离预产期越近则胎龄越大，胎儿也就越成熟，出生后胎儿的存活率也就越大。胎儿满37周即称为足月儿，出生后婴儿存活率高。如果孕妇的末次月经未记清楚，或月经紊乱，则可以根据妊娠反应，或胎动或怀孕早期的妇科检查，或超声检查结果确定胎龄。妊娠早孕反应一般在妊娠的第6周出现，孕妇初感胎动一般在妊娠18~20周。

2.了解胎儿发育情况。确定怀孕后应定期进行产前检查。主要内容有孕妇体重、子宫底高度、腹围、胎儿大小等，观察上述指标是否逐渐增长。

3.了解胎儿在宫腔内是否安适。胎儿在宫腔内是否缺氧可通过观察胎心率、胎动等了解。正常胎儿的胎心率在120~160次/min，如果小于120或大于160次/min，说明胎心率异常，可能存在胎儿缺氧情况。正常胎儿的胎动次数为30~40次/d，如果12小时内胎动次数小于10次，则说明胎动减少。胎动为胎儿宫内安危的敏感指标，如果胎动明显减少或胎动消失，则提示胎儿在宫内严重缺氧，应采取积极措施处理。

4.超声检查。胎儿大小与妊娠周数密切有关，超声检查可通过测量胎儿的双顶径、股骨长度、腹围、头围等预测胎儿大小，估计胎儿妊娠周数及预产期。足月妊娠胎儿的双顶径在8.0~10.0cm，如果胎儿的双顶径达8.5cm以上，则胎儿发育成熟，体重一般大于2500g。超声检查可通过观察胎盘成熟度了解胎儿成熟情况，如果胎盘成熟度达Ⅲ级，则认为胎儿成熟。

5.胎儿电子监护。可通过电子仪器连续检测胎心率的变化、胎动情况及子宫收缩情况。正常胎心率在120~160次/min，且有小而快的有节律的周期性变化，胎动时，相应地出现胎心率加速。

6.实验室检查。可通过测定孕妇血、尿、羊水中的雌激素、肌酐、胎盘泌乳素、耐热性碱性磷酸酶、甲胎蛋白、卵磷脂、鞘磷脂等，了解孕妇的胎盘功能、胎儿成熟度及胎儿有无畸形等。

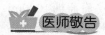 **医师敬告**

孕妇在妊娠期可并发各种疾病而需应用药物，但大多数药物可通过胎盘从母血进入胎儿体内。有些药物有致畸作用，故孕妇用药要慎重。但妊娠期如果孕妇患病仍需合理的、积极药物治疗，否则如疾病存在或发展也会影响孕妇和胎儿的健康。因此，应正确对待孕妇用药问题，既不能滥用乱用，也不能一概拒绝。但如果必须用药，一定在医师指导下进行。

药物对母婴的影响，因受孕时间的不同而异。在受精后1周内，即停经的第3周，受精卵尚未种植于子宫内膜，此期间胚胎一般不受孕妇用药的影响。在受精后8~14天，即停经的第4周，受精卵刚种植于子宫内膜，胚层尚未分化，此期间服用药物可导致妊娠流产，但对胎儿并无致畸作用。在受精后3~8周，即停经的第5~10周，是胚胎发育的最重要阶段，各器官都在这一阶段内分化发育，此时期最容易受药物和外界环境的影响而致畸。受精8周，即停经10周后，胎儿的各器官已分化完成，此时期孕妇用药引起胎儿畸形的可能性也就很小了。

妊高症

疾病简介

妊高症全称为妊娠高血压综合征，又称为EPH综合征、子痫前期与子痫。妊高症常发生于妊娠20周以后，临床表现为高血压、水肿、蛋白尿，严重时出现抽搐、昏迷，心、肾功能衰竭，甚至发生母婴死亡。

具有以下因素者易发生妊高症：

（1）精神过分紧张或精神受到刺激者。

（2）寒冷季节或气温变化过大时。

（3）年轻初孕妇或高年初孕妇。

（4）具有慢性高血压、肾炎、糖尿病等疾病或具有妊高症家族史者。

（5）营养不良如低蛋白血症、严重贫血、体型矮胖者。

（6）子宫张力过大者如双胎、羊水过多、葡萄胎等。

妊高症患者的主要临床表现为：

（1）高血压。血压高于或等于130/90mmHg，或血压较前升高30/15mmHg，即为异常。

（2）水肿。如经卧床休息6~8小时下肢水肿仍未消退者，应视为异常。

（3）蛋白尿。蛋白定量为0.5g/24小时者或尿蛋白定性阳性者。

如妊高症进一步发展，可能出现头痛、眼花、视物模糊、胸闷、心慌等症状，甚至出现抽搐、昏迷。

药物治疗

轻度妊高症以休息为主，可给予鲁米那钠等镇静剂。中、重度妊高症可根据患者具体情况给予解痉、降压、扩容、镇静、利尿等治疗。

解痉药物首选硫酸镁，每日总量为30~35g，首次剂量为25%硫酸镁10ml加50%葡萄糖20ml，经静脉缓慢推注，以后再用25%硫酸镁60ml加入右旋糖酐或葡萄糖1000ml中，以1~1.5g/h的速度经静脉滴注。应用硫酸镁过程中注意观察患者膝反射、尿量、心率等。

临床上虽然降压药物很多，但不影响心排出量、肾血流量及胎盘灌注量的药物并不多。临床上常用于妊高症的药物为肼屈嗪，10~20mg口服，每日2~3次或40mg加入5%葡萄糖溶液500ml中静脉滴注；或立其丁，10~30mg加入葡萄糖等液体中静滴，或冬眠1号（杜冷丁100mg，氯丙嗪50mg，异丙嗪50mg）半量肌注或静滴，或心痛定，10mg，口服，3次/d，维生素P 20mg，口服，每日3次。

临床上常用的扩容药物有白蛋白、血浆、全血、右旋糖酐、706代血浆、平衡液、碳酸氢钠等。如红细胞压积>35%，全血黏度比值>3.6，血浆黏度比值>1.6，则考虑使用扩容药物。

妊高症时不能盲目应用脱水剂或利尿剂，一般在扩容的基础上给予脱水剂或利尿剂。临床上常用的利尿剂有速尿，20~40mg肌注或加入葡萄糖液体缓慢静推；甘露醇，200~250ml静滴；25%葡萄糖液静脉滴注；双氢克尿噻，25mg，口服，每日服3次；氨苯蝶啶，50mg，口服，每日3次。

临床上常用的镇静剂有安定、鲁米那钠、冬眠Ⅰ号、水合氯醛等。

硫酸镁注射液

药物类别　解痉药。

重大提示　①用药期间突然出现胸闷、胸痛、呼吸急促，应立即听诊，必要时胸部X线摄片，以便及早发现肺水肿。②如出现急性镁中毒，可用钙剂静注解救，常用10%葡萄糖酸钙注射液10ml缓慢注射。③保胎治疗时，不宜与肾上腺素β受体激动药，如利托君（ritodrine）同时使用，否则易引起心血管系统不良反应。

使用方法　根据需要调整。

使用注意　与硫酸镁配伍存在禁忌的药物有硫酸多黏菌素B、硫酸链霉素、葡萄糖酸钙、盐酸多巴酚丁胺、盐酸普鲁卡因、四环素、青霉素和萘夫西林（乙氧萘青霉素）。应用硫酸镁注射液前须检查肾功能，肾功能不全者慎用，用药量应减少。每次用药前和用药过程中，定时做膝腱反射检查，测定呼吸次数，观察排尿量，检查血镁浓度至出现膝腱反射明显减弱或消失，或呼吸次数每分钟少于14~16次。每小时尿量少于25~30ml或24小时少于600ml，应立即停药。

对号入座　心肌损害、心脏传导阻滞者慎用或不用。

小贴士　①静脉注射硫酸镁常引起潮热、出汗、口干等，静脉注射速度过快可引起恶心、呕吐、心慌、头晕，个别出现眼球震颤，减慢注射速度症状可消失。②肾功能不全，或用药剂量大，可发生血镁积聚，血镁浓度达5mmol/L时，可出现肌肉兴奋性受抑制，感觉反应迟钝，膝腱反射消失，呼吸开始受抑制；血镁浓度达6mmol/L时可发生呼吸停止和心律失常，心脏传导阻滞；浓度进一步升高，可使心跳停止。③连续使用硫酸镁可引起便秘，部分患者可出现麻痹性肠梗阻，停药后好转。④极少数血钙降低，再现低钙血症。⑤镁离子可自由透过胎盘，造成新生儿高血镁症，表现为肌张力低、吸吮力差、不活跃、哭声不响亮等，少数有呼吸抑制发生。⑥少数孕妇出现肺水肿。

特殊人群 老年患者尤其年龄在60岁以上患者慎用。孕妇慎用其导泻，哺乳期妇女禁用。

医师建议

根据病史和典型的临床表现，诊断并不困难。但病情估计及对某些具有相似临床表现的疾病鉴别却较困难。因此，必须根据对病史、好发因素、体检及辅助检查等的全面分析，方能作出正确诊断，包括病情轻重、分类以及有无并发症等，以便制定正确的处理措施。妊高症应与妊娠合并原发性高血压或慢性肾炎等相区别。子痫应与癫痫、脑溢血、癔病、糖尿病所致的酮症酸中毒或高渗性昏迷、低血糖昏迷等相区别。

各级妇幼保健组织应积极推行孕期健康教育，切实开展产前检查，做好孕期保健工作。注意孕妇的营养与休息，指导孕妇减少脂肪和过多盐的摄入，增加蛋白质、维生素、铁、钙及含锌等微量元素食物的摄入，对预防妊高症有一定作用。妊娠期孕妇足够的休息和心情愉快，也有助于抑制妊高症的发生和发展。

医师敬告

妊高症，特别是重度妊高症，可发生胎盘早剥、肺水肿、凝血功能障碍、脑溢血、急性肾功能衰竭、HELLP综合征（溶血、肝酶升高、血小板减少）、产后出血及产后血循环衰竭等并发症，患者可导致死亡。妊高症时，由于子宫血管痉挛所引起的胎盘供血不足和胎盘功能减退，可致胎儿窘迫、胎儿发育迟缓、死胎或新生儿死亡。

顺 产

疾病简介

妊娠满28周及以后，胎儿及附属物从临产发动至从母体全部娩出的过程，称为分娩。妊娠满37周至不满42周间分娩，称为足月产。决定分娩的三因素为产力、产道及胎儿。如果三因素正常并能相互适应，胎儿顺利经阴道自然娩出，为自然分娩，又称为顺产。

将胎儿及其附属物从子宫内逼出的力量，称为产力。产力包括子宫收缩力、腹肌及膈肌收缩力和肛提肌收缩力。临产后的子宫收缩力（简称宫缩）迫使宫颈管短缩直至消失、宫口扩张、胎先露部下降和胎盘胎膜娩出。临产后的正常宫缩具有节律性、对称性、极性和缩复作用。节律性是临产的重要标志之一。正常宫缩是子宫体部不随意、有节律的阵发性收缩。每次阵缩总是由弱渐强（进行期），维持一定时间（极期），随后由强渐弱，直至消失进入间歇期。间歇期子宫肌肉松弛。阵缩如此反复出现，直至分娩全过程结束。对称性和极性系指正常宫缩起自两侧子宫角部，以微波形式迅速向子宫底中线集中，左右对称，然后以每秒约2cm速度向子宫下段扩散，约15秒均匀协调地遍及整个子宫，此为子宫收缩的对称性。宫缩以子宫底部最强最持久，向下则逐渐减弱，子宫底部收缩力的强度几乎是子宫下段的2倍。缩复作用为每当宫缩时，子宫体部肌纤维短缩变宽，收缩之后肌纤维又重新松弛，但不能完全恢复到原来的长度，经过反复收缩，肌纤维越来越短。缩复作用随妊娠进展使子宫腔内容体积逐渐缩小，迫使胎先露部不断下降及颈管逐渐消失。腹肌及膈肌收缩力（腹压）是第二产程时娩出胎儿的重要辅助力量。肛提肌收缩力有协助胎先露部在骨盆腔进行内旋转的作用。

产道是胎儿娩出的通道，分为骨产道与软产道两部分。骨产道指真骨盆，是产道的重要部分。骨产道的大小、形状与分娩关系密切。软产道是由子宫下段、宫颈、阴道及骨盆底软组织构成的管道。

胎儿能否顺利通过产道，除产力和产道因素外，还取决于胎儿大小、胎位及有无畸形。在分娩过程中，胎儿大小是决定分娩难易的重要因素之一。胎儿过大致头径线大时，尽管骨盆正常大，因颅骨较硬，胎头不易变形，也可引起相对性头盆不称造成难产。产道为一纵行管道。若为纵产式（头位或臀位），胎体纵轴与骨盆轴相一致，容易通过产道。头位时，在分娩过程中颅骨重叠，使胎头变形，周径变小，有利于胎头娩出。臀位时，胎臀先娩出，阴道不能充分扩张，当后出胎头娩出时又无变形机会，使胎头娩出困难。横位时，胎体纵轴与骨盆轴垂直，妊娠足月的活胎不能通过产道。胎儿某一部分发育异常，如脑积水、联体儿等，由于胎头或胎体过大，通过产道常发生困难。

分娩发动之前，往往出现一些预示孕妇不久将临产的症状，称为先兆临产。①假临产。特点是宫缩持续时间短且不恒定，间歇时间长且不规律，宫缩强度不增加，常在夜间出现而于清晨消失。②胎儿下降感。初孕妇多有胎儿下降感，感到上腹部较前舒适，进食量增多，呼吸较轻快，常伴有尿频症状。③见红。在分娩发动前24~48小时内，经阴道排出少量血液，是分娩即将开始的一个比较可靠的征象。

临产开始的标志为有规律且逐渐增强的子宫收缩，持续30秒或以上，间歇5~6分钟，同时伴随进行性宫颈管消失、宫口扩张和胎先露部下降。

分娩全过程是从出现规律宫缩开始至胎儿胎盘娩出为止，临床通常分为3个产程。第一产程，从开始出现间歇5~6分钟的规律宫缩，到宫口开全，初产妇需11~12小时，经产妇需6~8小时。第二产程，从宫口开全到胎儿娩出，初产妇需1~2小时，经产妇通常数分钟即可完成。第三产程，从胎儿娩出到胎盘娩出，需5~15分钟，不超过30分钟。

药物治疗

分娩过程中如出现胎儿缺氧应边查找原因边处理，需立即给产妇吸氧，改为左侧卧位，静推50%葡萄糖液及维生素C等处理。若破膜超过12小时尚未分娩者，酌情给予抗炎药物预防感染。若产妇精神过度紧张，宫缩时喊叫不安，应在宫缩时指导做深呼吸动作，或用双手轻揉下腹部或静推安定10mg或静推杜冷丁75~100mg（估计4小时内不能分娩者）。若产妇腰骶部胀痛时，可用手拳压迫骶部，也可选用针刺双侧太冲及三阴交穴。如果出现宫缩乏力，可给予0.5%催产素静滴。

医师建议

为认真细致观察产程，做到检查结果记录及时，发现异常尽早处理，目前多采用产程图。即以临产时间（h）为横坐标，以宫口扩张程度（cm）为纵坐标在左侧，先露下降程度（cm）在右侧，画出宫口扩张曲线和胎头下降曲线，对产程进展可一目了然。

用听诊器于潜伏期、宫缩间歇时每1~2小时听胎心一次，进入活跃期后，宫缩频时应每15~30分钟听胎心一次，每次听诊1分钟。第一产程后半期，当宫缩时胎心率减慢，若宫缩后胎心率不能迅即恢复，或胎心率<120次/min或>160次/min，均提示胎儿缺氧。

　　第一产程期间，应每隔4~6小时测量一次血压。若发现血压升高，应增加测量次数，并给予相应处理。鼓励产妇少量多食，吃高热量易消化食物，并注意摄入足够水分，以保证精力和体力充沛。临产后，若产妇宫缩不强，未破膜，可在病室内适当活动，若初产妇宫口近开全，或经产妇宫口已扩张4cm时，应卧床并行左侧卧位。临产后，应鼓励产妇每2~4小时排尿一次。若初产妇宫口扩张<4cm、经产妇<2cm时，应行温肥皂水灌肠。临产后，应适时在宫缩时行肛门检查，临产初期隔4小时查一次，经产妇或宫缩频者的间隔应缩短。肛查可以了解宫颈软硬程度、厚薄，宫口扩张程度，是否已破膜，骨盆腔大小，确定胎位以及胎头下降程度。

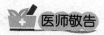 医师敬告

　　分娩过程能否顺利完成，取决于产力、产道、胎儿三个因素。任何一个或一个以上因素发生异常以及三个因素间相互不能适应，分娩过程受阻，称为异常分娩，通常称为难产。分娩过程中，顺产与难产可在一定条件下相互转化。若处理不当，可使顺产转变为难产；若处理得当，可使难产转危为安，使难产成为顺产。因此，当出现异常分娩时，要仔细分析三个因素的关系，及时处理，保证产妇及胎儿能安全度过分娩期。

　　　　　　　　　　　　　　　　　　　　　　　　　（张友忠　李春光）

第四章 儿 科

维生素 D 缺乏症

📋 疾病简介

本病是婴幼儿时期较常见的营养缺乏症，以钙磷代谢失常及骨组织钙化不良为特征。严重者造成骨骼畸形，称为维生素D缺乏性佝偻病，也有因此造成神经肌肉兴奋性增高，发生惊厥或肌肉痉挛，称为佝偻病性手足搐搦症。本病在我国的发病率已经在逐步降低，但轻中度的佝偻病仍不少，尤其在我国北方地区更为常见。

佝偻病产生的主要原因有以下几点：

（1）维生素D摄入不足。母乳和牛乳含维生素D均较少，不能满足需要，尤其是牛乳，虽然钙磷的含量高，但二者的比例不适合肠道吸收，更易导致佝偻病。单纯用谷物喂养的婴儿佝偻病的发病率也较高。

（2）日光照射不足。人皮肤内的一些化学物质经日光中紫外线的照射可转变为内源性维生素D，这是人体维生素D的主要来源。小儿室外活动时间少，又不开窗（玻璃可阻挡紫外线），城市中空气尘埃阻挡紫外线，北方天气寒冷，都能使内源性维生素D生成减少，是佝偻病发病的重要因素。

（3）生长发育速度快。小儿骨骼生长迅速，钙磷的需要量大，容易相对缺乏维生素D，早产儿、双胞胎、低出生体重儿更易患佝偻病。

（4）其他疾病或药物的作用。肝胆、胃肠的多种疾病都可使维生素D吸收不良，很多药物也可能影响钙的吸收。这些都是维生素D缺乏的病因。

佝偻病的临床表现多种多样，按病情的发展过程可以分为4期。

（1）活动早期。精神神经症状是此期的主要症状，小儿易激惹，睡眠不好，夜惊，多汗，枕部的头发因出汗和睡眠时烦躁摩擦而脱落，称为枕秃，此时的骨骼症状多不明显。

（2）活动期。上述精神神经症状更加明显，同时出现骨骼的改变，如头部有颅骨软化、方颅、前囟迟闭、乳牙萌出延迟等。3~6个月的婴儿颅骨发育最快，最容易出现颅骨软化。胸廓骨骼畸形可表现为肋骨串珠、肋膈沟、鸡胸或漏斗胸。腕踝关节处、下肢也会发生畸形，典型的表现是"X"或"O"形腿。活动性佝偻病患儿由于久坐而引起脊柱后突畸形。严重的患者甚至出现骨盆畸形，女孩成年后可因此而难产。除了上述骨骼系统的病变，活动期佝偻患者还有肌肉关节松弛、神经系统发育迟滞等。

（3）恢复期。经过治疗，临床症状如激惹、烦躁、出汗等逐渐好转直至消失，精神转活泼，血清钙磷水平恢复正常。骨骼病变也于2~3周内改善。

（4）后遗症期。活动期的症状全部消失，仅严重的佝偻病患儿留有轻重不等的骨畸形，如"X"或"O"形腿、方颅、鸡胸等，大多见于3岁以后，并在以后的生长发育中逐渐自行矫正。

维生素D缺乏性手足搐搦症也是维生素D缺乏常见表现，主要见于4个月至3岁的婴幼儿，主要临床表现是惊厥、喉痉挛和手足搐搦，幼小婴儿常出现惊厥，表现为突然意识丧失、四肢抽动、两眼上反，发作频率和持续时间不一。喉痉挛也多见于幼小婴儿，喉部的肌肉和声门突然痉挛，导致呼吸困难，严重者发生窒息甚至死亡。手足搐搦多见于2岁以上的小儿，为突发的手足痉挛呈弓样。

药物治疗

1.维生素D制剂。活动早期给维生素D，每日125~250μg，持续1个月后改服预防量；活动期给维生素D，每日250~500μg，持续1个月后改服预防量；恢复期可用预防量维持。当小儿拒绝口服或为重症或有肺炎、腹泻、急性传染病时，可考虑肌内注射维生素D_2或维生素D_3。

2.钙剂。佝偻病患儿口服后肌内注射维生素D一般不需先服钙剂，但3个月以内的婴儿和有手足搐搦症病史者，肌注前宜先口服钙剂2~3日，如10%氯化钙或葡萄糖酸钙，每日1~3g。手足搐搦症发作时必须立即到医院急救，需要静脉注射钙剂和镇静剂以迅速解除惊厥和喉痉挛。

维生素D_2片

药物类别 维生素类。

重大提示 ①治疗低钙血症前，应先控制血清磷水平，并定期复查血钙等有关指标；除非遵医嘱，避免同时应用钙、磷和维生素D制剂。血液透析时可用碳酸铝或氢氧化铝凝胶控制血磷浓度，维生素D_2治疗期间磷的吸收增多，铝制剂的用量可以酌增。②由于个体差异，维生素D_2用量应依据临床反应调整。③维生素D_2可促使血清磷酸酶浓度降低，使血清钙、胆固醇、磷酸盐和镁的浓度升高，尿液钙和磷酸盐的浓度亦增高。

使用方法 口服，遵医嘱服用。

使用注意 治疗期间应注意检查血清尿素氮、肌酐和肌酐清除率、血清碱性磷酸酶、血磷、24小时尿钙、尿钙与肌酐的比值、血钙（用治疗量维生素D_2时应定期监测，维持血钙浓度2.00~2.50mmol/L）以及骨X线检查等。

对号入座 高钙血症、维生素D增多症、高磷血症伴肾性佝偻病患者禁用。

小贴士 ①常见不良反应有便秘、腹泻、持续性头痛、食欲减退、口内有金属味、恶心呕吐、口渴、疲乏、无力；②还会出现骨痛、尿混浊、惊厥、高血压、眼对光刺激敏感度增加、心律失常，偶有精神异常、皮肤瘙痒、肌痛、严重腹痛（有时误诊为胰腺炎）、夜间多尿、体重下降等。

特殊人群 婴儿对维生素D_2敏感性个体间差异大，用量应慎重，血清钙和磷浓度的乘积$[Ca] \times [P]$（mg/dl）不得大于58。高钙血症孕妇对维生素D_2敏感，应注意调整剂量。

医师建议

本病的发病率虽然很高，但完全可以通过加强营养、增加维生素D的摄入、合理安排生活而进行预防。为此，家长要注意：

1.孕妇及哺乳期的妇女应注意摄入富含维生素D的食物，并多晒太阳。

2.增加婴幼儿的日照时间，户外活动时间应随季节与患儿年龄大小而定。充足的日照不仅能产生大量的维生素D，而且通过皮肤调节可避免维生素D中毒。

3.母乳和牛乳的维生素D含量低，因此出生后1个月即应补充维生素D，早产儿、低体重儿生后2周即应开始。

4.儿童饮食要多样化，随年龄的增长，鱼、肉、蛋、奶、蔬菜、水果均应逐步增加。

5.佝偻病的活动期应加强护理，勿使其久坐、久立，不要太早行走，预防骨骼变形。佝偻病治愈后应加强体育锻炼，以加速畸形的矫正。

医师敬告

维生素D缺乏可对婴幼儿全身各系统产生不良的影响，若治疗不及时，不但严重影响儿童的生长发育，还可终生遗留某些畸形，严重的惊厥和喉痉挛甚至可能危及生命，必须重视并予以积极治疗。维生素D缺乏所致佝偻病和手足搐搦症必须在医师的指导下合理诊治，切莫自以为是。首先，许多疾病都存在与维生素D缺乏性佝偻病和手足搐搦症相似的症状，必须加以鉴别。其次，维生素D作为脂溶性维生素，过量服用可中毒，必须在医师的指导下服用。

维生素 A 缺乏症

疾病简介

维生素A缺乏症因体内缺乏维生素A引起，多见于婴幼儿，主要表现为眼部症状，又被称为"干眼病"、"夜盲病"等。

导致维生素A缺乏症的主要病因有以下几个：

（1）摄入不足。维生素A主要存在于动物性食物和红黄色的蔬菜中，正常哺乳和添加辅食的儿童不易缺乏，一般仅见于长期以米糕、面糊等谷物和糖类物质喂养的小儿。

（2）吸收不良。慢性消化系统疾病，如慢性腹泻、肠结核、脂肪肝等，可以严重影响吸收功能，致使维生素A吸收障碍。

（3）需要量增加。早产儿维生素A需要量大，储备量不足，且对饮食中脂肪成分的耐受性差，易发生缺乏。

（4）营养代谢障碍。蛋白质和锌缺乏时可影响维生素A在体内的正常代谢，使维生素A不能在体内充分利用而被排出体外，造成维生素A相对缺乏。

维生素A缺乏的临床表现主要集中在眼睛和皮肤。

（1）眼部。夜盲症状往往最早出现，年长儿可诉昏暗灯光下视物不清，但婴幼儿不易发现。另外还可能出现眼结膜及角膜失去光泽、干燥、泪液分泌减少，患儿自觉不适，时有眨眼和畏光。角膜也可有干燥，甚至出现坏死、溃疡。重者发生角膜穿孔，虹膜脱落以至失明。

（2）皮肤。表现为皮肤干燥脱屑，角化增生，有粗沙样的感觉，以上下肢为重，同时常伴有毛发枯黄，指（趾）甲失去光泽。

（3）维生素A缺乏的患儿常有黏膜上皮变性和免疫力降低，因此容易患呼吸道和泌尿道感染。

 药物治疗

轻症患者可口服维生素A，婴幼儿每日1500μg/kg，分2~3次服；重症患者和有消化吸收障碍者可服用水溶性维生素A，或者深部肌内注射维生素AD制剂，3~6天症状好转后可改为口服。合用维生素E可提高疗效。出现眼部症状时可用消毒的鱼肝油滴双眼，同时用氯霉素或红霉素眼药水防止继发感染，注意动作要轻柔，不可压迫眼球。

维生素A胶丸

药物类别　维生素类。

重大提示　长期大剂量应用可引起维生素A过多症，甚至发生急性或慢性中毒，以6个月至3岁的婴儿发生率最高。

使用方法　根据病情调整剂量。

使用注意　食物中脂肪、蛋白质及体内的胆盐和维生素E与维生素A的吸收有密切关系，缺乏上述物质则吸收降低。

对号入座　慢性肾功能衰竭时慎用。长期大剂量应用可引起齿龈出血、唇干裂。

小贴士　推荐剂量未见不良反应。但摄入过量维生素A可致严重中毒，甚至死亡。

特殊人群　婴幼儿对维生素A敏感，应谨慎使用。儿童不能长期、大剂量应用。老年人长期服用维生素A可能因视黄基醛清除延迟而致维生素A过量。

维生素AD滴剂

药物类别　维生素类

重大提示　应按推荐剂量使用，不可超量。

使用方法　口服用药，根据推荐剂量或遵医嘱。

使用注意　①口服避孕药可提高血浆维生素A的浓度。②与维生素E合用，可促进本品中维生素A的吸收，增加肝内贮存量，加速利用和降低毒性，但大量服用维生素E可耗尽维生素A在体内的贮存。③制酸药（如氢氧化铝）可使小肠上段胆酸减少，影响本品中维生素A的吸收。④大量维生素A与抗凝药（如香豆素或茚满二酮衍生物）同服，可导致凝血酶原降低。⑤考来烯胺、矿物油、新霉素、硫糖铝干扰本品中维生素A的吸收。⑥不应与含镁、钙的药物合用，以免引起高镁、高钙血症。

对号入座　慢性肾衰竭、高钙血症、高磷血症伴肾性佝偻病患者禁用。

小贴士　按推荐剂量服用，无不良反应。

特殊人群　婴幼儿对大量或超量维生素A较敏感，应谨慎使用。

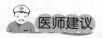 **医师建议**

应针对维生素A缺乏症的病因，积极采取预防措施。母亲怀孕期注意多进食富含维

生素A和胡萝卜素的食品。提倡母乳喂养，婴幼儿要合理添加辅食，进食奶制品过少或早产儿要及时补充维生素A，尽早治疗慢性疾病。

维生素A缺乏症的儿童要调整好饮食，加用牛奶、蛋、动物内脏及胡萝卜、西红柿等；加强护理，积极预防可能发生的感染。

医师敬告

维生素A缺乏症本身可以导致严重的眼部并发症，降低免疫力，必须提高警惕，及时就诊。随着生活水平的提高，大部分儿童不会因生活困难而发生维生素A缺乏，因此，必须寻找维生素A缺乏症的儿童有无并发其他慢性疾病。另外，维生素A作为一种脂溶性维生素，服用过多可导致急慢性中毒，治疗必须在医师的指导下进行。

维生素C缺乏症

疾病简介

维生素C缺乏症又称坏血病，由人体长期缺乏维生素C引起，各种年龄的儿童都可发病，临床主要表现为出血倾向和骨骼系统的病变。

维生素C缺乏症主要见于长期人工喂养的婴儿，由于以煮沸的乳汁或单纯谷物喂养，又没有及时补充水果、蔬菜等辅食，导致维生素C缺乏。小儿，特别是早产儿，生长发育快，维生素C需要量大，摄入不能满足需要，或长期患消化系统疾病可因为维生素C吸收不良而导致维生素C缺乏。

本病多见于6个月至2岁的婴幼儿，起病可表现出厌食、生长速度变慢、低热、呕吐、腹泻、反复感染等非特异性症状，不易引起家长的注意。最初的典型症状往往是出血表现，多为皮肤淤斑，还可有牙龈、眼眶、鼻部出血，少数患者可发生血尿、血便甚至颅内出血。骨骼表现也是维生素C缺乏症的常见症状，表现为骨膜下出血，骨干骺端脱位分离，患儿有四肢疼痛、局部肿胀、压痛、不愿移动患病肢体等表现。肋骨软骨交界处可因骨干骺端分离而隆起。X线检查提示维生素C缺乏症骨骼病变有独特的X线表现，有助于诊断。

药物治疗

一般可口服大剂量维生素C治疗，每次100~150mg，每日3次。胃肠功能紊乱者可以肌内或静脉注射，要注意同时治疗存在的其他的营养缺乏症和感染。有出血或骨骼病变的儿童要早期到医院诊治，在医师的指导下采用对症药物治疗。

维生素C片

药物类别　维生素类。

重大提示　大剂量服用将影响以下诊断性试验结果：①大便隐血假阳性。②影响血清乳酸脱氢酶和血清氨基转移酶水平。③尿糖（硫酸铜法）、葡萄糖（氧化酶法）假阳性。④尿中草酸盐、尿酸盐和半胱氨酸等浓度增高。⑤血清胆红素浓度上升。⑥尿pH下降。

使用注意　①口服大剂量（一日量大于10g）维生素C可干扰抗凝药的抗凝效果。

②与巴比妥或扑米酮等合用，可使维生素C的排泄增加。③纤维素磷酸钠可促使维生素C代谢为草酸盐。④长期或大量应用维生素C，干扰双硫仑对乙醇的作用。⑤水杨酸类能增加维生素C的排泄。⑥与左旋多巴合用，可降低左旋多巴的疗效。⑦与肝素或华法林并用，可引起凝血酶原时间缩短。

对号入座 下列患者慎用：①半胱氨酸尿症；②痛风；③高草酸盐尿症；④草酸盐沉积症；⑤尿酸盐性肾结石；⑥糖尿病（因维生素C可能干扰血糖测定）；⑦葡萄糖-6-磷酸脱氢酶缺乏症（可引起溶血性贫血）；⑧血色病；⑨铁粒幼细胞性贫血或地中海贫血（可致铁吸收增加）；⑩镰形红细胞贫血（可致溶血危象）。

小贴士 ①每日2~3g长期服用可引起停药后坏血病。②长期服用大剂量维生素C偶可引起尿酸盐、半胱氨酸盐或草酸盐结石。③大剂量服用（每日用量1g以上）可引起腹泻、皮肤红而亮、头痛、尿频（每日用量600mg以上时）、恶心呕吐、胃痉挛。

特殊人群 本品可通过胎盘，分泌进入乳汁。妊娠妇女每日大剂量摄入可能对胎儿有害，妊娠或哺乳妇女慎用。

医师建议

1. 积极预防。母亲怀孕期间应多吃富含维生素C的新鲜水果和蔬菜，提倡母乳喂养，人工喂养要及时添加富含维生素C的辅助食品。早产儿或儿童出现感染时要增加维生素C摄入量。正常小儿维生素C的日需要量为30~50mg，早产儿则要达到每日100mg，有感染性疾病的儿童要适当增加摄入量。

2. 患儿护理。除药物治疗外，患儿也要增加维生素C的摄取，特别是要添加蔬菜和水果。有出血表现的患儿要避免外伤，牙龈出血者要注意口腔卫生，有骨骼病变者要注意休息，不可长久活动。

医师敬告

维生素C缺乏是某些儿童，如早产儿、人工喂养婴儿、患消化系统疾病或感染性疾病者的好发疾病，家长对这些危险因素要提高警惕，对有好发因素的儿童平时应适当补充维生素C。维生素C缺乏症所导致的出血、骨骼病变等症状也可以发生在很多其他疾病，需要临床医师加以鉴别，家长切莫自以为是，盲目治疗，延误病情。

维生素B_1缺乏症

疾病简介

维生素B_1缺乏症又称脚气病，以消化系统、神经系统和心血管系统的表现为主，常发生在以精白米为主食的地区。维生素B_1（硫胺素）常与其他B族维生素同存于食物中，属水溶性维生素，为人体重要的生物催化剂，在碳水化合物氧化产能的过程中有重要作用，广泛存在于谷类、豆类、坚果、酵母、肝、肉、鱼等食物中，体内储存不多，易发生缺乏。

单纯母乳喂养未添加辅食，而乳母饮食又缺乏维生素B_1，则婴儿可发生维生素B_1缺乏症。米麦类加工过精，或米淘洗次数过多，蔬菜切碎后浸泡过久，不食菜汤，或在食物中加碱烧煮等，可使维生素B_1大量丢失，以及长期挑食、偏食，都可造成缺乏。生长发育旺盛迅速的小儿或发热感染患者，需要维生素B_1增加，如不补充，也易引起缺乏。另外，慢性消化道功能紊乱、长期腹泻等引起的吸收障碍，亦可引起本病。

　　婴儿脚气病发病常很突然，以神经系统为主者称脑型，突发心力衰竭者称心型。年长儿则以水肿和多发性神经炎为主。患儿常有乏力、精神倦怠、食欲缺乏、呕吐、腹泻、下肢水肿等症状。水肿是常见症状，早期有下肢踝部水肿，以后逐渐蔓延至全身，或伴随胸腔积液神经系统的症状，可表现为烦躁不安，继而神情淡漠、反应迟钝，严重者昏迷惊厥，诊治不及时，甚至引起死亡。心血管系统受累时常突发心力衰竭，患儿气促、呛咳、出冷汗、口唇发绀、烦躁不安，心电图出现异常，严重者可以迅速死亡。

药物治疗

　　一般患儿口服维生素B_1即可见效，小儿$15\sim30$mg，分3次口服，母乳喂养期间婴儿和母亲应同时治疗。重症患儿或消化功能紊乱时可肌内注射，每次10mg，每日2次，或静脉注射。治疗的同时应补充其他B族维生素和其他营养。出现惊厥或心力衰竭等并发症时要对症治疗，并立即送医院抢救。一般经过治疗后病情都能迅速好转，但心力衰竭、周围神经炎等症状持续数周到数月方能好转。

维生素B_1片

　　药物类别　维生素类。

　　重大提示　①大剂量应用时，血清茶碱浓度测定可受到干扰，尿酸浓度可呈假性增高，尿胆原可呈假阳性。②维生素B_1一般可由正常食物摄取，较少发生单一维生素B_1缺乏。如有缺乏症状表现，服用复合维生素B制剂较宜。

　　使用方法　遵医嘱或推荐剂量口服。

　　使用注意　维生素B_1在碱性溶液中易分解，与碱性药物如碳酸氢钠、枸橼酸钠配伍，易引起变质。

　　小贴士　维生素B_1对正常肾功能者几乎无毒性。

医师建议

　　1.预防：孕妇应加强营养，树立平衡营养的观念，主食要粗细搭配，大米不宜加工过精，注意补充含维生素B_1较多的鱼、肉、肝、豆类食品等。婴儿应及时添加辅食。维生素B_1，婴儿每日需0.5mg，幼儿$1\sim2$mg。

　　2.护理：维生素B_1缺乏症的临床表现复杂，可以产生严重的并发症，家长要加强护理，观察病情变化。

医师敬告

　　维生素B_1缺乏症对儿童可产生严重的后果，甚至导致死亡，必须重视。应以预防为主。一旦出现症状，早期到医院就诊，采取适当的措施，不要盲目行事。

蛔虫病

疾病简介

蛔虫病为小儿常见的肠道寄生虫病，在我国，尤其是卫生条件较差的农村，发病率非常高。蛔虫的传染主要是通过粪-口途径，也就是说，是由于儿童误食蛔虫的卵而发病。蛔虫的幼虫和成虫都可以诱发蛔虫病。幼虫移行经过肺时可引起蛔虫性肺炎，移行至其他器官可引起相应的异位性病变和过敏。成虫寄生在小肠内，可以影响食欲和肠道功能，并能产生肠梗阻、胆道蛔虫等严重的并发症。对于有排蛔虫史或有不良卫生习惯的儿童，家长要警惕蛔虫病的可能。

蛔虫病的临床表现多种多样。寄生在肠道的成虫可引起反复的阵发性腹痛，多在脐周围，伴有厌食、夜卧不安、咬牙，严重时会产生营养不良甚至影响发育。有些患儿会有神经系统的头痛、头晕、惊厥等症状，驱蛔虫后消失。蛔虫病有很多并发症，如大量的蛔虫阻塞肠腔引起蛔虫性肠梗阻，临床出现剧烈呕吐和腹痛；蛔虫钻入胆道成为胆道蛔虫，患儿会有钻顶样上腹部阵发性剧痛；蛔虫钻入阑尾导致蛔虫性阑尾炎。另外，蛔虫的幼虫还会引起肺炎、哮喘和过敏等症状。当家长怀疑孩子有蛔虫病可能时，要及时到医院就诊，大便镜检是诊断蛔虫病最基本的方法。

药物治疗

单纯的肠道蛔虫可以选用以下的药物：①驱蛔灵，每日 160mg/kg，早晨空腹或睡前顿服，或者分早晚两次服用。②肠虫清，2 岁以上 2 片 1 次，一次服下。③甲苯咪唑，200mg 顿服或 100mg，每日 2 次，共服 3 天。

胆道蛔虫或蛔虫性肠梗阻都属于临床急症，必须尽快手术治疗，一旦发现，要尽快送医院急救。对于儿童的急性腹痛，家长不能掉以轻心，盲目给予止痛药物有可能掩盖病情，延误治疗。

阿苯达唑片

药物类别 驱肠虫药。

其他名称 肠虫清。

重大提示 ①蛲虫病易自身重复感染，故在治疗 2 周后应重复治疗一次。②脑囊虫患者必须住院治疗，以免发生意外。③合并眼囊虫病时，须先行手术摘除虫体，而后进行药物治疗。

使用方法 一次顿服。

使用注意 出现意外情况及时就医。

对号入座 蛋白尿、化脓性皮炎以及各种急性疾病患者，严重肝、肾、心脏功能不全及活动性溃疡病患者，眼囊虫病手术摘除虫体前，不宜服用。

小贴士 少数患者有口干、乏力、嗜睡、头晕、头痛，以及恶心、上腹不适等消化道症状，但均较轻微，不需处理可自行缓解。

特殊人群 2 岁以下儿童不宜服用。

枸橼酸哌嗪片

药物类别　驱肠虫药。

其他名称　驱蛔灵。

重大提示　①服用本品前应先予纠正营养不良或贫血。②本品可降低血清尿酸水平，影响检测结果，对骨髓白细胞有分裂活性。

使用方法　口服，无需禁食，除便秘者外无需加导泻剂。服用时遵医嘱。

使用注意　①与氯丙嗪同用可引起抽搐，故应避免合用。②与噻嘧啶合用有拮抗作用。

对号入座　肝肾功能不全、有神经系统疾病或对本品有过敏史者禁用。

小贴士　本品毒性低，不良反应较轻，偶可引起恶心、呕吐、腹泻、头痛、感觉异常、荨麻疹等，停药后很快消失。过敏者可发生流泪、流涕、咳嗽、眩晕、嗜睡、哮喘等。白内障形成、溶血性贫血（见于葡萄糖-6-磷酸脱氢酶缺乏者）等较罕见。

特殊人群　本品对儿童具有潜在的神经肌肉毒性，应避免长期或过量服用。

医师建议

蛔虫病在卫生条件差的环境下发病率很高。因此，家长要重视预防。蛔虫病经粪-口途径传播，应培养孩子良好的卫生习惯，饭前便后要洗手，不吃没洗净的瓜果，不饮用生水。同时，保证环境卫生，加强粪便管理，杜绝食物污染。一旦怀疑蛔虫病的可能，要及时到医院就诊。

医师敬告

一般蛔虫病往往得不到家长的重视，但严重的蛔虫病会影响儿童的生长发育，引起严重的并发症，特别是某些急性并发症，治疗不及时，会引起严重后果，甚至危及生命。因此，家长应提高警惕，积极治疗。

口腔炎

疾病简介

口腔炎一般指由多种病原体引起的口腔黏膜感染性疾病。

鹅口疮又称雪口病，是白色念珠菌感染所致的口腔炎。白色念珠菌是一种霉菌，成人口腔内正常存在，一般不会致病。但新生儿，或营养不良、长期使用激素等，免疫力降低，才会致病。鹅口疮的特征是口腔黏膜上可见白色乳凝块状物分布于两侧的颊黏膜、舌、齿龈等处。严重时可融合成大片，可以强行剥落。症状较轻，患处不痛，一般不影响进食。

疱疹性口腔炎是单纯疱疹病毒原发感染所致，多见于1~3岁小儿。起病可伴有发热，以后口腔黏膜上出现成簇的小水疱，破裂后形成表浅的溃疡，上面覆盖黄白色膜样渗出物。局部疼痛，患者往往拒食、流涎、烦躁。整个病程持续1~2周。

急性球菌性口腔炎由链球菌、金黄色葡萄球菌、肺炎双球菌等致病菌引起，多见于婴幼儿，常发生于急性感染等机体抵抗力降低时。初起时为口腔黏膜的充血水肿，褪后形成大小不一的溃疡，局部也有疼痛，多伴有发热、淋巴结肿大。

药物治疗

鹅口疮患儿可用2%碳酸氢钠溶液于哺乳前后含漱清洁口腔，局部涂以龙胆紫溶液。病变广泛时，可在医师的指导下局部应用制霉菌素。

疱疹性口腔炎可局部用锡类散等中药治疗。为预防感染可涂以金霉素甘油；疼痛较剧烈时可在进食前涂用紫龙胆溶液。

急性球菌性口炎可用过氧化氢溶液清洗，再涂上龙胆紫或金霉素甘油。疼痛剧烈时也可外用利多卡因；病情较重时可口服或静脉注射抗生素。

甲紫溶液

药物类别　皮肤科用药。

其他名称　龙胆紫。

重大提示　面部有溃疡性损害时慎用，否则可造成皮肤着色。治疗鹅口疮时，仅限患处涂用，如将溶液咽下可造成食管炎、喉头炎。涂药后不宜包扎。

使用方法　治疗婴儿口腔念珠菌病时，涂药后应暂时将婴儿面部朝下，以避免药液咽下。

使用注意　甲紫溶液遇酸呈绿黄色，遇碱游离出甲紫盐基的褐紫色沉淀。

对号入座　大面积破损皮肤不宜使用。不宜长期使用。

小贴士　对黏膜可能有刺激或引起接触性皮炎。

医师建议

1.加强预防。注意婴幼儿喂养，提高机体的抗病能力。重视口腔卫生，禁忌擦拭口腔；注意婴幼儿食具、玩具的卫生。患疱疹性口腔炎的儿童要注意隔离。

2.加强护理。急性感染时，要勤用温开水清洁口腔，禁用刺激性或腐蚀性的药物。

医师敬告

口腔炎多发生在婴幼儿或体弱多病的儿童，提示该群体患儿抵抗力较弱，应引起家长的警惕，积极寻找口腔炎的病因，以免延误诊治。另外，口腔炎可影响患儿进食，加重病情，要积极治疗。

婴儿腹泻

疾病简介

婴儿腹泻是婴幼儿时期的常见疾病，多见于2岁以下儿童，夏秋季节高发。婴幼儿胃肠道发育不成熟，抵抗力低，对营养物质的需求量大，胃肠道的负担也较重，这些生理特点都决定了婴幼儿容易发生腹泻。腹泻的最常见诱因是各种病原微生物感染，如病毒、细菌、真菌等感染。另外，喂食不当、受凉、天气的骤变等也可以通过加重胃肠道的负担而引起腹泻。

婴幼儿腹泻的症状有轻有重，要判断病情不仅要观察大便次数和性质，更重要的是看患儿脱水的程度。较轻的腹泻大便每天多在十次以内，量不多，脱水证不明显，精神还好。重型腹泻每天可有二十甚至更多次的大便，常有发热和呕吐，并伴有脱水的表现，如患儿皮肤、口腔黏膜干燥，前囟和眼眶凹陷，精神萎靡，尿量减少。更严重的腹泻会四肢发凉，少尿或无尿，血压下降，甚至昏迷、死亡。

药物治疗

1. 液体疗法。腹泻患儿的治疗重点在于治疗脱水。轻中度脱水可以口服补液，推荐用简便、经济的口服补液盐（ORS），内含氯化钠、氯化钾和碳酸氢钠等多种电解质，腹泻时可以用温水冲开，少量多次口服，补液的量要视患儿的脱水程度而定。一般轻度脱水需 50~80ml/kg；中度脱水需 80~100ml/kg。重度脱水或口服补液疗效不佳时则需要去医院静脉补液，由医师根据脱水的程度和性质，决定补液的总量、速度和成分。

2. 抗感染治疗。现在家庭中往往备有不少抗生素，家长要注意：首先，不能滥用，大部分由病毒或产毒性细菌引起的婴幼儿腹泻经补液后都可治愈，只有少部分细菌感染较重的腹泻才需要在医师的指导下使用抗生素；其次，切勿随便给孩子服用给成人开的药物，有些成人用药可对小儿产生较大的不良反应。常用的抗生素有复方新诺明、氨苄青霉素等；对某些特殊的病原体感染，还需要特殊的、有针对性的药物治疗。药物剂量需根据患儿的年龄和体重调整。

3. 对症治疗。呕吐的患儿可服用止吐药物，消化不良时还可以适当服一些助消化药。腹泻患儿一般不用止泻药，过早应用可延长肠道有毒物质的停留时间，加重病情，仅在经治疗后一般情况好转，中毒症状消失，但仍然频繁腹泻时酌情应用，可使用氢氧化铝、鞣酸蛋白等。

小儿复方磺胺甲噁唑片

药物类别　磺胺类抗生素。

其他名称　复方新诺明。

重大提示　①交叉过敏反应。对一种磺胺药呈现过敏的患者对其他磺胺药也可能过敏。②肝脏损害。可发生黄疸、肝功能减退，严重者可发生急性肝坏死，故有肝功能损害患者宜避免应用。

使用方法　口服药物，预防过量。

使用注意　用药期间须注意：①全血象检查，对疗程长、服用剂量大、老年、营养不良及服用抗癫痫药的患者尤为重要。②治疗期间应定期进行尿液检查（每 2~3 日查尿常规一次）以发现长疗程或高剂量治疗时可能发生的结晶尿。③肝、肾功能检查。

对号入座　①对 SMZ 和 TMP 过敏者禁用。②由于本品可阻止叶酸代谢，加重巨幼红细胞性贫血患者叶酸的缺乏，所以该病患者禁用。③小于 2 个月的婴儿禁用。④重度肝肾功能损害者禁用。

小贴士　①过敏反应较为常见，可表现为药疹，严重者可发生渗出性多形红斑、剥脱性皮炎和大疱表皮松解萎缩性皮炎等；也有表现为光敏反应、药物热、关节及肌肉疼痛、发热等血清病样反应；偶见过敏性休克。②中性粒细胞减少或缺乏症、血小板减少症及再生障碍性贫血。患者可表现为咽痛、发热、苍白和出血倾向。③溶血性贫血及血红蛋白尿。缺乏葡萄糖-6-磷酸脱氢酶患者更易发生，新生儿和小儿较成人多见。④高胆红素血症和新生儿核黄疸。由于本品与胆红素竞争蛋白结合部位，可致游离胆红素增高。新生儿肝功能不完善，胆红素处理能力低下，故易发生高胆红素血症和新生儿黄疸，偶可发生核黄疸。⑤肝脏损害。可发生黄疸、肝功能减退，严重者可发生急性肝坏死。⑥肾脏损害。可发生结晶尿、血尿和管型尿；偶有发生间质性肾炎或肾小管坏死的严重不良反应。⑦恶心、呕吐、胃纳减退、腹泻、头痛、乏力等，一般症状轻微。偶有患者发生艰难梭菌肠炎，此时需停药。⑧甲状腺肿大及功能减退偶有发生。⑨中枢神经系统毒性反应偶可发生，表现为精神错乱、定向力障碍、幻觉、欣快感或抑郁感。⑩偶可发生无菌性脑膜炎，有头痛、颈项强直、恶心等表现。

本品所致的严重不良反应虽少见，但常累及各器官并可致命，如渗出性多形红斑、剥脱性皮炎、大疱表皮松解萎缩性皮炎、暴发性肝坏死、粒细胞缺乏症、再生障碍性贫血等血液系统异常。艾滋病患者的上述不良反应较非艾滋病患者为多见。

特殊人群　新生儿及2个月以下婴儿禁用。儿童处于生长发育期，肝肾功能还不完善，应酌减用药剂量。

医师建议

1. 饮食调养。提倡母乳喂养，母乳不仅含有婴儿生长发育需要的多种营养物质，还含有抵御许多常见感染性疾病的抗体，对预防腹泻的发生具有重要的意义。那么，孩子一旦出现腹泻，家长在饮食上又应该注意些什么呢？现在，医学界主张腹泻的患儿应继续饮食，一方面可补充液体，防止脱水，同时可防止患儿因不能得到足够的营养进一步加重病情。

2. 养成良好的卫生习惯。母亲哺乳前要洗手。婴儿的食具、玩具等日常用品要定期消毒。人工喂养儿抵抗力低，平日更要注意卫生。

3. 做好护理工作。腹泻的患儿要勤换尿布，每次便后要清理臀部。尿布要柔软，被服要经常晾晒。注意随天气变化增减衣服。

4. 隔离患者。一旦发现传染性疾病导致的腹泻，应及时隔离，尤其托幼机构或学校发病的婴幼儿腹泻，更应如此。

医师敬告

腹泻是婴幼儿的常见疾病。在孩子出现腹泻时，家长常常会有下面两种错误的认识。其一是认为拉肚子是小病小灾，不必大惊小怪，不用治疗，可自己恢复。须知婴幼儿体内含水量较大，腹泻导致的脱水可能对其产生很大的影响，治疗不及时，甚至会危及生命。因此，要认真观察患儿的精神状况，前囟、眼窝凹陷等，发现不适时要及时到医院就诊。其二盲目错误地给患儿用药。腹泻发生时，首要的措施是补液纠正脱水，很多家长认识不到，或者盲目应用抗生素，或者因害怕加重腹泻不敢继续哺乳或喂水，进一步加重了病情。

麻　疹

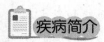 疾病简介

　　麻疹是由麻疹病毒引起的急性出疹性传染病，传染性很强，临床以发热、咳嗽、结膜炎、麻疹黏膜斑和全身的斑丘疹为主要特征。麻疹的传染源是麻疹患者，患者呼吸道内带病毒的飞沫通过喷嚏、咳嗽、说话等直接传入易感人群的呼吸道，是麻疹的主要传播途径。另外，也可借污染日用品、玩具、衣服等间接传播。人类对麻疹普遍易感，8个月以前的婴儿可因母亲患过麻疹或接种过麻疹疫苗而获得来自母体的抗体，8个月后，这种抗体几乎完全消失，极易感染。一般一个人一生中得过一次麻疹，就会获得永久的免疫力，再也不会患病。近年来，由于麻疹减毒活疫苗的广泛应用，麻疹的发病率大大降低。不过，因为疫苗接种所产生的免疫力不够持久，致使麻疹的发病年龄上移，大年龄组的儿童和成人的发病有增多趋势。

　　典型麻疹的临床过程可分为潜伏期、前驱期、出疹期和恢复期。接触传染源后一般经过6~18天潜伏期后发病，此期患儿可仅有轻微的不适。发热常常是麻疹前驱期的首发症状，多伴有喷嚏、咳嗽等上呼吸道感染的症状，也可有呕吐、腹泻、食欲缺乏等消化症状。此期最有特征性的病变为麻疹黏膜斑，是早期诊断的重要依据，多出现在发病后的2~3天。可在两侧颊黏膜上，对应于下磨牙处，见到0.5~1cm大小的白色斑点，周围有红晕，多少不一。出疹期一般在发热的3~4天后出现，持续3~5天，皮疹最先出现在耳后，并逐渐蔓延至额、面，然后自上而下到躯干和四肢，呈玫瑰色，1~4mm大小，多时可融合成片。出疹时全身症状加重，体温升高，还会有淋巴结肿大。出疹持续3~5天后依次消退，疹退后留有脱屑和色素沉着，此期称为恢复期。上述整个病程可持续10~14天。除了常见的典型麻疹，还有不少患者症状不典型，例如轻型麻疹、重型麻疹、无皮疹型麻疹等，需要专业的儿科医师进行诊断。

药物治疗

　　麻疹本身没有特异性治疗，主要是对症治疗。发热时给退热药，有呼吸道症状时给镇咳化痰药。中医中药治疗也有一定的效果。出现并发症时应积极治疗。

可待因桔梗片

药物类别　镇咳药。

重大提示　长期应用可引起依赖性，应按第二类精神药品管理。

使用方法　6~12岁儿童，一次1片，每日3次，24小时内服用量不超过3.5片，或在医师指导下服用。

使用注意　与单胺氧化酶抑制剂合用应减量。

对号入座　严重抑郁症患者，可引起呼吸抑制的中枢或呼吸道病变、急性酒精中毒、急腹症、癫痫、阿迪森病、溃疡性肠炎、前列腺增生、肝肾功能不良患者，使用本药时要特别注意。

小贴士　偶有头晕、困倦、胃部不适、恶心、呕吐、便秘等。可降低血压。

特殊人群 孕妇、哺乳期妇女慎用。小于2岁儿童不宜服用。

医师建议

1. 易感儿的预防。易感儿要尽量减少与患者的接触。按我国政府的规定，8~12个月的儿童应初次接种麻疹减毒活疫苗。由于疫苗的免疫期不长，7岁时应复种。麻疹流行的地区，可进行应急接种。疫苗的不良反应较少，少数儿童可出现接种后1周低热，稀疏皮疹，很快自愈。体弱有病的易患儿或婴幼儿接触传染源后，于5天内给予肌内注射人丙种球蛋白或胎盘球蛋白，可以暂时避免发病。

2. 隔离患儿。要尽早发现，尽早隔离，尽早治疗，防止麻疹的进一步流行。一般情形患儿须隔离至出疹后5天，如果并发肺炎，则应延迟到出疹后10天。

3. 加强护理。要提供患儿足够的水分和容易消化、富含营养的食物，保持居室空气新鲜和温度适宜。做好个人卫生。皮疹有分泌物时，用硼酸擦洗，对于促进病情好转和防止并发症具有非常重要的作用。

医师敬告

麻疹是一种传染性很强的传染病，初次接触麻疹病毒普遍易感，家长必须提高警惕。麻疹可以并存许多严重的并发症，例如肺炎。麻疹病毒本身可以引起整个呼吸系统的炎症，体弱抵抗力降低或有免疫缺陷患者可导致严重的肺炎，病死率很高。麻疹脑炎和亚急性硬化性全脑炎也是严重的并发症，前者见于婴幼儿，后者主要见于年长儿童且在年幼时患过麻疹者。另外，麻疹还可以导致患儿营养不良，机体免疫力下降。总之，家长如果怀疑孩子患有麻疹，要尽快到医院就诊，给予适当的治疗。

猩红热

疾病简介

猩红热是由β-溶血性链球菌所致的急性出疹性传染病。临床特征为发热、咽峡炎及全身弥漫性鲜红色皮疹。多见于冬春两季，与天气寒冷、生活在室内时间较长而室内空气又不流通和阳光不充足有关。潜伏期1~7天，通常为2~4天。

临床表现可分为三期。

1. 前驱期。急起发热，一般在39℃以上，同时伴发冷、头痛、咽痛、呕吐等症状。咽部及扁桃体充血水肿明显，表面覆盖斑片状脓性渗出物。舌被白苔，舌尖及边缘红肿，突出的舌乳头也呈白色，称为"白草莓舌"。起病4~5天时，白苔脱落，舌面光滑鲜红，舌乳头红肿突起，称为"红草莓舌"。

2. 出疹期。多在起病12小时内出疹，最早见于颈部、腋下和腹股沟处，于1天内很快由上而下遍及全身。皮疹为红色细小丘疹，呈针尖大小，鸡皮样，抚摸时似砂纸感，皮疹密集，疹间一般无正常皮肤。面部潮红，但无皮疹，口鼻周围苍白，形成环口苍白圈。皮肤皱褶处如腋窝、肘窝、腹股沟等皮疹更密，可因压迫摩擦而引起皮下出血，形成紫红色横纹线，称为"帕氏线"。出疹期间继续发热，待皮疹遍及全身后，体温逐渐下降。

3. 恢复期。皮疹按出疹顺序消退，体温正常。皮疹消退后1周开始脱皮，先从脸部糠屑样脱皮，渐及躯干，最后四肢，可见大片状脱皮。

除上述典型表现外，还可见轻型、重型和外科型猩红热。①轻型：发热轻或不发热，皮疹少而不典型，可于1日内消退，也无典型脱皮。②重型：表现为高热，咽扁桃体炎症状严重，皮疹明显，有全身中毒症状，可出现嗜睡、烦躁、谵妄、惊厥和昏迷等。③外科型：病菌从皮肤创伤处侵入，可有局部急性化脓性病变，皮疹从创口开始，再波及全身，一般症状轻，无咽炎和草莓舌。

🩺 药物治疗

首选青霉素，每日2万~4万U/kg，分2次肌内注射，7~10天为1个疗程。病情重者，可加大用量至每日5万~8万U/kg。如青霉素过敏，可改用红霉素或洁霉素等治疗。

注射用乳糖酸红霉素

药物类别　大环内酯类抗生素。

重大提示　①溶血性链球菌感染患者，本品治疗至少需持续10日，以防止急性风湿热的发生。②肾功能减退患者一般无需减少用量。③患者对一种红霉素制剂过敏或不能耐受时，对其他红霉素制剂也可过敏或不能耐受。④因不同细菌对红霉素的敏感性存在差异，故应做药敏试验。

使用禁忌　与氯霉素和林可酰胺类有拮抗作用，不推荐合用。本品为抑菌剂，可干扰青霉素的杀菌效能，故当需要快速杀菌作用如治疗脑膜炎时，两者不宜合用。

使用注意　用药期间定期随访肝功能。肝病患者和严重肾功能损害患者红霉素的剂量应适当减少。

对号入座　对红霉素类药物过敏者禁用。

小贴士　①胃肠道反应多见，有腹泻、恶心、呕吐、中上腹痛、口舌疼痛、胃纳减退等，其发生率与剂量大小有关。②肝毒性少见，患者可有乏力、恶心、呕吐、腹痛、发热及肝功能异常，偶见黄疸等。③大剂量（≥4g/d）应用时，尤其肝、肾疾病患者或老年患者，可引起听力减退，与其血浓度过高（>12mg/L）有关，停药后多可恢复。④过敏反应表现为药物热、皮疹、嗜酸粒细胞增多等，发生率为0.5%~1%。⑤偶有心律失常、口腔或阴道念珠菌感染。

特殊人群　①可通过胎盘而进入胎儿循环，浓度一般不高，文献中也无对胎儿影响的报道，但孕妇应用时仍宜权衡利弊。②红霉素有相当量进入母乳，哺乳期妇女应用时应暂停哺乳。

👮 医师建议

1. 易感儿的预防。因本病目前尚无有效的自动免疫（即俗称的预防针），所以应着重于控制其传播，保护易感儿。直接与患者或带菌者接触、带菌飞沫可经呼吸道传入易感儿。另外，病菌可通过污染玩具、日用品和食物等经口传播，或通过皮肤创伤入侵。因此，在疾病流行期间，禁止小儿去公共场所。对密切接触患者的小儿，可给予肌内注射青霉素或口服复方新诺明3~4天。

2. 隔离患儿。猩红热患者、同时患急性咽炎或扁桃体炎患者、健康带菌者都是传染源，均需隔离，直到咽拭子培养链球菌阴性方可解除隔离。

3. 做好患儿的护理。应进行呼吸道隔离，对患儿的分泌物和污染物及时消毒处理。急性期应卧床休息，给予充足的营养和水分，避免继发感染。

 医师敬告

年幼体弱的患儿，病菌可向周围组织扩散，引起中耳炎、颈淋巴结炎、肺炎等，如病菌进入血液，还可引起败血症、脑膜炎和骨关节炎等。年龄较大患儿，猩红热痊愈后数周内，可发生晚期变态反应性病变，如急性肾炎和风湿热。因此，患病后应立即去医院就诊，在医师的指导下进行隔离并给予足量、足疗程的抗生素治疗，以免并发症的发生。

风　疹

 疾病简介

风疹是由风疹病毒引起的一种较轻的传染病，儿童时期多见，主要表现为低热、咳嗽、皮疹和淋巴结肿大。需强调的是，孕期应防止风疹的发生，因为风疹可能造成胎儿的先天畸形。

风疹要注意以下几点：

1. 病史。近期有无风疹的流行，患儿有没有与风疹患者接触。

2. 临床表现。风疹的前驱表现类似一般感冒，一般在接触传染源后10~21天后出现发热、流涕、咽痛、咳嗽、头痛以及呕吐、腹泻等症状。发热1~2天后出现皮疹，一天内从面部、躯干至四肢陆续出齐，但不见于手掌和脚掌，伴有耳后、颈后的淋巴结肿大，有助于风疹的诊断。皮疹多在2~3天或迟至5天后消退，呼吸道炎症的症状以及淋巴结肿大均逐渐减轻。皮疹消退后有细小脱屑及淡色素沉着。本病并发症较少见。

3. 另外，一些辅助检查也有助于诊断，如白细胞总数降低、血沉快、血中分离出风疹病毒等。

药物治疗

风疹本身没有特异性的治疗，出现风疹症状后可以对症治疗。如高热时给予退热药物或物理降温，咳嗽患儿可以用镇咳化痰药物。实际上，风疹治疗的关键在于如何避免孕妇妊娠早期风疹病毒的感染，一旦妊娠早期孕妇接触风疹患者，应做人工流产或肌注成人血清或胎盘球蛋白，防止胎儿感染风疹。

盐酸金刚烷胺片

药物类别　抗病毒药。

重大提示　下列情况下应在严密监护下使用：有癫痫史、精神错乱、幻觉、充血性心力衰竭、肾功能不全、外周血管性水肿或直立性低血压的患者。治疗帕金森病时不应突然停药。用药期间不宜驾驶车辆，操纵机械和高空作业。每日最后一次服药时间应在下午4时前，以避免失眠。

使用方法 每日口服1~2次，漏服次日不再加服.

使用注意 ①与乙醇合用，可使中枢抑制作用加强。②与抗帕金森病药、抗胆碱药、抗组胺药、吩噻嗪类或三环类抗抑郁药合用，可使抗胆碱反应加强。③与中枢神经兴奋药合用，可加强中枢神经的兴奋，严重者可引起惊厥或心律失常。

对号入座 对本品过敏者禁用。

小贴士 不良反应常见眩晕、失眠和神经质，恶心、呕吐、厌食、口干、便秘。偶见抑郁、焦虑、幻觉、精神错乱、共济失调、头痛，罕见惊厥。少见白细胞减少、中性粒细胞减少。

特殊人群 新生儿和1岁以下婴儿禁用。有胚胎毒性，孕妇禁用。经乳汁排泄，哺乳期妇女禁用。

医师建议

风疹的患儿家长要注意以下两点：一是隔离患者，一般皮疹出现5天后即无传染性，一般可不隔离，但孕妇，尤其是妊娠早期，不论以往是否患过风疹或接种过疫苗，都应尽量避免与风疹患者接触。二是要照顾好患病儿童，卧床休息，给予容易消化的食物。

医师敬告

虽然风疹的患者大多预后良好，很少有并发症，但可有神经炎、关节炎、风疹脑炎、血小板减少性紫癜以及肝炎等，此时应及时到医院就诊。另外，当妊娠早期的孕妇接触风疹患者后，也应立即到医院检查。

水 痘

疾病简介

水痘是一种传染性很强的急性传染病，其临床特点是皮肤和黏膜相继出现斑丘疹、水痘疹和结痂。水痘病原体是水痘-带状疱疹病毒，主要通过空气经呼吸道传播，也可以通过接触患者疱疹内的胞浆而感染。没有感染过水痘的人群对其普遍易感，但很少有第二次感染。6个月以下的婴儿由于体内有母体传给的免疫力，极少发生水痘。本病流行以冬春季节为主，其他季节也可以散在发生。

水痘的临床表现可以分为潜伏期、前驱期和出疹期3个阶段。易感人群接触病原体后经过10~21天出现症状，此间称为潜伏期。出疹前的24小时可以有前驱期的表现，如低热、不适、食欲差或出现麻疹样皮疹等。到了出疹期，开始时为皮肤成批的细小的红色斑疹或斑丘疹，后逐渐变为水疱疹。这种水疱疹通常直径2~3mm大小，壁薄，24小时内疱液逐渐从透明转为浑浊，直至干燥、结痂，最后痂皮脱落，整个过程持续5~20天，皮疹脱落后不会遗留瘢痕。皮疹成批依次出现于躯干、头皮、脸面和四肢。表现为身体的中间多，越向周边越少，称为向心性分布。口鼻等处的黏膜也可见到皮疹，甚至遍及眼睑结膜、咽喉、气管、肛门和阴道。

当患者出现上述典型的表现时，疾病鉴别并不困难。但水痘有出血性、进行性、弥漫性水痘、先天性水痘以及新生儿水痘等特殊类型，因此，当易感人群出现水疱疹时，要想到水痘的可能，及时到医院就诊。医院内经过血清学检查或病毒分离，可以确诊。

药物治疗

1. 对症治疗。本病一般病情较轻，预后好，诊断明确后主要给予对症治疗。预防皮疹继发细菌性感染，局部可涂龙胆紫，瘙痒时可以擦用炉甘石洗剂或5%碳酸氢钠。

2. 维生素B_{12}疗法。500μg肌注，每日服1次或数次，有助于加速症状的消失。

3. 抗病毒药物的应用。对重症的水痘或水痘肺炎，可以无环鸟苷静脉注射，也可以给予干扰素或阿糖胞苷等药物。

复方炉甘石外用散

药物类别 外科用药及消杀用药。

重大提示 不能用在有毛发处。

使用禁忌 外用药物，不能口服。

对号入座 婴幼儿、磺胺药过敏者、汞剂过敏者禁用。

特殊人群 孕妇、婴幼儿禁用。

医师建议

1. 隔离患者。应隔离患者直至全部水疱结痂为止；对易感人群应加以保护，避免接触水痘患者。

2. 照顾患儿。修剪患儿指甲，或戴纱布或连指手套，以免搔破疱疹，引起继发感染。与患者接触的床单、被单和内衣要干净柔软，勤换洗。有口腔疱疹者要每天漱口。

医师敬告

虽然本病症状很有特点，但有多种疾病都可以出现皮肤疱疹，且轻重不一，因此，当儿童出现皮肤水疱时，要及时到医院就诊，不能盲目治疗。尽管本病一般病情较轻，但也有水痘性肺炎、水痘性脑炎等严重并发症。而一旦继发细菌感染，则可能延误病情，甚至使皮肤遗留瘢痕。

单纯性肥胖症

疾病简介

肥胖症是指体内脂肪堆积过多，体重增加。凡体重超过标准体重20%可定为肥胖，超出20%~30%为轻度肥胖，超出30%~50%为中度肥胖，超出50%以上为重度肥胖。2~12岁小儿标准体重（kg）＝年龄×2+8。

单纯性肥胖症是肥胖症中最常见的一种，病因未完全明了，与遗传、进食过多、活动太少等因素有一定关系。另外，父母离婚、丧父或母、虐待、溺爱等，可引起小儿胆小、恐惧、孤独等，造成不合群，以进食自娱而导致肥胖症。

肥胖症可发生于任何年龄小儿，尤其好发生在1岁以下婴儿、5~6岁及青少年期，常有家族史。小儿食欲极佳，爱吃甜食。因为过于肥胖，行动不便，不爱活动，易疲劳，常出汗，不愿与同伴一起玩，逐渐形成自卑孤僻心理。严重肥胖症患儿，可有呼吸浅快、发绀、头晕、心慌等。患儿生长发育良好，身材也较高大，皮下脂肪厚，分布均匀，以颈、肩、乳、胸、背、腹、臀部为明显，生殖器与年龄相称。

药物治疗

1. 芬氟拉明。为食欲抑制剂，每日30~60mg，8~12周为1个疗程。不良反应有嗜睡、恶心、口干、腹部不适等。

2. 甲状腺片。为代谢增强剂，每日40~120mg，体重减轻后可减为维持量，用量过大可引起心悸、失眠、心动过速、心绞痛等。

盐酸芬氟拉明片

药物类别　苯丙胺类。

重大提示　治疗期间不要间歇性服药，疗程最后4~6周内应逐渐减量直至停药，不宜突然停服。连续服药时间不应超过6个月，否则易发生耐药性及依赖心理。

使用方法　根据疗程或遵医嘱服用。

使用注意　①禁与单胺氧化酶制剂合用。②肥胖伴有高血压和糖尿病患者，与降血压或降血糖药合用可产生协同作用，应适当减少剂量。

对号入座　精神抑郁症、癫痫患者禁用。严重心律失常、高空作业者、驾驶员等慎用。

小贴士　常见有非腹泻性大便次数增多、头晕、嗜睡、口干、腹部不适、恶心、夜尿增多及抑郁等症状，但一般均可耐受，持续用药可逐渐消失，不能耐受者减量则上述症状即可消失。

特殊人群　孕妇禁用。

医师建议

1. 饮食控制。既要达到减肥目的，又要保证基本营养需求。5岁以下每日热量摄入为600~800kcal，5岁以上约1000kcal。饮食应为高蛋白、低糖、低脂肪，少吃或不吃油炸食品、甜食，避免餐间点心。为满足小儿食欲，可给予较大量的蔬菜和水果。

2. 增加活动。应逐渐增加活动量和活动时间，鼓励患儿积极参加家务劳动，并先从散步、打球等运动做起，逐渐培养其对某些运动的兴趣。每天至少活动1小时。但也应避免过分激烈的运动，以免增加食欲。

3. 定期监测体重。在治疗过程中，应定期监测体重，以便调整饮食和活动量。

4. 小儿单纯性肥胖一般不需药物治疗。

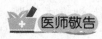 医师敬告

单纯性肥胖小儿大多生活在喜食油腻、高热量饮食及爱甜食的家庭中，自幼养成过

食习惯。因此，应首先转变家长认为小儿长得越胖越健康的观念。特别是有肥胖家族史者，应定期做体检和生长发育监测，发现体重增长过快有肥胖趋势时，及早限制摄入过多的淀粉类食品和甜食，增加运动。此外，小儿肥胖症与成人肥胖症、冠心病、高血压、糖尿病等有一定关联，故应及早加以预防。

垂体性侏儒症

📋 疾病简介

侏儒症，即矮小症，是指儿童的身高低于同民族、同年龄、同性别正常儿童的30%以上。

正常情况下，位于颅脑内的垂体可分泌包括生长激素在内的多种激素。生长激素，顾名思义，可促进人体生长，幼年时期如果缺乏，就会出现生长停止、身材矮小，称为垂体性侏儒症。可分为原发性和继发性两种。前者占绝大多数，常有遗传性，可有家族史；后者可继发于垂体肿瘤、颅内感染、颅底骨折等。

患儿出生时身长、体重正常，多数在2岁以后逐渐出现生长发育迟缓。随年龄增长，与正常同龄儿差距更加明显，但身材均匀，上、下部比例与同龄儿相仿。容貌幼稚（圆脸、短下颌），鼻梁平，体态似儿童，手足细小，躯干部脂肪丰满，肌肉不发达，声音高尖，毛发稀疏，出牙、前囟门闭合明显延迟。性发育亦迟缓，青春期无第二性征出现，但智力正常。

除上述表现外，诊断还需借助实验室及X线检查等。如生长激素测定显示垂体性侏儒症患者明显降低，甚至难以测出。X线检查发现腕骨、肘关节骨、长骨骨端的骨化中心发育迟缓。推算骨龄，该病患者骨龄明显落后。

💉 药物治疗

1.生长激素替代治疗。DNA重组的人生长激素（hGH），每日0.1U/kg皮下注射，用2周，停2周，数月后减量，维持1~2年以上。

2.苯丙酸诺龙。在8~12岁以后开始应用，1~1.5mg/kg，每周肌内注射1~2次，半年为1个疗程。

3.绒毛膜促性腺激素。女性一般不用，男性15岁以上仍无性征发育者可开始治疗，500~1000U肌内注射，每周2次，半年为1个疗程。

4.甲状腺片。从小剂量开始，每日1mg/kg，渐加量至每日2~3mg/kg。可与苯丙酸诺龙联合应用。

苯丙酸诺龙注射液

药物类别 雄激素及同化激素类。

重大提示 心脏、肝、肾患者，癌骨转移患者，糖尿病，前列腺肥大患者慎用。

使用方法 深部肌内注射，根据疗程用药。

使用注意 ①可增强抗凝血药香豆素、华法林等的抗凝作用；②与皮质激素合用，可使血糖升高。

　　对号入座　高血压、孕妇及前列腺癌患者禁用。

　　小贴士　①本品有轻微男性化作用，女性患者可能会出现长胡须、粉刺增多、多毛症、声音变粗、阴蒂肥大、闭经或月经紊乱等。②男性长期使用可能会有痤疮、精子减少、精液减少。③肝脏：GOP、GTP上升，黄疸。④消化系统：恶心、呕吐、消化不良、腹泻。⑤电解质：水钠潴留。⑥皮肤：皮疹、颜面潮红。

　　特殊人群　儿童长期应用可严重影响生长发育，导致早熟，应慎用。

医师建议

　　患儿应加强营养，特别是应用生长激素等治疗时，必须摄入含蛋白质丰富的饮食，同时注意补充足量的维生素及其他营养物质。鼓励患儿积极参加体育锻炼及各种社会活动。到青春期，第二性征不发育，有些患者因此身材矮小而出现精神抑郁、悲观，产生自卑感，甚至消极厌世，此时应注意予以正确引导，必要时可求助于心理医师。

医师敬告

　　当发现孩子身材矮小时，应去医院就诊，以确定是否为侏儒症。确诊后，应在医师指导下选择药物治疗，切不可轻信盲从一些不负责任的广告宣传。

黄　疸

疾病简介

　　黄疸是一种常见的临床表现，是由于血清胆红素浓度的升高，使巩膜、皮肤、黏膜、体液和其他组织被染成黄色。正常人的血清胆红素水平为3.42~17.10μmol/L，如果超过34.2μmol/L，临床就可出现黄疸。

　　黄疸的病因很多。人体内的胆红素主要来源于血液中衰老的红细胞破坏产生的血红蛋白，血红蛋白经过分解形成间接胆红素，间接胆红素再进入肝脏，在肝脏内代谢形成直接胆红素，通过胆道排出体外。在这个过程中，无论哪一步出现问题，都可能影响胆红素的正常代谢，导致黄疸的发生。临床上，根据病因可将黄疸分为四类，即溶血性黄疸、肝细胞性黄疸、胆汁郁积性黄疸和先天性黄疸。

　　1.溶血性黄疸。能引起红细胞大量破坏的疾病都可以导致溶血性黄疸，如①先天性溶血性贫血，包括遗传性球形红细胞增多症、血红蛋白病等。②获得性溶血性贫血，如常见的新生儿溶血症，某些药物、毒物引起的溶血等。这些疾病发病率比较低，疾病鉴别非常困难。溶血性黄疸者巩膜多见轻度黄疸，呈浅柠檬色，皮肤不瘙痒，某些急性溶血伴随发热、腰痛、酱油色尿等症状。

　　2.肝细胞性黄疸。胆红素的代谢主要在肝脏进行，所以各种肝病如肝炎、肝硬化、肝癌等都可因肝细胞的大量破坏而引起黄疸。儿童时期，最常见的肝细胞性黄疸有病毒性肝炎、药物中毒、某些传染性疾病等，新生儿的生理性黄疸也可归入此类。其特点是皮肤和巩膜都呈浅黄至深金黄色，皮肤有时有瘙痒感。由于尿中的胆红素阳性，尿色可能加深。

3.胆汁郁积性黄疸。这是由于肝内、外胆管阻塞，含有胆红素的胆汁无法顺利排出体外引起的黄疸。成人主要见于胆道结石、胆道周围的癌肿等疾病，儿童则多见于先天性胆道闭锁、胆汁郁积、胆总管囊肿、胆道蛔虫和胆管炎等。临床上，胆汁郁积性黄疸患者的肤色呈暗黄、黄绿或绿褐色，皮肤往往有明显的瘙痒，尿色深黄；严重的病例，胆道完全阻塞，大便颜色变浅，甚至呈浅灰色或陶土色。

4.先天性非溶血性黄疸。指胆红素代谢过程中先天性代谢酶缺陷造成的黄疸，虽然很少见，但主要发病于儿童和青少年，特别是家族中有同类病史的儿童。

黄疸的病因非常复杂，不同年龄的儿童黄疸的好发病因不同，不同病因引起的黄疸的伴随症状也不同，综合考虑患者的病史、临床症状以及必要的实验室检查，有助于找出病因。

 药物治疗

黄疸本身没有特异性治疗，要尽快找出病因，针对病因及时治疗。

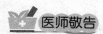 **医师建议**

家长在判断黄疸时要注意：

（1）黄疸的识别要在充分的自然光线下，昏暗的灯光可能掩盖病情。

（2）要鉴别出假性黄疸。假性黄疸见于过量进食含有胡萝卜素的胡萝卜、南瓜、西红柿、柑橘等食物，此时只有皮肤的黄染，而巩膜正常。

（3）注意鉴别生理性黄疸。一般新生儿出生后2~3天出现黄疸，1周后消退。如果出现过早，持续时间过长，则可能有异常，应该及时就诊。

医师敬告

黄疸的病因非常复杂，其原发病的预后差别很大。某些疾病，如病毒性肝炎、溶血性贫血、胆道闭锁等均可引发黄疸，一旦延误治疗，可危及生命。因此，发现黄疸要尽早检查。

第五章 眼 科

屈光不正

疾病简介

屈光不正包括近视、远视和散光。当无其他眼病，裸眼视力不能达到1.0者，应诊断为屈光不正。

近视：临床表现为远视力下降，近视力正常，视力疲劳；如果近视度数大，可以出现眼球突出感或眼球偏斜，常表现为外斜。高度近视会出现眼底改变，如眼底出血、视网膜脱离，表现为视力急剧下降且不能矫正。

远视：轻度远视远近视力可以均正常，长时间看近出现视力疲劳；中高度远视则远近视力均不正常。高度远视会出现眼球内斜。

散光：由眼球各径线的屈光力不同所致。表现为视物模糊，视力疲劳，眯眼睛看东西，甚至出现歪头、斜眼。

治疗

屈光不正的治疗目前有两种，即眼镜矫正和手术治疗。眼镜一定在准确验光后遵循以下原则配戴，即近视应配矫正最好视力的最小度数，远视应配最好视力的最大度数，散光以矫正最好视力、戴镜舒适为准。屈光不正的手术治疗包括RK、PRK、Lasik、AK术，以及有晶体眼的人工晶体植入术、透明晶体摘除联合人工晶体植入术等。

医师建议

无论近视、远视、散光，均应早发现，早治疗，以免形成弱视。尤其是幼儿，发现看电视或看书歪头、斜眼时，应警惕是否远视。近视配镜时，切忌单纯追求好视力而戴过高度数的眼镜。

医师敬告

由于高度近视常伴有视网膜的病理改变，应避免剧烈的运动，防止发生视网膜脱离。如视力突然明显下降，或某一部位视野缺损，应立刻就医。高度远视的患儿，戴镜初期，视力一般仅达到裸眼视力，随着戴镜时间的延长，视力会缓慢提高，因此，不要放弃戴镜的治疗，以免形成弱视，失去治疗机会。

老　视

 疾病简介

老视也称花眼，一般随着年龄的增长，40岁左右开始出现看近困难。这是由于晶状体逐渐硬化、睫状肌功能下降所致。

老视的早期表现是阅读困难，开始将目标放得远些才能看清，随着年龄的增长，这种现象逐渐加重，以至将目标放远也看不清。远视还伴有眼疲劳，如较长时间阅读后出现头痛、眼胀、视物发花。

治疗

老视的治疗是配戴老视眼镜。老视需凸透镜矫正，配镜原则：正视眼45岁时需 +1.50D，50岁需 +2.0D，60岁需 +3.0D，60岁以上则不在继续增加度数。若原有近视、远视、散光，应在此基础上再加老视度数。

医师建议

老视是随着年龄增长出现的一种生理现象，无论原来的屈光状态如何，一般在45岁左右开始出现阅读困难，如不及时配戴老视镜或戴镜不合适，均会出现眼疲劳症状。因此，一定要准确验光后，在原来屈光基础上配镜。

医师敬告

老视在未能准确矫正之前出现的症状往往易与青光眼的症状相混淆，应在医师的指导下排除青光眼，配戴合适的老视眼镜。

斜　视

疾病简介

顾名思义，斜视就是眼球位置不正。最简单的诊断方法是让患者注视正前方30cm处的手电灯光，检查者对面而坐，观察角膜上反光点的位置。如反光点在双眼瞳孔中央，眼位则正常；如发生偏斜，可根据反光点的位置判断是外斜还是内斜。

斜视分为共同性斜视和非共同性斜视两大类，后者主要指麻痹性斜视，是由于支配眼外肌运动的神经核、神经或眼外肌本身器质性病变所引起，可以一条或多条肌肉麻痹，也可以是完全性或不完全性。有先天性和后天性之分，先天性主要由于先天发育不全、产伤和眼外肌缺如引起，后天性多因外伤、炎症、血管性疾病、肿瘤等引起，发病突然，表现眼球运动受限、复视、头位偏斜。

共同性斜视有内斜、外斜和上斜，可以是先天性，也可以是后天性，多与屈光状态有关。内斜多伴随远视，外斜则常与近视有关。

治疗

共同性斜视的治疗应首先矫正屈光不正，戴眼镜半年以上仍有偏斜者，可考虑手术治疗；麻痹性斜视首先去除病因，药物治疗如肌注维生素B_1、维生素B_{12}和三磷酸腺苷，以及皮质类固醇，药物治疗6~8个月，或麻痹肌已停止发展4~6个月后，可以考虑手术。

三磷酸腺苷二钠注射液

药物类别　酶类。

重大提示　静注宜缓慢，以免引起头晕、头胀、胸闷及低血压等。心肌梗死和脑出血患者发病期慎用。

使用方法　用前加氯化钠注射液溶解。

对号入座　对窦房结有明显抑制作用。因此，房窦综合征、窦房结功能不全者及老年人慎用或不用。

医师建议

1. 发现幼儿眼球偏斜、歪头或阳光下喜欢闭一只眼睛，应及时看眼科医师。

2. 视物突然出现重影，或头部外伤后应警惕麻痹性斜视，在积极寻找、治疗原发病的同时，应特别关注眼位的变化。

医师敬告

1. 共同性斜视往往与屈光状态有关，一定在散瞳验光下首先矫正视力，以免形成弱视。

2. 由于斜视而出现头位偏斜时，一定与先天性斜颈鉴别。

3. 突然出现麻痹性斜视，应警惕脑血管病变和其他全身疾病，及时就医，尽早治疗原发病。

霰粒肿

疾病简介

霰粒肿，也称睑板腺囊肿。是由于睑板腺导管开口阻塞，睑板腺分泌物排出不畅，刺激周围组织产生慢性炎症，而形成的具有纤维组织包裹的肉芽肿。

正常情况下，睑结膜内有数个睑板腺，分泌脂质润滑眼球，减少泪液蒸发。一旦睑板腺开口阻塞，就有发生霰粒肿的可能。

霰粒肿好发于青少年，单眼多见，也可双眼同时发生，有时在同一眼睑可见2~3个。一般无明显症状，偶有眼睑沉重感，常常是偶然发现。表现为靠近睑缘的皮肤有一局限的肿物，无压疼，与皮肤无粘连，反转眼睑，在睑结膜表面可见局限的暗红色病灶。如果自行破溃，睑结膜表面可形成肉芽组织。

治疗

霰粒肿单纯通过药物治疗疗效不明显，常常需要手术治疗。如果肿物很小又无症状，可无需治疗；反之，则要手术刮除。手术时，局麻下做垂直于睑缘的切口，刮除其内容物，并切除其包囊。

 医师建议

注意用眼卫生。炎症是引起睑板腺阻塞的主要原因，结膜炎症往往由用眼不卫生引起。因此，注意用眼卫生，及时治疗结膜炎，可以降低霰粒肿的发生。

医师敬告

一旦发现霰粒肿应及时治疗，以防继发感染，丧失最佳手术时机。如为成年人且反复发作，则应警惕睑板腺癌的发生。

结膜异物

疾病简介

无论何种原因，结膜囊内进入异物，均可诊断为结膜异物，常见的异物有灰尘、煤屑。俗话说："眼内掺不得假"。一旦结膜囊内进入异物，则立即产生摩擦感、流泪、眼睑痉挛。

药物治疗

结膜异物往往在流泪时被冲出。如果异物隐藏在睑板下沟、穹窿部及半月皱襞，则应在点用表面麻醉剂后，用无菌棉签拭出。异物去除后，应滴抗生素眼药水，以防感染。

氯霉素滴眼液

药物类别　眼科用药。

重大提示　大剂量长期使用（超过3个月）可引起视神经炎或视神经乳头炎（特别是小儿）。长期应用，应事先做眼部检查，并密切注意患者视功能和视神经炎的症状，一旦出现应立即停药。同时服用维生素C和维生素B。

使用禁忌　滴眼时瓶口勿接触眼睛，使用后应将瓶盖拧紧，勿使瓶口接触皮肤以免污染。

使用注意　与林可霉素类或大环内酯类抗生素合用可发生拮抗作用，因此不宜联合应用。

对号入座　对本品过敏者禁用。

小贴士　可能有眼部刺激、过敏反应等。

特殊人群　本品虽是局部用药，但因氯霉素具有严重的骨髓抑制作用，孕妇及哺乳期妇女使用后亦可能引起新生儿和哺乳婴儿产生严重的不良反应，故孕期及哺乳期妇女慎用。新生儿和早产儿禁用。

医师建议

发现结膜异物后，切忌揉眼，以免造成角膜擦伤。可以自己轻提上眼睑，依靠眼泪自行冲出，或通过应用眼药水将异物冲出。也可请他人反转眼睑，拭出异物。否则，应及时就医。

医师敬告

结膜异物如不能及时取出，或取出不当，可发生角膜上皮擦伤，诱发感染，导致角膜溃疡。因此，不易取出的结膜异物，应及时到医院就医。

睑缘炎

疾病简介

睑缘炎，顾名思义，就是睑缘部位发炎。

正常情况下，睑缘部位富含腺体和脂肪性分泌物，由于直接暴露于空气中，易沾染尘埃和病菌，而引起感染。

睑缘炎一般分为鳞屑性睑缘炎、溃疡性睑缘炎及眦部睑缘炎。

鳞屑性睑缘炎的临床表现为睑缘充血、潮红，睫毛表面及睑缘表面附着一层鳞屑，睫毛易脱落，但可以再生。自觉症状为眼睑痒、烧灼感。

溃疡性睑缘炎的临床表现为睑缘充血，睫毛根部有散在的小脓包，有痂皮覆盖，除去痂皮后，露出浅小溃疡。如睫毛毛囊被破坏，睫毛则不能再生，形成秃睫。炎症后，由于瘢痕收缩，形成睫毛乱生。自觉症状有痒、痛、烧灼感。

眦部睑缘炎是一种侵犯外眦的慢性炎症。主要表现为外眦皮肤充血、肿胀、浸渍、糜烂，结膜往往伴有慢性炎症。有外眦痒、异物感、烧灼感。

药物治疗

对于鳞屑性和溃疡性睑缘炎，应首先除去鳞屑、痂皮，以滴用抗生素眼药水为主要治疗方法，如0.3%庆大霉素或10%磺胺醋酰钠。眦部睑缘炎由莫-阿双杆菌引起，0.3%硫酸锌眼药水有特效，口服维生素 B_2 或复合维生素 B 有助于治疗。

硫酸庆大霉素滴眼液

药物类别　眼科用药。

重大提示　①不得直接注入球结膜下或眼前房内。②泪囊感染（泪囊炎）常发生于泪囊管闭塞的儿童，除用本品滴眼外，可同时辅以局部热敷。

使用禁忌　滴眼时瓶口勿接触眼睛，使用后应将瓶盖拧紧，以免污染药液。

使用注意　①与其他氨基糖苷类合用或先后连续局部应用，可增加发生耳毒性、肾毒性及神经肌肉阻滞的可能性。②与卷曲霉素、顺铂、依他尼酸、呋塞米或万古霉素（或去甲万古霉素）等合用，或先后连续局部应用，可增加耳毒性与肾毒性。③与头孢噻吩、头孢唑林局部合用可能增加肾毒性。④慎与其他肾毒性及耳毒性药物合用或先后连续应用，以免加重肾毒性或耳毒性。

对号入座 对本品或其他氨基糖苷类抗生素过敏者禁用。

小贴士 偶有局部刺激不适，无全身不良反应。

特殊人群 本品滴眼后虽极少吸收进入全身血液循环，但孕期及哺乳期妇女仍应注意不可过量或长期使用，以免影响胎儿及婴儿的生长发育。

医师建议和敬告

屈光不正、视疲劳、营养不良、应用劣质化妆品常为本病的诱因，因此在注意睑缘卫生的同时，应矫正屈光不正，消除视疲劳，补充B族维生素，应用抗生素眼药水，争取早治疗，防止秃睫、睫毛乱生等并发症。

睑缘炎是较顽固的眼病，治疗要有耐心，要坚持治疗。首先应除去病因，增加营养，纠正用手揉眼的不良习惯，如有屈光不正，应配戴眼镜矫正。

沙 眼

疾病简介

沙眼是由沙眼衣原体感染引起的一种慢性传染性结膜、角膜炎。20世纪50年代曾是我国的主要致盲眼病，70年代后发病率大大下降，现仅见于偏僻地区。因睑结膜表面粗糙不平，形似砂粒而得名。

沙眼多发生于儿童及青少年，特别是群居人群，呈双眼发病。潜伏期5～14天，平均7天。急性期表现畏光、流泪、异物感，分泌物黏稠。睑球结膜显著充血，睑结膜乳头增生，穹窿结膜满布滤泡，可合并角膜上皮炎，此为急性期。如未及时治疗，则转为慢性期。

慢性期睑结膜充血减轻，结膜肥厚，仍可见乳头、滤泡。滤泡大小不一，融合一起而不透明，有时呈胶样外观。慢性期未彻底治疗，结膜逐渐被瘢痕所代替，最终形成睑内翻、倒睫、眼干燥症、慢性泪囊炎、角膜混浊。

沙眼早期角膜上方有血管翳侵入，呈垂帘状，称为沙眼角膜血管翳，是沙眼视力下降的主要原因。

药物治疗

常用0.1%利福平、0.25%氯霉素、10%磺胺醋酰钠眼药水滴眼，每日4～6次，急性期可增加点药次数，持续6～8周。沙眼出现睑内翻、慢性泪囊炎并发症则需手术治疗。角膜混浊严重，应行角膜移植术。

医师建议

沙眼是接触传染，建议毛巾、脸盆、手帕应专人专用。急性期应避免进入游泳池、理发店等公共设施，以免引起流行。沙眼的治疗一定要持续6～8周。

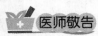

医师敬告

尽管沙眼是20世纪50年代的流行病，现在发病率比较低，以偏远山区、群居人群多见，而且典型急性期更为少见，但沙眼慢性期迁延不愈，易留并发症，严重的并发症可导致视力下降，应早期治疗。

泪器病

疾病简介

泪器由分泌泪液的泪腺和排出泪液的泪道两部分组成，是眼保护系统的一个重要组成部分，其保护作用通过泪液实现。在无刺激的情况下，眼球依靠泪液的基础分泌湿润、润滑，如无泪道阻塞或狭窄，泪液的分泌和排出保持动态平衡。

泪器病主要表现症状是流泪，最常见的原因是泪道狭窄或闭锁，由此引起的流泪称溢泪；泪液分泌过多则称流泪。无论是新生儿还是成年人，在无刺激或感情激动时，如出现流泪，则应找医师检查。新生儿由于鼻泪管下端发育不全，或鼻泪管下端留有膜状物，生后即有溢泪。若有继发感染，则易形成新生儿泪囊炎。成年人多由于泪小点闭锁、外翻，泪小管、鼻泪管狭窄或慢性泪囊炎而致溢泪。除溢泪外，还伴压迫鼻根部有黏性分泌物或脓性分泌物溢出，应诊为慢性泪囊炎。

药物治疗

新生儿溢泪，可以有规律地压迫泪囊区，即自下睑眶下缘内侧与眼球之间向下压迫，每天数次，压迫后滴抗生素眼药水。如持续数周后无效，则应行泪道探通术。成年人应首先冲洗泪道，治疗泪小点外翻。慢性泪囊炎应行鼻腔泪囊炎吻合术。

盐酸环丙沙星滴眼液

药物类别　眼科用药。

重大提示　使用过程中若出现皮疹等过敏症状或其他严重不良反应，应立即停药。

使用方法　仅用于滴眼。

使用注意　长期大量使用经局部吸收后，可产生与全身用药相同的药物相互作用，如可使茶碱类、环孢素、丙磺舒等血浓度升高，增强抗凝药华法林的抗凝作用，干扰咖啡因的代谢等。

对号入座　对本品及喹诺酮类药过敏患者禁用。

小贴士　偶有局部一过性刺激症状。可产生局部灼伤和异物感。眼睑水肿、流泪、畏光、视力减低、过敏反应等较少见。

特殊人群　本品一般不用于婴幼儿。孕期、哺乳期妇女慎用。

医师建议

无论新生儿、成年人出现溢泪应早期诊治，防止发生慢性泪囊炎。

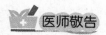

慢性泪囊炎对眼球是一个潜在的、危险的感染灶，如有角膜上皮缺失极易引起角膜溃疡，甚至角膜穿孔、眼内炎。因此慢性泪囊炎应及时手术治疗。

急性结膜炎

疾病简介

急性结膜炎俗称"红眼"病，即突然眼红、分泌物增多，有时还有异物感。传染性强，易引起流行。

急性结膜炎由细菌感染引起，常见致病菌为肺炎双球菌、流行感冒杆菌和葡萄球菌。好发于春夏季。急性发病，双眼可同时发病，也可先后相隔1～2天。自觉流泪、异物感、烧灼感。分泌物极多，早晨起床睁眼困难。检查可见睑结膜和球结膜高度充血，甚至结膜可见出血斑。

药物治疗

最好是检查出致病菌，选择最有效的抗生素滴眼液。一般常规可用0.25%氯霉素、0.1%利福平、妥布霉素、氧氟沙星等滴眼液频繁滴眼，清水洗去分泌物。

氧氟沙星滴眼液
药物类别　眼科用药。
重大提示　①不宜长期使用；②如出现过敏症状，应立即停止使用。
使用禁忌　仅限于滴眼用。滴眼时瓶口勿接触眼睛；使用后应将瓶盖拧紧，以免污染药液。当滴眼液外观发生改变时，禁止使用。
对号入座　对氧氟沙星或喹诺酮类药物过敏者禁用。
小贴士　偶尔有辛辣似蜇样的刺激症状。
特殊人群　儿童必须在成人监护下使用。

医师建议

夏天到游泳池游泳或是"红眼病"的流行季节，如眼有不适感，分泌物增多，应及时滴用抗生素眼药水。急性结膜炎传染性极强，应特别注意，防止流行。患者用过的毛巾、脸盆、手帕应进行消毒。

医师敬告

急性结膜炎发病期间应注意保护角膜，滴用有效的抗生素滴眼液。防止角膜上皮损伤，以免引起角膜溃疡。

翼状胬肉

疾病简介

为内眼角可见白色或粉红色的膜状物，向角膜方向生长，生长速度缓慢，一般不影响视力，无明显不适感，偶有异物感。

翼状胬肉病因目前尚不清楚，多发生于户外工作者，如渔民、农民。初期内眦结膜肥厚，活动期结膜充血，向角膜上爬行，此时不影响视力，如侵犯角膜范围大，导致角膜散光，致视力下降。患者偶有异物感。

治疗

静止期、较小的翼状胬肉可不做任何处理。如发展到近瞳孔区，则应及时手术。翼状胬肉手术后的复发率是20%~30%，应由有经验的专科眼科医师手术，术后应用0.1mg/ml丝裂霉素C滴眼或锶90照射可预防复发。

医师建议

翼状胬肉的发病机制不清，好发于户外工作者，因此避免风沙和阳光刺激，可降低发病率。

医师敬告

选择恰当的手术时机非常重要，角膜受侵犯范围较大时，手术后角膜瘢痕明显，可以导致视力下降。手术后应用丝裂霉素C或同位素照射是避免复发的有效措施。

角膜炎

疾病简介

无论何种原因引起的角膜炎症，即可诊断为角膜炎。角膜炎的主要表现有怕光、流泪、眼睑痉挛。

角膜位于眼球的前部，与巩膜组成眼球的最外层，与结膜相眦邻。角膜外伤或邻近组织的炎症以及全身疾病均可引起角膜炎症。临床最常见病毒性角膜炎和细菌性角膜炎。

病毒性角膜炎是单疱病毒感染后引起的角膜炎症，初起常发生于口唇、皮肤，眼部受累。眼部原发感染后，病毒在三叉神经内长期潜伏，当机体抵抗力下降，如感冒或患其他发热性疾病，或全身使用激素、免疫抑制剂时，潜伏的病毒复活，引起单疱病毒性角膜炎复发。患者可表现为畏光、流泪、不敢睁眼及眼睑痉挛。检查可根据角膜上皮或基质的损害表现，分为树枝状或地图状上皮性角膜炎、盘状角膜炎及坏死性角膜炎。

细菌性角膜炎是一种严重的化脓性角膜炎，常在角膜外伤、角膜异物剔除术后发生，起病急，进展快，畏光、流泪、眼睑痉挛等症状严重，视力下降明显。角膜上可形成溃疡灶，治疗不及时，角膜很快穿孔。

💉 **药物治疗**

病毒性角膜炎及时选用抗病毒滴眼液，如0.1%疱疹净、0.05%环胞苷、1%无环鸟苷滴眼液，急性期每1~2小时点一次。此外，可加用无环鸟苷片，每次200mg，一日3~4次，连用1~2周。

细菌性角膜炎急性期用高浓度的抗生素滴眼液，如泰利必妥、妥布霉素、庆大霉素等滴眼液频繁滴眼，联合球结膜下注射，或全身应用抗生素。

阿昔洛韦滴眼液
药物类别 眼科用药。
其他名称 无环鸟苷眼药水。
使用方法 滴入眼睑内，每2小时一次。
对号入座 对本品过敏者禁用。
小贴士 滴眼可引起轻度疼痛和烧灼感，但易被患者耐受。

👨‍⚕️ **医师建议**

自觉畏光、流泪、眼睑痉挛等症状，应警惕角膜炎，及时就医。以前曾有病毒性角膜炎病史者，应预防感冒，增强机体抵抗力，以免复发。角膜外伤、角膜异物剔除术者，应严格注意无菌操作，预防医源性感染。

➕ **医师敬告**

病毒性角膜炎是角膜病中第一位的致盲性眼病，应避免发生，预防反复，减少并发症，保留最佳视力。尽管随着生活水平的提高和卫生条件的改善，细菌性角膜炎较以前少见，不容忽视的是细菌性角膜炎很易引起角膜穿孔，眼内容脱失，最终导致眼球萎缩，积极而有效的治疗非常重要。

白内障

📋 **疾病简介**

晶状体混浊称白内障。如发现无其他原因的视力下降，并伴有瞳孔区发白，即应警惕患有白内障。

晶状体轻度混浊，不影响视力，无临床意义；当晶状体混浊并使视力下降到0.7或以下者，应诊断为白内障。白内障常见以下分类，即老年性白内障、先天性白内障、外伤性白内障和糖尿病性白内障。

1.老年性白内障为最常见的白内障，多见于50岁以上的老年人，随着年龄的增长发病率增高，是由于晶状体老化过程中逐渐出现的退行性改变。其发病机制不完全了解，与紫外线、全身病如糖尿病、高血压、动脉硬化、遗传因素及晶状体营养和代谢状况有关。老年性白内障双眼发病，但发病有先后，患者最早期眼前有固定不动的黑影，自觉视力无痛性逐渐下降，可出现单眼复视、一过性近视、多视，随着晶状体混浊的加重，视力下降明显，最终可下降到仅存光感，此时即应尽快手术。

2.先天性白内障是胎儿发育过程中晶状体发育生长障碍的结果，发生原因有内源性和外源性两种。内源性与染色体基因有关，有遗传性。外源性是指母体或胎儿的全身病变对晶状体所造成的损害。先天性白内障多为静止性。双侧发病，可根据晶状体混浊的部位、形态再进行分类，视力也与混浊的部位、混浊的程度有关，轻者视力不受影响，仅在查体时发现，重者视力明显下降，甚至仅存光感或手动。

3.外伤性白内障有明显的眼部外伤史，无论是眼球顿挫伤或是眼球穿通伤均可导致晶状体混浊。视力与晶状体混浊程度及外伤所造成的损害程度有关。

4.糖尿病性白内障在代谢性白内障中最常见，是由于血糖增高，晶状体内葡萄糖增多，使晶状体吸收水分，纤维肿胀变性而致混浊。糖尿病性白内障发生于老年患者，与老年性白内障相似，但发生年龄早，发病率高，进展快。真性糖尿病性白内障多发生于严重的青少年糖尿病患者，双眼发病，进展迅速，初期随着血糖水平视力波动，并出现屈光变化，即血糖高时，表现为近视；血糖降低，出现远视。

💧 药物治疗

老年性白内障目前无肯定疗效的药物，以手术治疗为主。一般认为视力低于0.1影响日常生活和工作即可手术；由于手术技术的进步和先进的手术设备，患者如迫切要求，视力0.3或0.4也可进行手术。手术前应注意控制血压，改善心功能，控制血糖。

先天性白内障应根据视力决定手术时机。如不影响视力，则不做任何处理。对于影响视力的先天性白内障，手术愈早愈好，有些学者主张几周内即可手术，一般宜在3～6个月内进行。

外伤性白内障局限性混浊对视力影响不明显时可以观察。如晶状体已完全混浊或晶状体囊膜破裂，应尽早手术治疗。

糖尿病性白内障早期应控制血糖，如晶状体混浊明显，视力下降严重，可在血糖控制情况下做白内障手术。

👨‍⚕️ 医师建议

老年性白内障是随着年龄的增长晶状体老化过程中出现的一种退行性改变，视力下降呈无痛、缓慢、渐进的过程，初期无需特殊治疗，当视力下降影响工作、生活时，可择期手术。先天性白内障由于患儿不会诉说，往往发现较晚。因此，婴儿出生时，医师和家长均应注意瞳孔区即晶状体有无混浊，以免错过手术时机。外伤性白内障发病时间不一，如伤后即刻出现，可在医师的指导下治疗；部分外伤性白内障出现缓慢，因此，如有外伤，应经常去看医师，莫失良机。糖尿病性白内障应以早发现、早治疗糖尿病为主，控制血糖、稳定血糖是延缓白内障发生的根本。

🩹 医师敬告

老年性白内障占老年人致盲性眼病的第一位，是可治性盲眼。随着仪器设备的不断革新和手术技巧的提高，手术时机较以往提前。当视力明显影响生活质量时，即应手术治疗。一定摒弃传统观念，以免失去手术机会。

先天性白内障的关键是早发现、早治疗，手术时间可提前到出生后6~8周，手术后尽早训练，防止弱视。

外伤性白内障以手术治疗为主，关键在于预防虹膜后粘连、继发性青光眼等并发症。

糖尿病性白内障一定要在控制血糖的前提下手术，以避免手术中出血及手术后伤口愈合不良。手术前应行B超检查，了解玻璃体及视网膜状况。手术后控制炎症，防止发生虹膜前后粘连，继发青光眼。

青光眼

 疾病简介

当眼球内的压力（眼压）超过了眼球内部组织，特别是视神经所承受的限度，引起视神经萎缩和视野缺损时，称为青光眼。即自我感觉眼球硬、眼胀痛，甚至伴有视力下降，看电灯时周围出现彩虹，应高度警惕青光眼。

眼压是眼球内容物作用于眼球内壁的压力。正常人群眼压平均值为16mmHg，正常眼压范围为11~21mmHg。但在临床上，眼压超过21mmHg并不认为是病理值，因视神经对眼压的耐受性有极大的个体差异。有时，尽管眼压很高，长期观察并无视神经的萎缩，而个别患者眼压在正常范围内却发生了典型的青光眼的视野改变。因此，应结合眼压、视野、视神经共同诊断青光眼。

青光眼分为原发性、继发性、先天性三大类，以原发性多见。原发性青光眼又可根据房角分为闭角型和开角型青光眼。闭角型青光眼根据眼压是骤然升高还是缓慢升高又分为急性闭角型青光眼和慢性闭角型青光眼。急性闭角型青光眼发病突然，眼压急剧升高，头痛、眼胀痛、恶心、呕吐，视力下降，有虹视现象，可发现眼充血、眼球坚硬如石；有时，在急性发作之前，经常出现一侧额部疼痛，鼻根部酸胀，休息后可自行缓解。慢性闭角型青光眼和开角型青光眼常有相似的临床表现，初期无任何不适，难以发现，直到视力下降明显，或视野明显缩小时才发觉，此时，检查可发现视力下降、典型的青光眼视野改变及视神经萎缩。

继发性青光眼均有原发性疾病的表现，如外伤、老年性白内障的膨胀期、眼底出血等，伴有眼压升高；个别患者也有因眼压升高就诊时发现原发病。

先天性青光眼是胎儿发育过程中房角发育异常致房水引流功能下降引起的一类青光眼。依照年龄分为婴幼儿型青光眼、青少年型青光眼、先天性青光眼伴有其他先天性异常。婴幼儿型青光眼表现怕光、流泪，不愿睁眼，角膜增大、角膜混浊或眼压升高。青少年性青光眼是指6岁以后、30岁以前发病的先天性青光眼，其临床表现往往与开角型青光眼的表现一致。

药物治疗

原发性闭角型青光眼的治疗原则以手术为主。手术前，应控制眼压，如局部外用1%毛果芸香碱滴眼液或眼膏，缩小瞳孔；0.5%噻吗酰胺滴眼液及口服醋氮酰胺；或配合高渗剂如20%甘露醇、50%甘油。眼压控制后，根据房角的关闭程度，决定手术方式。原发性开角型青光眼如果应用局部滴眼液能控制眼压，视野和视力无继续损害，可先用药物控制；否则，则采取手术。治疗继发性青光眼原发性疾病的同时，可通过药物或手术控制眼压。先天性青光眼首选手术。

硝酸毛果芸香碱滴眼液

药物类别 眼科用药。

重大提示 ① 瞳孔缩小常引起暗适应困难，应告知夜间开车或从事照明不好的危险职业的患者。② 定期检查眼压。如出现视力改变，需查视力、视野、眼压描记及房角等，根据病情变化改变用药及治疗方案。③ 为避免吸收过多引起全身不良反应，滴眼后需用手指压迫泪囊部1~2分钟。④ 如意外服下，需给予催吐或洗胃；如过多吸收出现全身中毒反应，应使用阿托品类抗胆碱药进行对抗治疗。

使用禁忌 仅限于滴眼用。滴眼时瓶口勿接触眼睛；使用后应将瓶盖拧紧，以免污染。性状发生改变时，禁止使用。

使用注意 ① 与β受体阻断剂、碳酸酐酶抑制剂、α和β肾上腺能受体激动剂或高渗脱水剂联合使用有协同作用。② 与拉坦前列素合用可降低葡萄膜巩膜途径房水流出的量，减低降眼压作用。③ 与局部抗胆碱药物合用将影响本品的降眼压作用。与适量的全身抗胆碱药物合用，因全身用药眼部的浓度低，则不影响本品的降眼压作用。

对号入座 禁用于任何不应缩瞳的眼病患者，如虹膜睫状体炎、瞳孔阻滞性青光眼等；禁用于对本品任何成分过敏者。哮喘、急性角膜炎慎用。

小贴士 可出现眼刺痛和烧灼感，结膜充血引起睫状体痉挛、浅表角膜炎、颞侧或眼周头痛，诱发近视。眼部反应通常发生在治疗初期，并在治疗过程中消失。老年人和晶状体混浊的患者照明不足时会有视力减退。有使用缩瞳剂后视网膜脱离的罕见报告。长期使用可出现晶状体混浊。局部用药罕见全身不良反应，但偶见特别敏感的患者出现流涎、出汗、胃肠道反应和支气管痉挛。

特殊人群 孕期及哺乳期妇女用药的安全性尚未确定，故应慎用。儿童慎用，因患儿体重轻，用药过量易引起全身中毒。

🧑‍⚕️ 医师建议

1. 控制眼压。无论手术或药物治疗，一定将眼压控制在正常范围内，应以不损害视野和视力为标准。

2. 经常检查视力、眼压，半年复查一次视野。

⚕️ 医师敬告

1. 如有鼻根部酸疼，看书后眼胀，长时间在黑暗中眼有不适感者，或者视力很好，但行走时经常磕碰，可能是视野缩小的表现，应看眼科医师。

2. 青少年近视不断加深，近视度数发展超过一般规律，并且矫正视力不佳，应警惕青少年型青光眼的发生。

3. 婴幼儿出生后角膜大，伴怕光、流泪、不愿睁眼时，应咨询眼科医师。

眼化学性烧伤

疾病简介

化学物品溶液、粉尘或气体进入或接触眼部所引起的眼部损伤，称为化学性烧伤。其中最多见的有酸性和碱性烧伤。

酸性烧伤的特点：由于酸性物质对蛋白质有凝固作用，酸性溶液浓度较低时，仅有刺激作用；但强酸可使组织蛋白凝固坏死，凝固的蛋白不溶于水，形成一凝固层，能阻止酸性物质继续向深层渗透，因此组织损伤相对较轻。

碱性烧伤的特点：碱性物质溶解脂肪和蛋白，与组织接触后能很快渗透到组织深层，使细胞分解坏死，因此碱性烧伤的后果非常严重。

化学性烧伤可以根据化学物品酸碱性的强弱、浓度、接触的时间、处理的及时与否，表现有轻重之分。轻度的酸碱烧伤仅有眼睑和结膜水肿，角膜上皮有点状脱落，数日后水肿消失，不留斑痕，一般不影响视力。中度的酸碱烧伤，除上述表现外，往往引起结膜和角膜的小片状坏死，角膜明显水肿，角膜上皮脱落，甚至形成白色凝固层，治愈后角膜留有斑翳，轻度影响视力。重度的酸碱烧伤多为强碱引起，如氢氧化钠、生石灰、氨水，表现为结膜广泛缺血坏死，角膜混浊呈瓷白色，甚至出现角膜溃疡或穿孔，继发青光眼和白内障。最终形成角膜白斑、眼睑与角膜粘连，视力丧失。

药物治疗

1. 争分夺秒地脱离致伤物质，彻底冲洗眼部，是处理酸碱烧伤的关键。立即用大量清水或其他水反复冲洗结膜囊，并持续30分钟，可最大限度地减轻眼损伤。

2. 局部和全身应用大剂量维生素C，可结膜下注射或静脉输入。

3. 切除结膜坏死组织，行结膜移植或角膜移植，尽力挽救视力。

4. 应用抗生素控制感染。

5. 应用皮质类固醇，控制炎症，减少并发症。

地塞米松磷酸钠滴眼液

药物类别 激素类眼科用药。

重大提示 眼部细菌性或病毒性感染时应与抗生素药物合用。青光眼慎用，长期使用应定期检查眼压和有无真菌、病毒感染早期症状。

使用禁忌 不宜中途终止治疗，应逐步减量停药。

对号入座 单纯疱疹性或溃疡性角膜炎禁用。

小贴士 长期频繁用药可引起青光眼、白内障，诱发真菌性眼睑炎。

特殊人群 儿童、孕期及哺乳期妇女应避免长期、频繁使用。

医师建议

酸碱烧伤多发生在化工厂、实验室、施工现场，工作时应戴防护眼镜，避免发生化学物质溅入眼内。

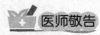
医师敬告

酸碱烧伤会对眼睛造成极大的伤害，严重影响视力，应争分夺秒地抢救，利用一切可利用的水源，彻底冲洗结膜囊，阻止化学物质对眼睛的损害。

眼球钝挫伤

疾病简介

是指眼球受到机械性钝力引起的外伤，可造成眼球以及眼附属器的损伤。日常生活和工作中眼球经常遇到机械性钝力的损伤，如砖石、拳头、鞭炮、球类、跌撞、交通事故等。由于眼球是一个含有液体的球体，钝力可以在眼球内和眼球壁传递，会引起多处组织损伤。

当眼球受到钝挫伤时，由眼睑到眼球、由前向后即由角膜到视网膜会有一系列的改变，轻者仅有眼睑皮肤下瘀血，结膜下出血，角膜上皮擦伤，一般不影响视力；重者则导致虹膜撕裂、瞳孔异常、外伤性虹膜睫状体炎、前房出血、晶状体脱位和混浊、玻璃体出血、视网膜挫伤，甚至发生视网膜脱离，继发青光眼，严重影响视力。

药物治疗

眼球钝挫伤的治疗以对症为主，皮下瘀血、结膜下出血伤后2天热敷，角膜上皮擦伤用素高捷疗眼药膏可促进角膜上皮生长，抗生素眼药水可预防感染；虹膜撕裂或瞳孔异常视对视力的影响程度决定是否手术，外伤性虹膜睫状体炎局部或全身应用皮质类固醇，1%阿托品散瞳。前房出血应半卧位休息，包扎双眼，全身应用止血药，严密观察眼压，如前房内形成血凝块不易吸收时，可考虑行前房冲洗。晶状体脱位或半脱位时，应根据临床采取手术治疗。晶状体混浊较轻时，可局部滴用谷胱甘肽、卡林-U眼药水，混浊严重，明显影响视力则应手术摘除晶状体，尽可能植入人工晶体；玻璃体出血早期应用止血药及促进出血吸收的药物，3个月后仍不吸收可考虑做玻璃体切割术；视网膜震荡可应用皮质类固醇、血管扩张剂及维生素，如发生外伤性视网膜脱离，应积极手术治疗；继发性青光眼首先用药物控制眼压，并择机手术治疗。

醋酸泼尼松龙滴眼液

药物类别 眼科用药。

重大提示 ①长期用药后若出现眼部慢性炎症的表现，应考虑角膜真菌感染的可能。②如果发生双重感染，应立即停药并进行适当的治疗。③使用前摇匀。

使用禁忌 不宜中途终止治疗，应逐步减量停药。

使用注意 本品可引起眼内压升高，从而导致视神经的损害和视野的缺损，因此建议用药期间常测眼内压。

对号入座 未行抗感染治疗的急性化脓性眼部感染、急性单纯疱疹病毒性角膜炎、角膜及结膜的病毒感染、眼结核、眼部真菌感染、有牛痘和水痘等感染性疾病患者、对本品成分过敏者禁用。

小贴士 ①继发眼部的真菌和病毒感染长期用于角膜及巩膜变薄的患者，可导致眼球穿孔。②有单纯疱疹病毒性角膜炎病史患者、急性化脓性感染患者慎用。③长期应用本品可能导致非敏感菌过度生长。长期或大剂量眼部使用可导致后囊膜下白内障。

特殊人群 孕妇、儿童慎用。

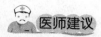

当眼球受到钝力挫伤时，应立即到医院就医，详细检查眼部情况，特别注意视力，远近视力和矫正视力均应有详细记载。不可因极度肿胀的眼睑而忽略眼底的检查，从而延误治疗。

医师敬告

眼球钝挫伤往往造成眼部组织一系列的损伤，有些病变可能会在伤后多年出现，如外伤性白内障、房角后退性青光眼、新生血管性青光眼，甚至有视神经萎缩，因此，外伤后应密切注意眼部状况，一旦发现异常及时治疗。

（蔡可丽 吕梅）

第六章 耳鼻喉科

慢性鼻炎

疾病简介

慢性鼻炎指鼻腔炎症持续数月以上，由急性鼻炎即感冒反复发作或治疗不彻底发展而成。慢性鼻窦炎、鼻中隔偏曲、慢性扁桃体炎等也会引起慢性鼻炎。长期吸入粉尘或有害气体，某些全身慢性疾病，如糖尿病、便秘、心肝肾疾病也是慢性鼻炎的病因。

慢性鼻炎多表现为鼻塞、嗅觉减退、流涕等。病情轻者，鼻塞为间歇性和交替性。白天活动时减轻，夜间休息时加重。病情重者，鼻塞呈持续性。

药物治疗

病情轻者，可用血管收缩剂如盐酸赛洛唑啉滴鼻液。病情重者，可去医院行下鼻甲硬化剂注射、激光或冷冻治疗。对以上治疗无效时，可行下鼻甲部分切除术。

盐酸赛洛唑啉滴鼻液

药物类别　耳鼻喉科用药。

其他名称　丁苄唑啉、天诚洛尔、诺通。

重大提示　滴药过频易致反跳性鼻充血，久用可致药物性鼻炎。

使用禁忌　不宜长期连续应用，连续使用时间不宜超过7天。

对号入座　对本品过敏者禁用。萎缩性鼻炎患者和鼻腔干燥者禁用。有冠心病、高血压、甲状腺功能亢进、糖尿病、狭角型青光眼患者慎用。避免与单胺氧化酶抑制剂或三环类抗抑郁药同时应用。使用本品不能同时使用其他滴鼻剂。

小贴士　偶见鼻腔内有一过性轻微烧灼感、干燥感、头痛、头晕、心率加快等反应。

特殊人群　6岁以下儿童慎用，应遵医嘱。2岁以内儿童禁用。孕妇慎用。老年患者慎用。

医师建议

发生急性鼻炎应及时治疗，以防发展为慢性。工作环境中接触有害粉尘或气体者，应注意劳动保护。大量吸烟饮酒者，应戒除烟酒。

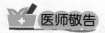 **医师敬告**

长期应用血管收缩剂可导致药物性鼻炎，应予注意。

萎缩性鼻炎

疾病简介

萎缩性鼻炎是由鼻腔结构逐渐萎缩所致，也见于鼻腔多次手术或手术不当鼻腔组织切除过多时。患此病后自觉鼻部干燥，鼻分泌物黏稠不易排出，鼻内常有结痂，有时带血。咽部有异物感，有时有干咳。鼻腔脓性分泌物和痂皮堆积，可引起鼻呼吸受阻和嗅觉减退。脓性分泌物和痂皮在鼻腔内被细菌分解可引起恶臭。由于鼻甲萎缩，鼻腔变宽，吸入大量冷而干燥的空气刺激鼻腔，而引起头昏、头痛。可见鼻腔内有结痂，鼻腔宽阔，鼻腔内痂皮为黄绿色或灰绿色，有臭味，去除痂皮易出血。

药物治疗

可以温生理盐水冲洗鼻腔，每日1次，持续数年。也可以复方薄荷油或1%链霉素滴鼻。口服维生素A、维生素D、维生素B_2有辅助作用。如以上治疗无效，可采用手术治疗，将鼻腔缩小。

医师建议

补充维生素A、维生素D、维生素B_2，避免接触有害气体和粉尘有利于疾病恢复。

医师敬告

糖尿病酸中毒患者及长期使用大量抗生素和皮质激素患者可发生鼻毛霉菌病，表现为鼻黏膜干性坏死，有臭味及暗红色结痂。如不及时治疗，可蔓延至脑内，危及生命，应去医院治疗。

过敏性鼻炎

 疾病简介

是发生在鼻黏膜的变态反应，有时与支气管哮喘同时存在。患者多对某些花粉、室内尘土、动物皮毛及某些食物如鱼虾、水果等过敏。典型的表现是鼻塞、阵发性喷嚏连续性发作、大量清水样鼻涕、鼻痒等。检查鼻腔黏膜可见苍白、水肿。

药物治疗

局部用药：1%麻黄素滴鼻可改善鼻塞。类固醇激素如可的松滴鼻或丙酸倍氯米松喷雾剂可减轻鼻黏膜水肿，有助于鼻腔通气。全身用药：主要为抗组胺药如息斯敏、开瑞坦等。如以上药物效果不明显，可考虑脱敏治疗或手术治疗。

丙酸倍氯米松鼻喷雾剂

药物类别　耳鼻喉科用药。

重大提示　①鼻腔和鼻旁窦伴有细菌感染时，应给予适当的抗菌治疗。②接受口服类固醇治疗的患者，如肾上腺功能已有损害，改用本品，要注意脑下垂体-肾上腺系统的完全复原。③过量使用或对本品高敏性患者及近期口服类固醇患者，可能会产生全身性反应。④虽可控制季节性鼻炎的大多数症状，但当受到夏季异常变应原诱发时，应同时采用其他治疗，尤其是眼部症状的对症治疗。

使用方法　仅用于鼻腔喷雾。适用于成人及6岁以上儿童。

对号入座　对丙酸倍氯米松过敏者禁用。

小贴士　①少数患者可出现鼻、咽部干燥或烧灼感、喷嚏或轻微鼻出血等不良反应。②极个别患者可发生鼻中隔穿孔、眼压升高或青光眼，可能与使用丙酸倍氯米松鼻喷雾剂有关。

特殊人群　孕期及哺乳期妇女慎用。6岁以下儿童使用尚未有足够资料。

医师建议

找出致病的过敏原，并设法避免接触或食用，如花粉季节空气中花粉，室内的尘螨、真菌等。

医师敬告

过敏性鼻炎患者可合并哮喘、过敏性鼻窦炎、渗出性中耳炎，治疗时应同时兼顾。

鼻 疖

疾病简介

鼻疖是由于挖鼻、拔鼻毛等损伤鼻前庭皮肤，引起的皮脂腺或毛囊的急性化脓性炎症。开始时局部发胀疼痛或跳痛，进而鼻翼及鼻尖部发热，红肿显著触痛，鼻前庭内出现丘状隆起。成熟时顶部出现黄色脓点，一周内自行溃破，排出脓栓而愈。

药物治疗

口服抗生素，早期局部乙醇消毒。疖肿破溃后，以抗生素软膏敷护伤口，促其愈合。

依诺沙星软膏

药物类别　皮肤科用药。

重大提示　①若出现过敏症状应立即停药。②严重肾功能不全者慎用。

使用方法　外用药物，不能口服。

使用注意　长期大量使用经局部吸收后，可产生与全身用药相同的药物相互作用，如可使环孢素、丙磺舒等血浓度升高，干扰咖啡因的代谢等。

对号入座　对本品及喹诺酮类药过敏患者禁用。

小贴士　局部不良反应较少见。长期大量使用自皮肤吸收后也可能产生与全身用药相同的不良反应，如皮疹、皮肤瘙痒等过敏反应，腹部不适、腹泻、恶心等胃肠道反应，头昏、头痛等中枢神经系统反应及血清氨基转移酶升高、血尿素氮增高及周围血象白细胞降低等其他不良反应。

特殊人群　老年患者常有肾功能减退，因本品自皮肤吸收后部分经肾排出，需减量应用。孕妇不宜使用。一般不用于婴幼儿。

医师建议

戒除抠鼻孔、拔鼻毛等不良习惯，积极治疗鼻腔疾病，减少分泌物刺激。

医师敬告

患鼻疖时切忌挤压，疖未成熟时切忌切开，以免炎症扩散。由于鼻部有丰富的血管网，血液可上下流通，鼻疖如经挤压，感染可经小静脉流入颅内，引起海绵窦血栓性静脉炎，引起失明，甚至危及生命。

鼻出血

疾病简介

鼻出血可由鼻腔本身或全身性疾病引起。儿童和青年人多见于鼻中隔前下方，老年人可见于鼻腔后部。鼻腔干燥、肿瘤、高血压、血液病、便秘、肝肾功能障碍等均可引起。

药物治疗

多数鼻出血位于鼻中隔前段，出血量少，可用手指紧捏两侧鼻翼15分钟，利用鼻翼压迫鼻中隔前部，并以冷毛巾敷前额及颈部，可促使血管收缩，减少出血。若仍出血，可用浸以1%麻黄素生理盐水或0.1%肾上腺素的棉片塞入鼻腔止血。

盐酸肾上腺素注射液

药物类别　儿茶酚胺类。

其他名称　副肾素。

使用注意　压迫鼻腔出血部位，注意观察止血效果及出血量。每次使用剂量不可超过300μg，否则可引起心悸、头痛、血压升高等。

对号入座　器质性脑病、心血管病、青光眼、帕金森病、噻嗪类引起的循环虚脱及低血压、精神神经疾病患者慎用。血压、器质性心脏病、冠状动脉疾病、糖尿病、甲状腺功能亢进、洋地黄中毒、外伤性及出血性休克、心源性哮喘等患者禁用。

小贴士　①可引起心悸、头痛、血压升高、震颤、无力、眩晕、呕吐、四肢发凉等不良反应。②有时可有心律失常，严重者可由于心室颤动而致死。③用药局部可有水肿、充血、炎症。

特殊人群　老年人对拟交感神经药敏感，慎用。

医师建议

发生鼻出血后不可过分紧张，否则血压增高，会加重出血。流入口中的血液尽量吐出，以免咽下刺激胃部引起呕吐。

医师敬告

经常发生鼻出血须警惕鼻部肿瘤或全身性疾病，及时去医院检查。如出血量较多，不易止血，应及时去医院就诊，行鼻孔填塞止血，以免发生失血性休克。

急性咽炎

疾病简介

急性咽炎是指咽部黏膜组织的急性炎症，一般由病毒或细菌感染引起，有时也可由高温、刺激性气体引起。

急性咽炎常与感冒同时发生。开始得病时，咽部干燥、发痒，有灼热感及异物感，此后出现轻微疼痛。吞咽唾液引起的咽痛往往比进食时更为明显，严重时不敢进食。有时可有发热、头痛、食欲下降、四肢酸痛等。

口腔检查可见咽部黏膜急性充血、水肿，咽后壁可见红肿的淋巴滤泡，颌下淋巴结肿大并有压痛。

药物治疗

感染较重的急性咽炎，可选用抗病毒药（如病毒唑）和抗生素（如青霉素、复方新诺明等）。局部可用庆大霉素16万U＋地塞米松5mg，喷涂咽部，每日1次，连用1周。也可复方硼砂溶液含漱，或溶菌酶含片含服。

利巴韦林注射液

药物类别　抗病毒类。

重大提示　尽早用药。呼吸道合胞病毒性肺炎病初3天内给药更有效。

使用方法　用于病毒引起的疾病，由细菌引起疾病无效。

对号入座　对本品或含本品药物过敏者禁用。有严重贫血者慎用。

小贴士　本品毒性低，吸入用药几无毒性。静脉或口服给药较常见的不良反应有贫血、乏力等，停药后即消失。较少见的不良反应有疲倦、头痛、失眠，以及食欲减退、恶心等，多见于应用大剂量者。吸入用药偶见皮疹、头痛、皮肤痒、皮红、眼周水肿。

医师建议

1.急性咽炎多发生于秋冬及冬春交替季节，应注意保暖，防止感冒。

2.加强体育锻炼，增强身体抗病能力，可减少急性咽炎发生。

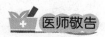 **医师敬告**

急性咽炎如不及时治疗，可引起其他一些疾病，如中耳炎，急性鼻窦炎等。

中耳炎：表现为耳痛、耳闷、听力下降。这是由于鼻咽部有一条管道通向中耳，急性咽部炎症可以由咽部蔓延至中耳，引起中耳炎。此时，应及时去医院就诊，以防引起永久性的听力下降。

急性鼻窦炎：表现为鼻塞、流脓涕、头痛。是由咽部炎症向鼻部蔓延引起的鼻窦的急性炎症，应及时应用抗生素和滴鼻药治疗，最好去医院就诊，以防止转成慢性鼻窦炎。

此外，急性咽炎还可引起喉炎、气管炎、肺炎、急性肾炎、风湿热等。这些疾病全身症状较明显，能引起多数患者重视。

慢性咽炎

 疾病简介

慢性咽炎是咽部黏膜的慢性炎症，多由急性咽炎反复发作或治疗不彻底，或邻近器官病灶如鼻窦炎或腺样体肥大刺激，或长期张口呼吸或鼻涕后流刺激咽部，或慢性扁桃体炎炎症蔓延到咽部引起。此外，长期烟酒过度，或受粉尘、有害气体刺激等，也可引起慢性咽炎。

患病时，咽部可有异物感、干燥、发痒、灼热、微痛等。分泌物增多，黏稠，故常有清嗓动作，严重时可引起刺激性咳嗽及恶心、呕吐。口腔检查可见口咽部黏膜充血，或少量黏稠分泌物。咽后壁淋巴滤泡增生，呈粒状分布或融合成块。

药物治疗

可用双花、麦冬适量，加胖大海2枚，以开水冲泡代茶饮。局部可用复方硼砂溶液含漱，也可含化薄荷喉片、溶菌酶片。庆大霉素16万U加地塞米松5mg喷涂咽部，每日1次，连用1周，也有较好疗效。口咽后壁淋巴滤泡增生明显患者，为改善咽部异物感，可用激光烧灼淋巴滤泡。

薄荷喉片

药物类别　耳鼻喉科用药。

使用方法　每隔0.5~1小时含1片，并徐徐咽下。

对号入座　禁与铁盐和重金属配伍。

小贴士　不良反应少见，偶可发生哮喘、荨麻疹和血管性水肿等变态反应。

医师建议

消除各种致病因素，包括戒除烟酒，改善工作环境，积极治疗鼻及鼻咽部慢性炎症等。增强体质，对慢性咽炎的防治至关重要，否则复发机会较高。

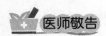 **医师敬告**

　　由于许多其他部位的疾病如食管癌、下咽癌、舌根癌、食管炎、胃炎、颈椎病、茎突过长等均可引起咽部异物感，所以慢性咽炎久治不愈患者，应到医院进行全面仔细的检查，以早期发现可能存在的恶性肿瘤或其他疾病，并采取相应的治疗措施。

急慢性扁桃体炎

疾病简介

　　急慢性扁桃体炎是发生于扁桃体的急慢性炎症。急性扁桃体炎主要由细菌感染引起。正常人体咽部及扁桃体内存在细菌，机体防御能力正常时可不发病。当某些因素如受凉、潮湿、劳累、烟酒过度、有害气体刺激及上呼吸道有慢性病灶存在使机体防御能力降低时，存在于机体内的病原体则大量繁殖，外界的病原体又乘虚而入，因而致病。慢性扁桃体炎多由急性扁桃体炎反复发作引起。

　　急性扁桃体炎发作时，可有咽痛、发热，吞咽困难，下颌淋巴结肿大，有明显触痛。口腔检查可见扁桃体黏膜充血肿胀，表面有黄白色脓点。慢性扁桃体炎的特点是常有急慢性扁桃体炎发作史，平时多无明显自觉症状，当呈急性发作时，表现与急性扁桃体炎相似。

药物治疗

　　抗菌消炎是主要的治疗方法，根据情况可选用青霉素、丁胺卡那霉素、先锋霉素等，局部可含漱复方硼砂溶液。

硫酸阿米卡星注射液

　　药物类别　氨基糖苷类抗生素。
　　其他名称　丁胺卡那霉素。
　　重大提示　存在交叉过敏，对一种氨基糖苷类过敏患者可能对其他氨基糖苷也过敏。
　　使用方法　每500mg加入氯化钠注射液或5%葡萄糖注射液或其他灭菌稀释液100~200ml，成人应在30~60分钟内缓慢静脉滴注，婴幼儿应相应减少剂量。
　　使用注意　用药期间应注意进行下列检查：①尿常规和肾功能测定，以防止出现严重肾毒性反应。②听力检查或听电图检查，尤其注意高频听力损害，对老年患者和婴幼儿尤为重要。
　　对号入座　对阿米卡星或其他氨基糖苷类过敏患者禁用。下列情况慎用：①失水，可使本品血浓度增高，易产生毒性反应。②第8对脑神经损害，因可导致前庭神经和听神经损害。③重症肌无力或帕金森病，因本病可引起神经肌肉阻滞作用，导致骨骼肌软弱。④肾功能损害者，因本品可加重肾毒性。
　　小贴士　①可引起听力减退、耳鸣或耳部饱满感；少数患者亦可发生眩晕、步履不稳等症状。一般停药后听力减退症状不再加重，但个别患者停药后可能继续发展至耳聋。②本品有一定肾毒性，患者可出现血尿、排尿次数减少或尿量减少、血尿素氮、血肌酐值增高等。大多系可逆性，停药后即见减轻，但亦有肾功能衰竭报道。③软弱无力、嗜睡、呼吸困难等神经肌肉阻滞作用少见。④其他不良反应有头痛、麻木、针刺感、震颤、抽搐、关节痛、药物热、嗜酸粒细胞增多、肝功能异常、视物模糊等。

特殊人群　氨基糖苷类儿科应慎用，早产儿及新生儿肾脏组织尚未发育完全，半衰期延长，易在体内蓄积产生毒性反应。老年患者肾功能有一定程度的生理性减退，即使肾功能测定值在正常范围内，仍应采用较小治疗剂量。老年患者应用易产生各种毒性反应，应尽可能监测血浓度。

医师建议

锻炼身体，增强体质，提高机体的抵抗能力可预防本病发生。

注意休息，多饮水，进流质饮食。

医师敬告

若经过抗生素治疗2~3天，病情无好转，体温不降，则须仔细检查，分析原因，考虑是否为病毒感染或其他细菌感染，改用其他抗生素。

由于炎症向周围扩展，常可发生扁桃体周围脓肿，此时症状加重，患者表现为明显的张口困难，两侧的扁桃体前方明显隆起，黏膜充血。此时需进行脓肿切开引流，否则抗生素治疗效果不明显。

急性扁桃体炎可引起全身各系统的许多疾病，常见的有风湿热、关节炎、心肌炎、急性肾炎等，若有上述器官如心脏、肾脏、关节等症状发生，应及时去医院就诊，防止出现严重的并发症。

多次反复发作的扁桃体炎，特别是已有并发症者，应待急性炎症消退2~3周后施行扁桃体切除术。

急慢性喉炎

疾病简介

急慢性喉炎是喉黏膜的急慢性炎症。急性喉炎常继发于伤风感冒后，先有病毒侵入，后继发细菌感染。过多吸入有害气体、粉尘及用嗓较多的职业如教师、演员等如发声不当或使用声带过度，也可引起急性喉炎。烟酒过度、受凉、疲劳等为诱发因素。慢性喉炎多为急性喉炎反复发作迁延不愈的结果。呼吸道有慢性炎症，或脓性分泌物长期刺激喉部，也是慢性喉炎的病因。

急性喉炎多继发于上呼吸道感染，突然发病，开始喉部发痒、发干及灼热感或轻微疼痛，继之声音嘶哑。早期声音粗糙低沉，以后加重，成为沙哑音和耳语音，以至失音。喉内不适感多在1~2天后消失，咳嗽症状迁延较久，常在发声恢复后仍然存在。多数患者伴有咳嗽多痰，开始时干咳无痰，到后期则有黏脓性分泌物，不易咳出。

慢性喉炎最主要的症状是声音嘶哑，声音低沉、粗糙，晨起症状较重，以后随活动增加，咳出部分分泌物而逐渐好转，次晨又变差，禁声后声嘶减轻，多讲话又使症状加重，呈间歇性。日久演变为持续性。患者常感喉部微痛、不适及干燥感、异物感等，常做干咳以缓解喉部不适感。

药物治疗

急性喉炎可使用抗生素控制感染扩散，症状严重者可加用类固醇激素如地塞米松等。还可用蒸气吸入疗法，即用热水一杯，干毛巾一条，将干毛巾围于口、鼻与杯口之间，张口徐徐呼吸。慢性喉炎可用雾化吸入疗法，即将庆大霉素和地塞米松注入雾化器内，患者口含雾化器的喷出口，接上高压空气泵使药液雾化，连续做深呼吸，使雾化药液吸入喉部。每日1次，每个疗程6次，可作2~3个疗程。

医师建议

急性喉炎最主要的治疗是声带休息。防止以耳语代替发音，因耳语仍不能使声带休息。慢性喉炎应注意戒除烟酒，禁止大声喊叫，纠正发音方法，积极治疗鼻咽及下呼吸道的感染。

医师敬告

急性喉炎应积极治疗，否则可转为慢性喉炎。

小儿急性喉炎，起病较急，可很快发生严重的呼吸困难，应及早使用足量有效的抗生素，并加用类固醇激素，必要时要行气管切开术，故小儿急性喉炎应及时去医院就诊。

年长者有进行性声嘶、喉痛、血痰、呼吸困难者，应警惕喉癌发生，及时去医院检查治疗。

气管异物

疾病简介

气管异物经口误吸外界物质造成，多发生于5岁以下儿童。这是因为小儿喉的防御反射功能不健全，异物容易被误吸到气管内。进食时哭闹或嬉笑，也是发生气管异物的原因。此外，玩耍时口内含有物品，可于跌倒、谈笑、啼哭时吸入气管。

气管异物以花生米、瓜子最多见，笔帽也不少见。因为右侧支气管与气管纵轴间形成的角度小，且管腔粗短，故右侧支气管异物的发病率高于左侧。

多数患者有明确的异物吸入史，表现为异物进入呼吸道内，立即发生剧烈呛咳，并有憋气、呼吸不畅等症状。随后异物贴附于气管壁，症状稍有缓解。但随时间延长，出现发热、痰多、咳嗽等症状。少数患者异物史不明，但发热、咳嗽等症状久治而不愈，或支气管炎反复发作，应怀疑气管异物。须做进一步检查，以免漏诊。

治疗

一旦怀疑气管异物，应立即去医院就诊，手术取出异物。

医师建议

1.不要给3~5岁小儿喂食花生、瓜子等食物。

2.进食时不要引逗孩子嬉笑、哭闹。发现小儿口内含物时应婉言劝说，使其吐出，不要强行挖取，以免引起哭闹而吸入气管。

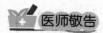 **医师敬告**

1.呼吸道异物是危及生命的急症，应及时诊断，尽早取出，否则可因呼吸困难、缺氧而致心功能衰竭，危及生命。

2.有明确的异物吸入史者，不管有无症状，都应去医院就诊，不可心存侥幸。

食管异物

 疾病简介

进食匆忙或注意力不集中，食物未经仔细咀嚼而咽下，容易发生食管异物。老年人咀嚼功能较差，口内感觉不灵敏，小儿牙齿发育不全，食物未经充分咀嚼或有口含小玩物的不良习惯，都易发生食管异物。此外，食管疾病，如食管狭窄管腔变小，也是食管异物的原因之一。

多数患者有明确的异物误吞史，吞咽困难，严重时咽水不能，或有流涎症状。尖锐的异物或有继发感染时，常有明显吞咽疼痛。较大的异物还可压迫气管后壁，引起呼吸困难。

 治疗

发生食管异物后，应立即去医院就诊，行食管镜检查，取出异物。

医师建议

进食时要细嚼慢咽，不要过于匆忙。牙齿脱落较多或装有义齿的老人更应注意。教育小儿改正口含小玩物的不良习惯。

医师敬告

1.误吞异物后，不要自行吞服饭团、馒头、韭菜等食物，以免加重损伤，造成取出困难。

2.尖锐、粗糙不规则的异物，如不及时取出，可继发感染，发生食管穿孔，引发颈部皮下气肿或纵隔气肿、食管周围炎、纵隔炎、气管食管瘘、大血管溃破等病变。故发生食管异物后，应立即去医院就诊。

外耳道异物

疾病简介

外耳道异物多见于儿童，多为玩耍时误将各类小杂物放置于耳道内所造成。小儿外耳道异物常不易被发现，多因继发感染引起耳痛、患儿哭闹、搔抓外耳道口，才引起家长注意。异物大者，阻塞外耳道，引起耳闷胀感、听力下降、耳鸣、耳痛。昆虫进入外耳道内爬行骚动，引起响鸣及耳痛。如继发感染，则可出现脓性耳漏。

治疗

活的昆虫异物入耳，可先用甘油、乙醇或食用油等滴入外耳道内，待昆虫淹死后再用镊子取出。

医师建议

教育儿童不要将小杂物放入外耳道内玩耍。

医师敬告

球形光滑的异物，如钢珠、玻璃球、黄豆等，不可用镊子夹取，因其表面光滑坚硬，钳夹不住易将异物推向外耳道深部。外耳道异物，如不易取出，最好到医院就诊，以免取异物时引起鼓膜穿孔。不合作的儿童可在全麻下行异物取出术。

鼻腔异物

疾病简介

鼻腔异物是指鼻腔外来的物质经鼻孔或外伤穿破鼻腔隔壁进入鼻腔。可见于儿童好奇误将玩具零件或食物塞入鼻孔而进入鼻腔。由于不敢告诉家长，日久忘记，及至发生感染和出血，才被注意。另外，呕吐、打喷嚏时，可使食物等经后鼻孔进入鼻腔。外伤时异物也可以进入鼻腔。

鼻腔异物主要症状为深侧鼻塞、脓性鼻涕，带有臭气和血性，此时应仔细询问病史。大的异物有时可经前鼻孔见到，用钝头的探针也能触到。

治疗

发生异物后，可用弯钩或曲别针，自前鼻孔伸入，经异物上方达异物后面，然后向前钩出。小儿须将全身固定，以防挣扎乱动。

医师建议

平时应教育小儿不要将食物玩具等塞入鼻腔。一旦塞入，不要自行挖取，以防将异物推入鼻腔深部。

医师敬告

1.鼻腔前部的圆形光滑异物不可用镊子夹取，以免将异物推至鼻腔深部，甚至坠入喉内或气管中，而发生窒息危险。对不易取出的异物，不要反复试取，应及时去医院治疗，以免发生危险。

2.长期鼻腔异物可并发鼻中隔穿孔、下鼻甲坏死、鼻窦炎和鼻结石，故一旦怀疑鼻腔异物，应及时到医院治疗。

喉烧灼伤

疾病简介

喉烧灼伤是由热液、热气吸入咽喉，或误吞吸入强酸、强碱等引起的喉部黏膜损伤。轻者可引起声音嘶哑、喉痛、唾液增多和咳嗽多痰。较重者则引起呼吸困难，甚至窒息。严重者呼吸急促，咳嗽剧烈，咳出血脓痰，进而出现肺炎、肺水肿、昏迷等。

药物治疗

喉烧灼伤轻时可采用庆大霉素和地塞米松雾化吸入，或全身用抗生素。有呼吸困难时应行气管切开，并全身使用大剂量的抗生素，控制肺部感染、肺水肿，同时采取纠正脱水休克、保护心脏等措施。

醋酸地塞米松注射液

药物类别 肾上腺皮质激素类。

其他名称 氟美松。

重大提示 ① 结核病、急性细菌性或病毒性感染患者慎用，必须应用时，应给予适当的抗感染治疗。② 长期服药者，停药前应逐渐减量。③ 糖尿病、骨质疏松症、肝硬化、肾功能不良、甲状腺功能低下患者慎用。

使用注意 地塞米松本身无潴钠排钾作用，与利尿剂（保钾利尿剂除外）合用可引起低钾血症，应注意用量。

对号入座 对本品及肾上腺皮质激素类药物有过敏史患者禁用。高血压、血栓症、胃与十二指肠溃疡、精神病、电解质代谢异常、心肌梗死、内脏手术、青光眼等患者一般不宜使用。特殊情况下权衡利弊使用，但应注意病情恶化的可能。

小贴士 本品较大剂量易引起糖尿病、消化道溃疡和类库欣综合征症状，对下丘脑-垂体-肾上腺轴抑制作用较强。并发感染为主要的不良反应。

特殊人群 小儿如使用肾上腺皮质激素，可抑制患儿的生长和发育，须十分慎重，如确有必要长期使用时，应使用短效或中效制剂，避免使用长效地塞米松制剂。并观察颅内压的变化。

医师建议

保管好强酸强碱等化学腐蚀剂，防止误吸。发生火灾时，尽量避免吸入烟尘。

医师敬告

发生喉烧灼伤后应立即到医院就诊，采取必要的治疗措施。一旦发生喉水肿，则会发生危险。

耳外伤

疾病简介

　　耳外伤常指耳廓的损伤。因耳廓突出于头部的两侧，呈片叶状，易遭受各种损伤。可单独发生，也可伴发邻近组织的损伤。如耳廓受钝物打击、挤压、撞击所致的挫伤，利刃锐器的切割伤、刺伤，或交通事故所造成的撕裂伤及枪弹或弹片伤等。

　　擦伤：浅表皮肤裂开，可缺失，表面渗血，久之可结痂。

　　挫伤：轻者耳廓表面皮下瘀血点、斑；重者可引起血肿，即血积于软骨膜下或皮下，呈半圆形紫红色局限肿起，局部肿痛。

　　撕裂伤：轻者为一裂口，重者组织缺损至耳廓部分或全部断离。

药物治疗

　　1.擦伤：受伤部位用消毒盐水冲洗，止血，涂少许红汞或乙醇、碘酒。伤面大时可涂抹消炎膏或粉，或消毒纱布包扎。一般不必口服抗生素，但伤口较大时应口服抗生素。

　　2.挫伤：轻者可自愈，不需处理。形成血肿的重者，早期即24小时内行冷敷，用冰袋置于耳廓，阻止血液继续渗出。因耳廓皮下组织少，血循环差，血肿不易自行吸收，应到医院在无菌条件下，据血肿大小行抽吸加压包扎，或切开清除血肿内的积血，加压包扎。同时应用抗生素以防感染。

　　3.撕裂伤：耳廓有裂口，软骨暴露不能在家处理，应用干净的纱布药棉局部止血，争取尽早去医院行清创缝合。如耳廓全断离，首先要找到断耳，用干净布或毛巾包裹，立即去医院行断耳再植术。手术时间距断耳时间越短越好。术后给予足量的抗生素以防发生耳廓软骨膜炎，并肌注破伤风抗毒素。

医师建议

　　加强教育，保护耳廓。从事危险作业或驾驶摩托车时应戴安全帽。

医师敬告

　　如血肿不及时处理，久之可机化，致耳廓增厚、变形，局部变硬，影响美观。

　　因处理不及时，清创不彻底，细菌感染可引起化脓性耳廓软骨膜炎。耳廓灼热及肿痛，继而红肿加重，涉及整个耳廓，疼痛剧烈。若脓肿形成并有波动感，应及时去医院。给予足量的抗生素，或切除病变组织，加压包扎。

（丁元萍）

耳冻伤

疾病简介

　　耳廓在寒冷的空气中暴露过久，可发生冻伤。为什么耳廓比头部面部其他部位易发生冻伤呢？因耳廓除耳垂为脂肪结缔组织构成无软骨外，余均为软骨构成，外覆软骨膜及较薄的皮肤，缺少皮下脂肪组织的保护，且血管位置浅表。寒冷使血管收缩，局部易发生缺血、缺氧。轻的冻伤耳廓局部红肿、灼热、发痒，渐感到刺痛，局部出现水疱，久之，皮肤干燥剥脱，或发生溃疡，表面结痂。严重的冻伤耳廓完全失去知觉，边缘可有坏死，软骨暴露，整个耳廓可成腐肉而脱落。

药物治疗

冻伤无论轻重，都不可立即回到温度高的室内或热敷。禁用力揉擦。可用双手掌轻轻按摩耳廓，有利于促进恢复局部血液循环，使血管扩张，温度逐渐回升到正常，防止耳廓的坏死和脱落。

发生冻疮，局部红肿、有硬结、痒痛，可用冻疮膏贴敷局部。

已有溃疡或坏死时要加用抗生素，以防止感染。软骨坏死时要去医院，行清创治疗。

冻疮膏
使用方法　只能外用，不能口服。
使用注意　涂擦时轻轻按摩患处，如患部已严重破裂、流水，则只需表层涂抹即可。

医师建议

在冷天或在冷的环境中，要戴棉或毛制的耳罩或其他饰物保护耳廓。

医师敬告

一旦发生冻伤，应及时治疗，以防发展成化脓性耳廓软骨膜炎，而致耳廓变形。

鼓膜外伤穿孔

疾病简介

因直接或间接的外力作用所导致的鼓膜损伤破裂为鼓膜外伤穿孔。鼓膜位于外耳道的深部，有一定的弹性和韧性，虽很薄，但受直接外伤的机会不多。引起鼓膜直接外伤的原因很多。平时人们用火柴杆、毛衣针、挖耳匙挖耳，不慎戳伤鼓膜；外耳道存在异物或取异物时刺破鼓膜；矿渣、火花、热气、腐蚀性液体进入外耳道引起鼓膜灼伤；头部外伤、颞骨骨折引起鼓膜损伤。间接损伤如掌击耳部、爆破、放鞭炮、气浪及水浪的震裂，擤鼻用力过猛或不当的咽鼓管吹张。

鼓膜受损穿孔时，感剧烈的耳痛、轰鸣、流血，出血不多，以及听力下降或耳内发闷感。若暴力过大时，可有眩晕、耳鸣。

检查可见外耳道或鼓膜上有血迹，鼓膜紧张部有不规则裂隙状穿孔。

药物治疗

鼓膜外伤穿孔，要注意保持外耳道洁净，禁滴用任何药水。可用无菌棉球填塞外耳道口，给予抗生素预防感染。多于3~4周后自愈。如不能自愈，可去医院行鼓膜贴补术，有助于穿孔早日愈合。在贴补期间，每周复诊，保持洁净，禁用力擤鼻。如仍不愈合，可行鼓膜成形术。

医师建议

1.加强卫生宣教，戒除挖耳不良习惯。
2.对预知的爆炸，可用防护耳塞或棉团塞耳保护鼓膜。
3.取异物时要细心、适度，避免伤及鼓膜。

医师敬告

1.禁外耳道冲洗及滴药，勿用力擤鼻。洗澡、洗头时应避免外耳道进水，以防化脓性中耳炎发生，若发生耳流脓时，要及时去医院诊治。
2.头部外伤或颅底骨折者，及时请神经外科会诊，以防延误治疗。

耵聍栓塞

疾病简介

耵聍分泌过多或排出受阻，积聚于外耳道内，凝结成块状，阻塞外耳道称耵聍栓塞。

耵聍即俗话讲的耳屎或耳垢，由外耳道软骨部皮肤耵聍腺及皮脂腺分泌物混合形成，具有防止外耳道皮肤干燥及黏附灰尘、小虫等异物的作用。分泌物过多时常成油脂状，称油耳。分泌物少时，在外耳道壁上形成黄色薄片，可在咀嚼、张口等下颌关节运动及头位改变中自行脱落排出，所以并不是每个人都发生耵聍栓塞。但如分泌物过多，耵聍与脱落上皮、空气中的尘土相黏合，逐渐增厚堆聚，颜色由黄变褐、变黑，质地变硬，呈块状阻塞于外耳道内，就形成耳栓。

外耳道未被阻塞时，多无不适感觉，完全阻塞时可有耳阻塞感及听力下降。有的人在洗头、洗澡后突感听力减退，这是由于外耳道进水使耵聍被浸泡膨大所致。如继发感染，还可引起耳痛、耳流脓。

药物治疗

耵聍位于外耳道较深者，应去医院确诊后由耳鼻喉专科医师取出。大而硬的耵聍，可用5%碳酸氢钠、甘油或食用油滴耳，每日3次，待2~3天耵聍软化后取出或用水冲出。

外耳道合并炎症者，应口服抗生素或外用抗生素滴耳剂。抗炎的同时，尽量设法去除耵聍，促使炎症早日消退。

甘油
药物类别 皮肤科用药类。
重大提示 宜在洗净皮肤或患处擦拭干净（未完全干燥）后立即使用。本品性状发生改变时禁用。
使用方法 外用药物，不能口服。
使用注意 儿童必须在成人监护下使用。请将此药品放在儿童不能接触的地方。

对号入座　对本品过敏者禁用。

小贴士　偶见皮肤刺激如烧灼感，或过敏反应如皮疹、瘙痒等。

医师建议

注意外耳道卫生。油耳者应定期去医院检查。

医师敬告

发现耵聍栓塞，应尽早取出，以防引起外耳道炎、外耳道胆脂瘤。

梅尼埃病

疾病简介

梅尼埃病呈阵发的、发作性旋转性眩晕、波动性耳聋，并伴有耳鸣、耳闷，或恶心、呕吐。

眩晕多突然发作，可以没有任何先兆，于睡眠中发作以致惊醒。也有在发作前出现耳鸣或耳鸣加重者。耳闷为先兆，为旋转性眩晕，即感到自身或周围物体沿一定的方向旋转，或感摇晃、升降或漂浮，有时因惊骇而突然晕倒，但患者意识清晰。常伴有恶心、呕吐、面色苍白、出冷汗、脉搏变慢、血压下降等自主神经反射症状，转头睁眼时加剧。所以患者不敢睁眼，不敢移动，常采用一定的体位闭目静卧。眩晕可持续数分钟至数日不等，很少超过1~2周者。

除眩晕外，尚伴有耳聋、耳鸣，以及头胀满、耳内胀感、压迫感。眩晕发作时，听力损失一般较重，但往往被眩晕所掩盖，以致在眩晕稍后方感听力下降，常见为单侧。耳鸣可为低音调的隆隆机器声，或高音调的尖叫蝉鸣、笛声。初期在眩晕间歇期听力可恢复，耳鸣缓解，但不消失，所以表现为波动性耳聋。反复发作数次后，耳聋渐加重，难以恢复，即耳聋无波动。个别患者一次发作后听力近全聋。对高音有过敏现象，不能耐受。有时健患两耳将同一纯音听成音调与音色截然不同的两个声音，称复听。可听到语声但辨别不清语义，即语音辨别力差。每两次发作的间歇期长短不等，少则数日，长则几年，数十年。

梅尼埃病至今病因与发病机制不明，众说纷纭，争执未定。多数学者认为与内耳的膜迷路积水、内耳血液循环障碍、先天性发育异常、内分泌紊乱和代谢异常、颅脑外伤、内耳免疫反应等有关。情绪激动可诱发。月经前期或妊娠后期及劳累时易发病。

此外，发作期可观察到或用眼震电图描记到节律整齐、强度不同、初向患侧继而转向健侧的水平或旋转水平性眼震。听力检查显示典型的耳蜗性病变。

药物治疗

梅尼埃病发病急，有恶心、呕吐，初次发作时多紧张、恐惧，所以应平卧静息，给以精神安慰。告知本病虽很痛苦，但无危险。可采用低盐、低脂肪饮食。可口服乘晕宁，50mg，每日3次，安定，2.5~5mg，每日3次，维生素E烟酸酯，0.1g，每日3次，或烟酸，50~100mg，每日3次，西比灵，10mg，每日1次，谷维素，10mg，每日3次，静脉推注

50%葡萄糖60ml。如用药效果不好，耳聋、耳鸣加重且不能解除，应在医师指导下进一步治疗。

发作频繁剧烈长期保守治疗无效时可采用手术治疗。

盐酸苯海拉明片

药物类别　抗变态反应用药。

重大提示　①对其他乙醇胺类高度过敏者，对本品也可能过敏。②应用本药后避免驾驶车辆、高空作业或操作机器。③肾功能衰竭时，给药间隔时间应延长。

使用方法　用于防治晕动病时，宜在旅行前1~2小时或最少30分钟前服用。

使用注意　本品的镇吐作用可给某些疾病的诊断造成困难。

对号入座　重症肌无力、闭角型青光眼、前列腺肥大者禁用。对本品及赋形剂过敏者禁用。幽门十二指肠梗阻、消化性溃疡所致幽门狭窄、膀胱颈狭窄、甲状腺功能亢进、心血管病、高血压以及下呼吸道感染（包括哮喘）者不宜用本品。

小贴士　①常见的不良反应有中枢神经抑制作用、共济失调、恶心、呕吐、食欲缺乏等。②少见气急、胸闷、咳嗽、肌张力障碍等。有报道给药后可发生牙关紧闭并伴喉痉挛。③偶可引起皮疹、粒细胞减少、贫血及心律不齐。

特殊人群　老年患者服用可发生反应迟钝、头晕等。新生儿、早产儿禁用。

医师建议

鼓励患者加强锻炼，增强体质，注意劳逸结合。感冒、经期、孕期应避免过度疲劳。梅尼埃病虽很痛苦，但无生命危险。

医师敬告

梅尼埃病发作迅猛者可跌倒。因此，有梅尼埃病史者不宜高空作业、带电作业，不宜从事驾驶、机床操作等工作，以免发生危险。排除其他器质性疾病，尤其老年人，以防延误治疗。

急性化脓性中耳炎

疾病简介

细菌侵入中耳引起的急性化脓性感染，表现为耳深部剧烈的搏动性疼痛。成人出现耳聋、耳鸣，伴眩晕、恶心，偶有发热，达38~40℃，全身无力。小儿耳疼因不能讲出，表现为摇头抓耳、哭闹不安、拒食，可有高热、惊厥、呕吐、腹泻，有时误诊为胃肠疾病。鼓膜穿孔后，脓液流出，全身症状及耳痛减轻或消失，听力有改善，体温可恢复正常，小儿则可吃乳入睡。

细菌进入中耳引起急性化脓性中耳炎的途径有三：

1.咽鼓管途径。最多见于上呼吸道感染急性炎症期，细菌经咽鼓管蔓延侵入中耳，所以很多人在上呼吸道感染时或后出现耳痛，说明有中耳感染。鼻、鼻窦炎症、扁桃体炎、腺样体肥大，或咽鼓管附近有慢性病灶存在，细菌随时可经咽鼓管侵入鼓室引起炎症。过度用力擤鼻，在不洁水中游泳、跳水，不适当的咽鼓管吹张及鼻腔治疗，细菌可经咽鼓管入鼓室。婴幼儿时期，咽鼓管短且粗大，几乎呈水平状，细菌易经咽鼓管进入鼓室。平卧吮乳、呛咳或溢乳，乳汁易进入鼓室，发生小儿中耳炎。

2.经鼓膜穿孔进入鼓室。如鼓膜外伤等引起穿孔，则细菌经鼓膜破裂处进入中耳而引起感染。

3.血行感染。很少见。急性重度传染病和脓毒血症，血行进入鼓室，引起感染。

药物治疗

早期应用足量的抗生素以求彻底治愈。如青霉素，80万U，肌注，每日2次，或400~800U，静脉滴注，治疗不少于1周。耳痛重者可用凯扶兰1~2片口服。1%氯麻液及0.5%可的松液点鼻或鼻咽部喷雾，一日3次，可减轻咽鼓管咽口肿胀，以利引流。鼓膜穿孔前可用1%~2%碳酸甘油滴耳，一日3次，有消炎止痛作用。

鼓膜穿孔患者，用3%双氧水彻底清洗并拭净外耳道，或到医院由医师帮助清洗外耳道，用吸引器吸净外耳道分泌物。3%氧氟沙星或0.25%~1%氯霉素滴耳，一日3次。滴药时坐位或卧位，患耳向上，滴药6~10滴于耳内，手指轻按耳屏或以手掌按耳门数次，同时可重复吞咽动作，促使药液进入鼓室。

若症状较重，检查见鼓膜膨出，或穿孔太小，引流不畅，可在无菌条件下行鼓膜切开，以利引流。

脓液减少，炎症逐渐消失，用2.5%氯霉素甘油或4%硼酸酒精点耳，一日3次，以促进消炎干燥。如治疗及时恰当，多在2周内痊愈，小穿孔可自行愈合。穿孔长期不愈者，可行手术修补。

氯霉素滴耳液

药物类别　耳鼻喉科用药。

重大提示　①如耳内分泌物较多，应先予清除，再滴入本品。②使用后应拧紧瓶盖，防止污染。

使用方法　仅用于点耳。

使用注意　出现过敏症状时应立即停药。

对号入座　对本品过敏者禁用。

小贴士　偶见过敏反应。

特殊人群　新生儿和早产儿禁用。孕期及哺乳期妇女宜慎用。

医师建议

1.加强锻炼，提高身体素质，预防和治疗上呼吸道感染及慢性病，不可用力擤鼻。
2.广泛开展各种传染病的预防接种，以防感染性疾病发生。
3.有鼓膜穿孔或鼓膜置通气管者禁游泳洗头，洗澡时避免水进入外耳道。
4.宣传正确的哺乳方法，避免小儿呛咳或溢乳。

医师敬告

1.急性化脓性中耳炎治疗不当或周身抵抗力较弱时，炎症向周围扩散可引起急性乳突炎、耳后骨膜下脓肿、周围性面瘫等并发症，应高度警惕。

2.中耳炎鼓膜穿孔流脓后各种症状不减轻反而加重，乳突部皮肤轻度红肿，局部有压痛，骨性外耳道后上壁红肿塌陷，X线摄片或CT扫描可见乳突区混浊或有骨质破坏可诊断为急性化脓性乳突炎，早期治疗同急性化脓性中耳炎。如经治疗不见好转，X线摄片有骨质破坏，应行单纯乳突切开术。

3.除急性化脓性乳突炎的症状体征外，耳后肿胀压痛明显，有波动感，耳廓被推向前外方。如穿刺抽出脓液可诊断为耳后骨膜下脓肿。抗炎治疗同时可行单纯乳突切开术。

4.周围性面瘫较少见，表现为患侧面部表情动作减弱或丧失，不能蹙额、皱眉、闭眼，患侧鼻唇沟变浅，口角下垂并偏向健侧，笑时与做露齿动作时明显，鼓腮时漏气，喝水时易从口角外流，进食固体食物易嵌在齿颊间隙。采用广谱抗生素、激素等保守治疗，可在短期内恢复正常。

第七章　口腔科

冠周炎

 疾病简介

冠周炎是指牙齿萌出不全或阻生时，可能引起的牙冠周围软组织的炎症，以第三磨牙（俗称智齿）冠周炎最为多见。

人类种系在长期的演进过程中，伴随食物结构、咀嚼力和生活习惯的变化，引起颌骨的退化和缩短，使第三磨牙萌出位置不足或萌出迟缓，导致程度不同的阻生，尤以下颌第三磨牙多见。阻生齿萌出过程中，覆盖于牙冠表面的软组织与牙冠之间形成一深而窄的盲袋，食物残屑和细菌易于潜藏，且很难以漱口或刷牙的清洁方式清除。盲袋自洁作用差，局部适宜的温度和湿度有利于细菌的生存和繁殖。随着阻生磨牙的继续萌出，其机械压力增大，当机体过度疲劳、感冒等机体抵抗力下降时，便会引起冠周炎的发生。

冠周炎发生初期，一般无明显的全身症状，仅感患部牙龈胀痛不适，在咀嚼、吞咽、张口活动时尤为明显。随着病情的发展，局部可出现自发性痛、反射性痛，以及吞咽疼痛，并有不同程度的张口受限，严重时可导致患者咀嚼、吞咽困难。由于口腔清洁不良，可见口臭。随着局部病变加重，亦可出现畏寒、发热、头痛、全身不适、食欲减退等症状。抵抗力较强时，冠周炎发生症状较轻微，但当过度疲劳、上呼吸道感染、妇女月经期或其他原因致全身抵抗力下降时，很容易引起冠周炎的急性发作。

药物治疗

冠周炎急性期的治疗主要是消炎、镇痛、建立引流和增强抵抗力。治疗包括全身治疗和局部治疗。

1.全身治疗：①抗感染：炎症较轻的患者可口服磺胺甲氧嘧啶，首次1g，以后每日0.5~1g；螺旋霉素成人首剂量0.4g，以后每日0.2g，一日4~6次；交沙霉素一日0.8~1.2g，分3~4次服。病情较重者可肌注青霉素80万U或先锋霉素1g，每日2次。伴有并发症者可静脉滴注青霉素640~800万U/d，先锋霉素Ⅵ 4~6g/d或甲硝唑1g。②对症与支持疗法：给予解热、镇痛药物，大量维生素C口服或加入液体静脉滴注。

2.局部治疗：保持口腔清洁，用3%双氧水或1∶5000高锰酸钾液或生理盐水反复冲洗盲袋，并涂敷碘甘油。

替硝唑

药物类别　硝基咪唑类抗生素。

商品名　诺怡菏、裕宁、替能、珠欣迪诺。

重大提示　念珠菌感染者应用本品，其症状会加重，需同时给抗真菌治疗药物。

对号入座　用于各种厌氧菌感染，如败血症、骨髓炎、腹腔感染、盆腔感染、肺支气管感染、肺炎、鼻窦炎、皮肤蜂窝织炎、口腔感染及术后伤口感染；用于结肠直肠手术、妇产科手术及口腔手术等的术前预防。对本品或吡咯类药物过敏患者以及有活动性中枢神经疾病和血液病者禁用。

小贴士　不良反应少见而轻微，主要为恶心、呕吐、上腹痛、食欲下降及口腔金属味，可有头痛、眩晕、皮肤瘙痒、皮疹、便秘及全身不适。此外，还可有血管神经性水肿、中性粒细胞减少、双硫仑样反应及黑尿，偶见注射部位轻度静脉炎。高剂量时也可引起癫痫发作和周围神经病变。干扰双硫仑代谢，两者合用，患者饮酒后可出现精神症状，故2周内应用双硫仑者不宜再用本品。用药期间不应饮用含酒精的饮料，因可导致双硫仑样反应。

特殊人群　妊娠3个月内禁用。3个月以上的孕妇只有具有明确指征时才选用本品。哺乳期妇女应避免使用。若必须用药，应暂停哺乳，并在停药3天后方可授乳。12岁以下患者禁用。老年人由于肝功能减退，应用本品时药代动力学有所改变，需监测血药浓度。

碘甘油

药物类别　消毒防腐剂。

使用方法　本品仅供口腔局部使用。如误服中毒，应立即用淀粉糊或米汤灌胃，并送医院救治。

对号入座　用于口腔黏膜溃疡、牙龈炎及冠周炎。

小贴士　用药部位如有烧灼感、瘙痒、红肿等应停药，并将局部药物洗净，必要时向医师咨询。对本品过敏者禁用，过敏体质者慎用。

特殊人群　新生儿慎用。

👮 医师建议

1. 定期做常规口腔检查。冠周炎主要发生于18~30岁的青年，因此该年龄段患者应到医院进行口腔检查，必要时拍X线片，确定牙齿是否阻生，有无保留价值，以便及早对症处理。对于正在萌出、短期内不能确定能否保留的患牙，应定期随访和复诊。

2. 保持口腔的清洁卫生，每天三餐后的3分钟内漱口或刷牙，做到防患于未然。

⚕ 医师敬告

冠周炎发病初期因症状较轻微往往不易引起重视。如感染迅速发展可直接蔓延或经淋巴道和血行扩散，引起临近器官甚至全身化脓性感染。因此，应早期发现，及时治疗，以防严重并发症出现。疾病初期不能控制病情者，应立即去医院应诊治疗。冠周脓肿形成后应及时切开引流。急性炎症控制后，对于牙齿位置正常、有萌出可能者可行龈瓣切除术。对于阻生且无对殆牙者则应尽早拔除，以防感染再发。

面部疖肿

疾病简介

颜面部是人体暴露部分，接触外界尘土、污物及细菌的机会较多，易遭受机械刺激。同时颜面部毛囊较多，皮脂腺丰富，是疖痈的好发部位。发生在一个毛囊及其皮脂腺的为疖，其病变局限于皮肤浅层组织。相邻多数毛囊和皮脂腺的急性化脓性感染为痈，病变波及皮肤深层毛囊间的组织，可造成较大范围的炎性浸润或组织坏死。

本病的致病菌主要是金黄色葡萄球菌或与链球菌的混合感染。正常情况下，颜面部毛囊及皮脂腺内有细菌滞留但不致病。当机体营养不良、全身疾病（如糖尿病）或皮肤损伤、局部皮肤不洁等原因使全身或局部抵抗力下降时，原有细菌活跃并侵入组织，引起感染。

疖初起多为微红、突起的圆形小硬结，伴有疼痛和烧灼感，无明显全身症状。继续发展，硬结变大，逐渐形成一锥形隆起，顶部出现一黄白色小脓头，周围红肿，疼痛明显。若局部未遭不良刺激，则脓头多自行溃破，脓栓脱落，排出少许脓液，疼痛缓解，炎症逐渐消退。

颜面部痈多发生于上唇。初起呈现一高起紫红色炎症浸润区，较硬，周围皮肤红肿。炎症继续发展时，肿胀范围增宽，表面相继出现多个脓头，破溃后溢出脓血样分泌物，周围皮肤坏死呈蜂窝状。患者局部剧痛，张口受限，饮食及语言均感困难，全身反应明显，有畏寒、发热、头痛、便秘、食欲缺乏、局部淋巴结肿大及压痛等全身中毒症状。

药物治疗

1. 局部治疗：早期疖肿可涂抹2.5%碘酊，保持局部清洁，多可逐渐消散，若肿胀加剧可用二味拔毒散围敷，如脓头破溃，脓栓形成，可用高渗盐水纱布持续湿敷，或敷用鱼石脂软膏以达拔脓目的。

2. 全身治疗：抗感染药都可以用于抗炎治疗。对于局限型唇痈可口服先锋霉素Ⅴ，0.5~1g/次，每天3~4次，加新型青霉素Ⅱ，每日6~12g静脉点滴；先锋霉素Ⅴ加邻氯霉素，每日4~12g，3~4次静脉点滴。青霉素过敏者可用环丙沙星或氧氟沙星，每日4mg，分两次静脉点滴。

鱼石脂软膏

药物类别　消毒防腐药。

使用禁忌　不得用于皮肤破溃处。避免接触眼睛和其他黏膜（如口、鼻等）。连续使用一般不超过7天。

对号入座　用于疖肿。对本品过敏者禁用，过敏体质者慎用。

小贴士　用药部位如有烧灼感、红肿等应停药，并将局部药物洗净，必要时向医师咨询。

医师建议

由于颜面部组织松软，血运丰富，静脉缺乏瓣膜且与颅内海绵窦相通，所以感染易扩散。处理不当，细菌及其毒素进入血液易引起败血症，或逆流入颅内引起海绵窦血栓性静脉炎、脑膜炎、脑脓肿等严重并发症。故两侧口角至鼻根连线所呈三角区，有面部"危险三角"之称，因此应注意保持颜面部清洁卫生，避免皮肤损伤及刺激；治疗全身性疾病，如营养不良、糖尿病等；病变初期即给予高度重视，及早做出正确处理，严禁搔抓、挤压、挑刺及意外损伤，以免直接导致感染扩散。

医师敬告

颜面部疖痈扩散引起的败血症，是一种严重而病死率很高的疾病，而中毒性休克、昏迷，以及严重的肺部合并症，又可使病情急速恶化，应高度重视。

1. 当疖痈病灶周围的炎症浸润区呈进行性扩展，面静脉分布区域的皮肤表面出现多数小脓灶，全身中毒症状加重时，表明感染尚未控制，应特别警惕。

2. 病变局部炎性范围迅速增大，或有面静脉血栓性静脉炎征象时，为感染向血管扩散的先兆，应密切观察。病情较重，或疑并发败血症时，应及早去医院做脓血培养。

3. 已并发颅内感染者应及时到医院就诊，并加强全身综合治疗，严密观察呼吸、脉搏、血压的变化，以及全身各脏器的功能状况。

急性化脓性腮腺炎

疾病简介

初发的急性化脓性腮腺炎较为少见。由于严重全身性疾病如脓毒血症、急性传染病（如麻疹、猩红热、肺炎）、扁桃体炎、咽炎等的影响，机体抵抗力及口腔免疫力下降，同时因高热、失水、饮食及咀嚼功能下降，涎液分泌减少，机械冲洗作用降低，口腔中的致病菌便乘虚而入，从而引起或并发急性腮腺炎。另外，大手术前后处理不当，特别是腹腔手术，反射性的涎腺功能降低或停止，也可能因失水、禁食、唾液分泌减少而发生"逆行性"感染。腮腺区损伤和邻近组织急性炎症的扩散，可引起急性腮腺炎，颌面部的急性蜂窝织炎或急性下颌骨骨髓炎，也可累及腮腺而引起腮腺炎。

本病常见的病原菌主要为金黄色葡萄球菌，少数为链球菌。多发生于成年人，尤其是体弱多病者。

急性化脓性腮腺炎常为单侧发作，病变早期症状不明显，腮腺区有轻微疼痛、红肿，体温稍高，脉搏略快。如病情继续发展，进入化脓、腺体组织坏死或坏疽期时，疼痛加剧，为持续性痛或跳痛。以耳垂为中心腮腺区更为肿大，可将耳垂抬起。炎症进一步扩散可伴发腮腺周围组织蜂窝织炎，皮肤红肿，扩展至眼睑时致眼睑闭合不能睁开，扩展至颊部、颈部、咽部，可出现不同程度的开口受限，腮腺导管口发红、水肿，并波及附近口腔黏膜。压迫腮腺区能从导管挤出脓液，有时可见脓栓堵塞的导管口，患者全身中毒症状明显，有高热、脉搏及呼吸加快。

药物治疗

1. 抗菌药物治疗：每日肌内注射160万~320万U青霉素及链霉素1g，也可选用其他广谱抗生素。

2. 封闭疗法：用0.25%普鲁卡因溶液40~60ml，加入青霉素40万U在腮腺周围封闭。注意治疗前应做青霉素皮肤试验。

3. 其他保守治疗：包括热敷、理疗及增加唾液分泌等。可用硼酸、苏打溶液或双氧水等消毒剂漱口。另外可口服1%毛果芸香碱3~5滴（2~3mg），每日2~3次，或饮用酸性饮料或口服维生素C片，以增加涎液分泌。

过氧化氢溶液

药物类别 外科用药及消毒用药。

使用禁忌 不可与还原剂、强氧化剂、碱、碘化物混合使用。

对号入座 适用于化脓性外耳道炎和中耳炎、文森口腔炎、齿龈脓漏、扁桃体炎及清洁伤口。

小贴士 高浓度药液对皮肤和黏膜产生刺激性灼伤，形成疼痛"白痂"。连续用于漱口可产生舌乳头肥厚，但属可逆性。

医师建议

1. 保持口腔卫生。由于本病主要是逆行性感染，因此口腔卫生很重要，坚持每天三顿饭后漱口、刷牙，并定期到医院清洁牙齿，去除牙结石。

2. 患有全身疾病或大手术前后患者，除注意保持体液平衡和口腔卫生外，还应使用有效抗菌药物。

医师敬告

及时作出正确诊断和早期治疗，以免炎症向深部发展，引发严重并发症。

1. 急性腮腺炎进入化脓、腺组织坏死或坏疽期，疼痛加剧，并伴有持续性痛或跳痛，进一步恶化可伴发蜂窝织炎。如患者出现皮肤红肿、眼睑不能睁开或不同程度的开口受限，必须立即去医院就诊。

2. 腮腺包膜致密，脓肿未穿破以前不能扪及波动感，脓液在包膜内积聚增多时，压力增大，疼痛加剧，体温可高达40℃以上，脉搏、呼吸增快，一旦发生此类症状，立即去医院就诊。

3. 炎症向腮腺深部可扩散入纵隔、咽旁间隙，还可扩散入颅内或发生血栓性静脉炎，侵入脑静脉窦，引发败血症。此类并发症一旦发生，则病情凶险，预后恶劣，故应高度警惕。

龋 病

疾病简介

龋病俗称"虫牙"或"蛀牙"，是指在以细菌为主的多种因素影响和作用下，牙齿硬组织发生慢性、进行性破坏的一种疾病。龋病是最常见的口腔疾病，可发生于从幼儿到成年的任何年龄，发病率为40%~80%。世界卫生组织将其列为全世界重点防治的三大疾病之一，仅次于癌症和心脑血管疾病。

龋病的发生有多种因素，主要为细菌、宿主、食物等因素。

1. 细菌因素。主要为变形链球菌和乳酸杆菌，借助唾液糖蛋白牢固地黏附在牙齿表面上，形成稠密的、不定形的、非钙化的团块，即牙菌斑，细菌在菌斑上迅速生长繁殖，同时又吸附更多的细菌，经过一系列复杂的组织、生物化学的变化，菌斑下方的釉质表面脱钙、分解，造成牙体组织的破坏、缺损。

2. 宿主因素。主要指牙齿和唾液。牙齿的窝沟、间隙及排列拥挤、错位，易于积存和滞留食物，从而使菌斑聚集，均有利于龋病发生。唾液量或质的变化、缓冲能力大小、唾液中抗体含量高低对龋病的发生有密切关系。唾液流量大、流速快有助于冲洗食物残渣，稀释牙面上的酸性物质。全身营养状态差、某些矿物盐缺乏（如氟缺乏）、维生素缺乏等均为致龋因素。某些系统性疾病，如内分泌障碍、遗传因素等与龋病发生也有一定关系。

3. 食物因素。富有黏性和过于精制的碳水化合物，如蔗糖制作的各式糕点、糖果，易于停滞于牙面并产酸发酵，有利于龋病的发生。纤维性食物如蔬菜、肉类等对牙面有机械性摩擦和清洗作用，而且不容易发酵，不利于龋齿的发生。

龋病初期，损害发生于釉质，牙面上有失去光泽的白垩色点或斑。随着时间的延长和龋损的继续发展，可变为黄褐色或褐色斑点，这时患者一般无主观症状，遇外界冷热酸甜等刺激时，无明显反应。当龋病进展到牙本质时，由于牙本质中所含无机物较釉质少，而有机物较多，因而病变发展较快，容易形成龋洞。洞内软化的牙本质和食物残渣、细菌，对冷热酸甜等外界刺激较敏感。但一般多无自觉症状，刺激去除则症状立即消失。龋病发展到牙本质深层时为深龋，牙齿有很深的洞，洞底接近牙髓，遇外界刺激感觉疼痛，但无自发性痛。

医师建议

人体八大系统中，只有牙齿不能再生，一旦患了龋病，大多数病变都将继续发展，即使少数患者由于原有致病条件发生变化，龋病不再继续进行，但原来的损害仍然保持原状。因此，从引发龋病的病因入手，认真做好以下几件事情：

1. 增强宿主的抗龋能力。①使用氟化钠。氟化物能加强牙齿的抗龋能力。因此，有条件的地方尽可能使用氟化水，用氟化物漱口，或局部涂擦氟化物均可收到良好的效果。另外，还可使用含有氟化药物的牙膏。适量饮茶也有一定的防龋作用。②使用窝沟封闭剂。对于容易发生龋病的沟窝点隙，使用一些有机高分子进行封闭，以防食物和菌斑滞留，隔绝口腔的致龋因素。该方法对预防儿童龋病有较好的作用。

2. 控制引发龋病的细菌。良好的口腔卫生是预防龋病的重要基础，刷牙是保持口腔卫生最有效、最简便的方法，选用合适的牙刷是保证口腔卫生的前提。保健牙刷具有小头、软毛和磨毛的特点，清洁效率高，而且不会损伤口腔组织，应大力提倡使用。另外，刷牙时应顺着牙齿的方向竖刷，不可用力过大。目前，许多发达国家普遍提倡五个"3"，即3岁开始刷牙，每天3顿饭后，在3分钟内刷牙3分钟以上，牙刷3个月更换一次，是很有科学道理的。

3. 调整膳食结构，限制糖类食物的摄入。致龋菌在口腔中生长、繁殖过程中，需要许多能量，而蔗糖是提供这些能量的主要来源，因此限制用糖是预防龋病的有效措施。日常生活中应减少糖类摄入的总量，并限制进食含糖类食物的次数。每次食用糖类食物之后，要漱口或刷牙。另外，要多食用富含纤维的食物，纤维食物能加强咀嚼运动，增强唾液分泌，使牙齿保持清洁。

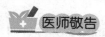 医师敬告

　　龋病是发生于牙体硬组织的疾病，由于病程进展缓慢，一般情况下不危及患者生命，因而预防和治疗容易被忽视。另外，长期以来，由于缺乏口腔健康知识和受愚昧落后习俗的影响，"牙痛不是病"的陈腐观念在人们头脑中根深蒂固，很多人即使患有龋病也不去及时治疗。实际上龋病给人类造成的危害是多方面的，不仅可以破坏牙齿，影响咀嚼效果，增加胃肠消化负担，导致胃肠疾病，不能及时治疗，还会引发一系列并发症，如牙髓炎、根尖周炎、颌骨骨髓炎等，严重时形成口腔病灶，诱发远端脏器疾病，影响全身健康。治疗越早，保住患牙的可能性就越大，早期给予充填治疗，可以终生保留有活力的患牙。

口腔物理损伤

📋 疾病简介

　　常见的口腔物理损伤有创伤性溃疡和黏膜血疱。创伤性溃疡是由于长期的慢性机械刺激所造成的口腔黏膜溃疡。最常见的刺激因素是残冠、残根等锐利的边缘、错位牙、不良修复体，或充填物的边缘等。黏膜血疱多由于进食过热或过硬食物，在咀嚼或吞咽时摩擦损伤软腭、颊黏膜或咽旁黏膜所形成。

　　创伤性溃疡发生初期，可能仅有轻微疼痛或肿胀。随后，周围有炎性反应，可见程度不同的红晕、溃疡，基部较硬，甚至有组织增生。若发生在老年人舌缘者，常疑为舌癌。溃疡的大小、部位及深浅不等，但多与刺激物相适应。病情的严重程度与刺激物存在的时间、患者身体状况有关。继发感染者则疼痛加重，相应区域淋巴结肿大、压痛，并出现功能障碍。另外，修复体（假牙）的尖锐边缘或过长的基托压迫前庭沟黏膜，容易形成溃疡，固定桥压迫牙根则桥体下也可形成溃疡。

　　用过硬的橡皮奶头进行人工喂养的婴儿，其上腭翼钩处双侧黏膜因受摩擦，也容易发生溃疡。小儿乳切牙萌出后，因吸奶时间过长，舌系带、舌腹在切缘上摩擦，也会发生糜烂或溃疡。

　　黏膜血疱患者多有咀嚼不慎咬伤史或脆硬食物致伤史。最初仅感局部异样感或刺痛，张口可见紫红色、壁薄、大小不定、形态各异的黏膜血疱。咀嚼不慎最容易咬伤的部位是颊黏膜颌间线与口角区，但这种血疱很小，一般只有0.5cm左右，愈合较快，很少成为溃疡或糜烂。急食所引起的血疱，多位于软腭、软硬腭交界、悬雍垂与舌腭弓等部位，损害常为单侧性，在咀嚼的同一侧。此类血疱较大，有时直径可达2~3cm，因而能立即产生异物感。由于疱壁很薄，容易破裂，早期可见残留的白色疱壁，后逐渐脱落坏死，损坏为界限清楚的鲜红色创面，患者常有烧灼痛，说话和进食时加重。若病变范围大，

则愈合较慢。如无继发感染，一般能较快愈合，且较少发生溃疡。

药物治疗

1. 创伤性溃疡。用消炎止痛药物以防止感染。2.5%金霉素甘油，各种抗生素药膜局部涂抹或敷贴；达克罗宁液或普鲁卡因液含漱；养阴生肌散、锡类散等中药粉外敷。但不宜用龙胆紫等染色剂，以免将溃疡部位掩盖而难以察觉其变化。

2. 用消毒针将疱刺破，或用空针将疱内液体吸出。溃疡面暴露时，可用紫外线灯照射，局部用药可参照创伤性溃疡用药。

甲硝唑口腔粘贴片

药物类别　抗阿米巴病药及抗滴虫病药。

商品名　麦斯特。

使用禁忌　黏附于口腔患处。一次5mg，每日3次，饭后使用，最后一次临睡前1小时左右使用。用干燥手指或小镊子对着镜子置本品于患处，轻按数秒钟后使片剂外面湿润即可。

对号入座　用于牙周炎、牙龈炎、复发性口腔溃疡、口腔黏膜创伤等的治疗。对本品或吡咯类药物过敏患者以及有活动性中枢神经疾病和血液病患者禁用。

小贴士　用药期间不应饮用含乙醇的饮料。偶见口干、味觉改变和口腔黏膜微刺痛、恶心、呕吐等不良反应，停药后可消失。因本品可通过黏膜吸收，长期大量使用可能产生与全身用药相同的不良反应，如可逆性粒细胞减少、头痛、眩晕、癫痫发作和周围神经病变等中枢神经系统症状，及发热、阴道念珠菌感染、膀胱炎、尿液颜色发黑等其他不良反应。使用中发生中枢神经系统不良反应或过敏反应，应及时停药。

特殊人群　孕妇禁用，哺乳期妇女应用需暂停哺乳。儿童慎用。

医师建议

1. 创伤性溃疡：去除局部刺激因素，如尽早拔除残冠、残根，拆除或修改不合适的修复体（假牙），调磨过度锐利的牙尖。对于婴儿，可选用质地柔软的橡皮奶嘴，溃疡未愈合时，可用汤匙喂养。

2. 黏膜血疱：避免进食过快，进食过热、过硬的食物。

医师敬告

由于创伤性溃疡的发展过程缓慢，故疼痛反应一般不明显，但舌缘例外。特别值得注意的是老年患者，可能由于感觉迟钝，往往不能及早发现舌缘、舌腹糜烂或溃疡的存在，直至发生功能障碍、继发感染、淋巴结肿大、疼痛才察觉，往往丧失了早期治疗的机会。

牙齿敏感症

疾病简介

牙齿敏感症又称为牙本质过敏，俗称"倒牙"，是指牙齿受到外界刺激，如温度（冷、热）、化学物质（酸、甜）以及机械作用（咬硬物、刷牙）等所引起的牙齿异常酸软疼痛的感觉。牙齿敏感症不是一种独立的病，而是各种牙体疾病共有的症状。

牙齿过敏症常见的原因有龋病、磨损、楔状缺损、酸蚀症、牙折，以及牙龈萎缩、牙颈部暴露等使牙釉质完整性受到破坏、牙本质暴露的疾病。牙齿过敏症的出现与牙本质暴露时间的长短、修复性牙本质的形成有关。外界刺激的强弱、持续时间的长短与症状的产生也有密切的关系。

某些疾病，如神经官能症失眠症患者、妇女月经期、妊娠期等，由于全身应激性增高，神经末梢敏感性加强，甚至在牙本质没有暴露的情况下，也会感到全口牙齿极度敏感不适。另外，某些患者自觉冬季症状加重，多因口腔内外温差较大所致。

牙齿敏感症的典型表现为激发痛，即吃硬物、刷牙、冷热酸甜等刺激时均可引起疼痛。其特点为发作迅速，疼痛尖锐，时间短暂。刺激消除后，疼痛立即消失，患牙没有自发痛。

药物治疗

牙齿敏感症多采取药物脱敏治疗，常用的脱敏药物有：

1. 氟化物。0.76%单氟磷酸钠凝胶局部使用；75%氟化钠甘油反复涂擦敏感区1~2分钟；2%氟化钠液电离子透入法。

2. 氯化锶。局部涂擦75%氯化锶甘油或25%氯化锶液。

3. 其他药物。4%硫酸镁液、5%硝酸钾液、30%草酸钾液均可用于牙齿敏感症的治疗。

医师建议

牙齿敏感症是许多牙体疾病共有的症状，虽然许多患者以牙齿敏感症状为主诉就诊，但首先应检查和治疗相关的牙体疾病。对于龋病引发的牙齿敏感症，应及时治疗，及早给予充填。指导患者正确刷牙，避免"拉锯式"的横刷法，选用具有"小头、软毛、磨毛"特点的保健牙刷和较细的牙膏。纠正偏侧咀嚼的不良习惯，避免过度磨损所致的牙齿敏感症。患者咀嚼茶叶或核桃仁，对𬌗面过敏区有一定脱敏效果，可能由于其中所含鞣酸具有收敛作用。蒜辣素能降低牙齿的敏感性，用生蒜摩擦敏感区2~3分钟，也有脱敏作用。

医师敬告

对于重度磨损接近牙髓者，以及反复药物或其他方法脱敏无效且症状严重影响咀嚼者，可考虑髓病治疗。对于磨损面大的患牙可做套冠修复。

疱疹性口炎

📋 **疾病简介**

疱疹性口炎是由单纯疱疹病毒感染引起的一种急性口腔黏膜炎性疾病。人体是单纯疱疹病毒的天然宿主，口腔、眼、会阴部、中枢神经等是该病毒最易侵犯的部位。当单纯疱疹病毒接触宿主的易感细胞后，通过一系列作用进入细胞核内，大量繁殖，并向周围扩散引起疱疹性口炎急性发作。潜伏于神经节、泪腺、唾液腺，且机体的抵抗力下降时，如感冒、发烧、情绪烦躁、全身疾病、过度日照、外伤、疲劳过度等，均可引起本病复发。本病分原发性和复发性感染两种，前者常表现为急性疱疹性龈口炎，后者表现为唇疱疹。

原发性疱疹性口炎是临床上最常见的由单纯疱疹病毒引起的口腔损害。好发于婴幼儿，6岁以下儿童多见，尤其是6个月至2岁儿童。这是由于婴幼儿来自母体的被动免疫基本消失，而2岁前机体本身不会产生明显的抗体所致。临床主要表现为急性疱疹性口炎。成人也有发生此病的，但少于婴幼儿，发病前常有与疱疹病损患者接触史。有较明显的前驱表现，如发烧、头痛、乏力、全身肌肉酸痛等。患儿常哭闹不止、流口水、拒乳、烦躁不安、发烧等。1~2天后口腔黏膜大片充血发红，出现约1mm直径大小的小疱，有的成簇，疱破后成不规则的糜烂面，或全部或局部的牙龈红肿、出血，有时因误诊为"牙龈炎"而影响治疗。除口腔外，唇、口周也可出现类似的损害，局部烧灼感明显，淋巴结肿大疼痛，需10天左右愈合。

复发性疱疹性口炎多见于成年人，又称唇疱疹，部位多在唇红或接近唇红的唇红缘及相邻皮肤处。复发时易在先前发作过的位置或邻近先前发作过的位置。导致复发的因素较多，与损伤、感冒、劳累、月经期、情绪波动及机体抵抗力下降等有关。复发性疱疹性口炎全身反应轻，早期局部有刺痛感、灼热感，很快在口唇及唇周皮肤出现成簇的小水疱，破溃结痂后仍有刺痒感，一般1周左右愈合。

疱疹性口炎的诊断，主要依靠临床表现。

💉 **药物治疗**

局部或全身禁用肾上腺皮质激素。急性疱疹性龈口炎应全身、局部治疗并重，互为补充，以提高疗效。根据患者全身情况，可在医师指导下选择补液、补维生素C、抗病毒药物支持对症治疗。病毒唑含片1片含化，每日4~6次。抗病毒中药大青叶合剂、板蓝根合剂等，同时多喝水。局部可用口泰或洗必素含漱，或稀释后清洗患儿口腔，局部涂2%金霉素甘油或2%金达甘油，或西瓜霜喷剂局部喷涂。若发现口腔内有发生感染的倾向，可适当应用抗生素。

唇疱疹则以局部治疗为主，全身治疗为辅。环鸟苷霜，每日4~6次涂于患处；疱疹涂滴眼剂每日4~6次患处；金霉素甘油每日数次局部涂擦。若患处结痂较多，则应先用洗必泰，湿敷病损，洗脱痂壳后再局部涂药。全身可配合应用维生素C，200mg，每日3次，复合维生素B，2片，每日3次。

如疱疹性口炎反复发作，可在医师指导下适当应用免疫增强剂，如多抗甲素、转移因子等。

利巴韦林含片

药物类别 抗病毒药。

商品名 利力德。

使用方法 本品须含化,不可整片吞服。

对号入座 抗病毒药。用于治疗流行性感冒和疱疹性口腔炎。对本品过敏者禁用。

小贴士 常见的不良反应有贫血、乏力等,停药后即消失。较少见的不良反应有疲倦、头痛、失眠、食欲减退、恶心、呕吐、轻度腹泻、便秘等,并可致红细胞、白细胞及血红蛋白下降。

特殊人群 妊娠及哺乳期妇女禁用。老年人不推荐应用。

桂林西瓜霜

使用禁忌 口腔内喷或涂敷时不要呼吸,以防药粉进入呼吸道而引起呛咳。用药后半小时内不得进食、饮水。不宜在用药期间同时服用温补性中药。忌烟酒、辛辣、鱼腥食物。

使用注意 皮肤破溃处禁用。

对号入座 清热解毒,消肿止痛。用于咽喉肿痛、口舌生疮、牙龈肿痛或出血、口疮、轻度烫火伤,以及急、慢性咽炎、扁桃体炎、口腔溃疡见上述证候者。属风寒感冒咽痛,症见恶寒发热、无汗、鼻流清涕者慎用。

特殊人群 孕期及哺乳期妇女禁用。

医师建议

1.疱疹性口炎有一定的传染性,家庭成员或婴幼儿之间可相互传染,因此,患者应避免接触其他婴幼儿。疾病高发期尽量远离公共场所或人口密集区。

2.体弱多病者应加强锻炼和营养,提高机体的抵抗力。

3.养成良好的生活习惯,多吃蔬菜、水果,多喝水,少食辛辣刺激食物,不偏食,养成良好的刷牙、漱口习惯。

4.本病愈后良好,可自愈,但若有诱因存在,可反复发作。因此,应注意消除致抵抗力下降的因素,减少复发。

医师敬告

1.疱疹性口炎预后较好,但少数情况原发感染可能在体内广泛播散,以至引起脑炎、脑膜炎及其他危及生命的并发症,主要见于严重营养不良及全身虚弱的儿童,因此当患者出现神经症状时应引起重视。

2.单纯疱疹病毒引起的疱疹性口炎易与其他病毒引起的口炎相混淆,因而当患者出现口腔症状时最好去医院找专业人员诊治,以免误诊,影响治疗。

单纯性龈炎

疾病简介

　　牙龈由覆盖着牙颈部和牙槽突的口腔黏膜上皮及其下方的结缔组织构成。正常情况下呈粉红色，菲薄而紧贴牙面。单纯性龈炎，又称边缘性龈炎或龈缘炎，简称"牙龈炎"，是一种局限于牙龈组织的慢性炎症性疾病，在牙龈疾病中最常见，几乎每个成年人在其一生的某个时期均可发生程度和范围不等的牙龈炎。

　　牙龈炎的病因是什么呢？已证实长期堆积在龈缘附近牙面上的"菌斑"是牙龈炎的始动因素。菌斑是由多种细菌组成的一种生物膜。而牙石、白垢、食物嵌塞、不良修复体和托牙、牙位异常、错𬌗、畸形、口呼吸、吸烟等因素，起促进的作用，可加重菌斑堆积，加重牙龈的炎症。本病一般以前（门）牙区，尤以下前（门）牙最明显。其次以上颌后牙的颊侧和下颌后牙的舌侧多见，均为刷牙时容易遗漏、不易刷到的部位。

　　牙龈出血是本病最早的表现，患者在刷牙、咬食物时均可出现牙龈出血，重者可自发出血。牙龈充血、肿胀，牙龈边缘变钝、变厚，不再与牙面贴附，牙之间乳头变圆钝、肥大，失去正常形态，牙龈呈暗红色或暗紫色，质地松软。可有口臭，但患牙无松动，由于无深部牙周组织的破坏，X线照片显示牙槽骨无变化。

　　治疗要点为龈上洁治术，俗称"洗牙"，是治疗本病的关键措施，由医师使用特殊器械清除龈上牙石和菌斑，以消除致病因，使牙龈炎症消退。

药物治疗

　　以局部用药为主，全身用药为辅。口服甲硝唑（灭滴灵），每次200mg，每日3次，3～7天为1个疗程，主要不良反应是胃肠反应，少数患者服药后出现白细胞下降。四环素，250mg/次，每日4次，7天为1个疗程；妊娠、哺乳期妇女、8岁以下的小儿不宜使用，以免产生四环素牙。螺旋霉素，每次200mg，每日3次，3～4天为1个疗程。局部可应用含漱剂，如洗必泰含漱剂、口泰、丽珠口乐等，每日3次含漱；或碘甘油，每日3次，外涂患处。

　　在龈上洁治术的基础上，使用药物可促进炎症消退，牙龈恢复正常。但如不做洁治术单纯使用药物治疗，则疗效不明显。

医师建议

　　1.牙龈炎是可以预防的。养成良好的口腔卫生习惯，坚持饭后3分钟刷牙，每日3次，每次3分钟，饮食后漱口，可有效防止牙龈炎的发生、发展和复发。

　　2.消除可促进牙龈炎发生的一切因素，如食物嵌塞、口呼吸、牙列不齐、吸烟等。

　　3.坚持定期（每半年或1年）进行口腔检查。定期做龈上洁治术，防止牙龈炎发生。若刷牙时有出血发生，应及时到医院诊治。如治疗及时、恰当，牙龈炎症可在短时间消退，牙龈恢复正常。

医师敬告

1.若治疗不彻底或患者自我维护措施不当，则可反复发作。

2.若反复发作，则可发展成牙周炎最终导致牙齿松动、脱落。

3.女性患牙龈炎未得到及时、有效的治疗，妊娠后由于内分泌的改变，可使原有的慢性炎症加重或改变特性，发展成妊娠期龈炎，造成慢性失血，产生不良后果。因此，最好在怀孕前彻底治愈牙龈炎。

4.并非所有的牙龈出血均由牙龈炎造成，因此，发生牙龈出血，最好到专科医院诊治，以免延误病情。

复发性口疮

疾病简介

复发性口疮又称复发性阿弗他溃疡、复发性口腔溃疡，俗称"口疮"，为口腔黏膜最常见的疾病。具有周期复发的特点，不论哪个年龄都可发生，但以10~20岁之间女性多见，一年四季均可发病。溃疡有自限性，不需治疗，10天左右即可自行愈合。本病病因复杂，有多因性。可能与免疫功能失衡、遗传因素、消化系统和内分泌系统慢性疾病、精神紧张、维生素缺乏、微量元素缺乏等有关。复发性口疮好发于唇、舌、颊、软腭、咽旁等部位，牙龈、硬腭少见。溃疡呈圆形或椭圆形，中央凹陷，周围有较窄的红晕围绕，表面覆盖黄白色假膜，局部疼痛明显，进食或说话时疼痛加重，重者影响日常生活。这也是平时所说复发性口炎的"红黄凹痛"四征。

本病常见有三种类型。轻型口疮表现为口腔内出现1~2个直径在0.3cm左右的溃疡，溃疡持续1周左右，愈合后不留瘢痕。重型溃疡面积较大，一般直径在0.5~1cm，较深。溃疡持续1~2个月，愈合后留有瘢痕或组织缺损。口炎型口疮表现为数个到数十个直径在0.1cm左右的溃疡，溃疡持续10~14天，愈后不留瘢痕。复发性口疮患者一般无全身症状。溃疡有自愈性，一段时间后自行复发，为本病最大特点。

药物治疗

复发性口疮应以治本为主，积极治疗相关的全身性疾病，特别是消化、内分泌等系统的疾病。与免疫失衡有关时，则应进行免疫功能调整。同时局部进行对症治疗，可促进溃疡愈合，减轻临床症状。

全身用药。多抗甲素，每次5~10mg，每日3次，1个月为1个疗程。不良反应少，可提高机体免疫功能；左旋咪唑，每次150mg，每日3次，连服3天，停11天，3个月为1个疗程。主要不良反应为白细胞下降。因此，用药前后需做血常规检查。肝功能不全者慎用。该药有调整机体的免疫功能作用。转移因子每次2mg，每周2次，上臂内侧，皮下注射，2个月为1个疗程。安全，不良反应少，可提高细胞功能；肾上腺皮质激素，仅用于重症患者，有免疫抑制作用，须在医师指导下应用。雷公藤多苷10mg/次，每日3次，具有皮质激素样免疫抑制作用，须在医师指导下使用；可致白细胞下降，但停药后即可恢复；可致男性不育，青年男性禁用。另外可同时配合应用金施尔康每日1粒，维生素C

每次0.2g，每日3次，维生素E 100mg/d等补充维生素和微量元素。

局部用药。复方西瓜霜喷剂、金达甘油、锡类散、华素片、素高捷疗口腔膏及各类药膜等。对于大而经久不愈的重型溃疡，可由医师施行局部封闭治疗，也可考虑局部物理疗法如激光治疗。

西地碘片

药物类别　消毒防腐药。

商品名　华素片。

重大提示　长期应用碘和碘化合物可发生精神抑郁、神经过敏、失眠、阳痿和黏液性水肿。

使用方法　口含，不可吞服。

对号入座　用于慢性咽喉炎、白色念珠菌感染性口炎、口腔溃疡、慢性牙龈炎、牙周炎及糜烂型扁平苔藓等。对碘过敏患者禁用。

医师建议

1.治疗复发性口疮的药物种类很多，应根据具体情况选用。轻型口疮以局部治疗为主，对于病史长、复发频繁且病情较重、长期不愈的溃疡，可考虑全身系统治疗。

2.免疫制剂应根据免疫功能的具体情况在医师指导下应用。

3.养成良好的生活习惯。饮食清淡，多吃蔬菜、水果，少食辛辣食物；生活要有规律，保证充分的睡眠时间；养成定时排便的习惯，防止便秘。

4.注意口腔卫生，避免刷牙或食用硬物时损伤口腔黏膜，避免咬伤。

5.保持心情舒畅，积极治疗全身其他系统性疾病。

医师敬告

1.本病预后良好，但常常反复发作，迁延不愈，给患者造成痛苦，因此应积极治疗。

2.能造成口腔黏膜溃疡发生的并非复发性口疮一种疾病，其他黏膜病也可造成溃疡。因此，发病时最好到医院就诊，以便确诊，避免延误病情。

3.若溃疡质地变硬，向外突出，经久不愈，则应及时复诊，排除恶变可能。

4.若除口腔溃疡外，外阴部溃疡、下肢皮肤出现结节性红斑、肌内注射或静脉注射后注射部位化脓、反复红斑等，则应全面检查，排除白塞病的可能。

口腔念珠菌病

疾病简介

主要由白色念珠菌引起的口腔黏膜疾病。大多数健康人口腔内都带有白色念珠菌，但不发病，属于正常菌群。只有出现局部或全身性的诱因，才导致疾病发生，所以人们把白色念珠菌称为条件致病菌。那么，哪些条件可使白色念珠菌致病呢？长期应用广谱抗生素、免疫抑制剂，或患有全身性疾病，如糖尿病、血清铁代谢异常，或局部慢性刺激，如配戴义齿又不注意口腔卫生、过度吸烟、婴儿的接触传染等，均可造成口腔念珠菌病。

口腔念珠菌病种类很多，常见的有鹅口疮、抗生素性口炎和托牙性口炎。

鹅口疮又称雪口病，系由于新生儿血清中的固有抗真菌成分不足、白色念珠菌繁殖失衡引起，故半岁前，特别是未满月的婴儿最多见。有的出生1~2天即可发病。好发唇、颊、舌、软腭等处，损害区黏膜充血，散在白色的柔软小斑点，逐渐融合扩大成奶片样白色损害。稍用力可擦掉白色斑片，露出鲜红色创面，患儿全身反应轻，可出现流口水、烦躁、啼哭、哺乳困难等。

抗生素口炎多见于成人长期大量使用广谱抗生素者，好发于舌部。口腔黏膜充血，糜烂覆有白色假膜，舌背乳头萎缩呈鲜红色，味觉异常，口腔干燥，黏膜烧灼痛等。

托牙性口炎常发生在上颌托牙的承托区黏膜上，老年女性多见。局部黏膜萎缩呈鲜红色，可有黄白色假膜覆盖，全身反应轻，局部有烧灼痛。

药物治疗

消除可能的局部或全身性诱因，以局部抗真菌治疗为主，严重者辅以全身治疗。

1. 局部用药。2%~4%碳酸氢钠（小苏打）溶液涂擦患处，婴幼儿于哺乳前后用2%本品洗涤口腔，或用4%本品洗涤产妇乳头，清水洗涤后喂奶。亦可用本液浸泡奶瓶等哺乳用具、玩具等。成人4%本品含漱，每日3次，或浸泡托牙。

洗必泰含漱剂，每日3次，本含漱剂与小苏打液交替应用效果更好。与制霉菌素配成霜剂，可用于治疗托牙性口炎。

复方硼砂溶液（朵贝尔液），每日4次，含漱，不可咽下。

制霉菌素含片，含化每次1片，每日3~4次。

2. 全身用药。制霉菌素，成人每次50万~100万U，每日3~4次。小儿每次10万U，每日3次。此药不易被肠道吸收，因此口服不良反应少，偶有恶心、腹泻等。主要用于口腔黏膜、皮肤、消化道的白色念珠菌感染，疗程1周。酮康唑，成人每次200mg，每日1次，饭前服用。孕妇及急性肝病患者禁用。抗真菌的药物很多，应在医师指导下选用。

另外可根据患者具体情况，应用免疫增强剂，如多抗甲素、转移因子等，适当补充铁剂或维生素A。

医师建议

1. 本病经适当治疗可痊愈，预后较好。以局部治疗为主，全身治疗应在医师指导下进行，以免造成不必要的损害。

2. 避免产房交叉感染，分娩时应注意会阴、产道接生人员双手及接生用具的消毒。

3. 注意哺乳期卫生，哺乳前后用温水擦洗乳头及婴儿口腔，所有哺乳用具应煮沸消毒，改正婴幼儿吃手的不良习惯。婴幼儿雪口病应母婴同治。

4. 冬季防口唇干裂，改正舔唇、吮舌等不良习惯。

5. 身体素质差或患有肿瘤、糖尿病等慢性消耗性疾病，需长期服用抗生素或免疫抑制剂者应加强预防，经常用2%~4%小苏打液含漱。

6. 配戴义齿的患者应注意义齿卫生，养成饮后刷牙、漱口、清洗义齿的习惯，晚上睡前应将义齿摘下，清洗后放于冷水中。经常放入2%~4%小苏打液中浸泡。

7.在口腔病损消失后，仍要坚持用药1周左右，尤其是托牙性口炎患者。

8.对于反复发作的口腔念珠菌病，应全面检查，积极治疗。

医师敬告

1.婴幼儿雪口病若治疗不当或拖延治疗，白膜可延长至咽喉、食管、气管等部位，甚至发生呼吸道梗阻，危及生命。

2.白色念珠菌可诱发口腔黏膜白斑或癌变。因此，对可疑病例应尽早做病理检查，以明确诊断，合理治疗。

血管神经性水肿

疾病简介

血管神经性水肿又称巨型荨麻疹，为青霉素类、磺胺类药物急性过敏反应的局部表现。某些药物，如青霉素类、磺胺类，食物如鱼蟹等，口腔病灶、肠道寄生虫、精神因素、寒冷及遗传因素均可引起本病。多数人受到过敏原刺激后不发病，仅少数人在接触过敏原后，经过一定时间的潜伏期，发生变态反应性疾病。

该病好发于头面部组织疏松部位，如唇、眼睑、咽喉等，最好发于上唇。发病突然、迅速，口唇肥厚、翘突，局部色泽正常或光亮潮红，韧且有弹性，无压痛，一般无全身症状，局部有发胀、灼热、瘙痒感。可在短期内自行消失，消退迅速，不留痕迹，可反复发作。一般患者有食物或药物过敏史。

药物治疗

寻找并及时清除致敏原因，配合恰当的药物治疗。

1. 全身用药。成人扑尔敏，每次4mg，每日3次，5~7天为1个疗程；小儿0.35mg/（kg·d），分3~4次服用。不良反应有嗜睡，驾驶员、高空作业者、操控车床者等慎用。赛庚啶，每次4mg，每日3mg，有嗜睡、口干等不良反应；息斯敏，成人每次10mg，每日1次，7~10天为1个疗程。小儿每次5mg，每日1次，不良反应少，无嗜睡。葡萄糖酸钙，成人每次1~2g，每日3次或每次1~2g，每日1次，用25%葡萄糖注射液释稀后缓注。维生素C，每次500mg，加入50%葡萄糖注射液40ml静脉缓推每日1~2次。重症患者，如需使用肾上腺皮质激素，须在医师指导下进行。

2.局部用药。复方康纳乐霜或去炎松软膏等局部涂擦。

阿司咪唑

药物类别　抗变态反应用药。

商品名　息斯敏。

重大提示　超量服用可引起Q-T间期延长或室性心律失常，包括表现为晕厥的尖端扭转型室性心动过速。

使用禁忌　严禁超剂量服用。

对号入座　用于治疗常年性和季节性过敏性鼻炎、过敏性结膜炎、慢性荨麻疹和其他过敏性反应症状及体征。由于本品广泛经肝脏代谢，故有严重肝功能障碍者禁用。存在Q-T间期延长和低钾血症患者禁用。

特殊人群　妊娠妇女禁用。哺乳期妇女必须在医师指导下权衡利弊使用。

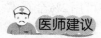 **医师建议**

1.肿胀局限、轻微者，全身可不用药，及时清除致敏原即可。反复性发作的病例，除考虑药物因素外，还须注意职业及食物因素。详细记录一定时期内每餐摄入的详细"食谱"，是分析食物源性致敏源的简便、有效方法。同时应多喝水，加快致敏物排除。

2.忌食辛辣及海味食物，选择易消化食物。

3.消除或治愈全身性疾病和口腔病灶。

4.血管神经性水肿易与口腔局限性炎症相混淆，应仔细予以鉴别，以免延误治疗。

维生素缺乏症

疾病简介

维生素缺乏症，顾名思义是由于维生素缺乏而出现的一系列临床症状。一般认为造成维生素缺乏的原因是由于烹调方法不当、饮食习惯不当或偏食造成维生素的供给不足，或由于慢性胃肠道疾患造成维生素的吸收障碍所致。

容易缺乏的维生素主要有维生素B_2、维生素PP和维生素C。

维生素B_2缺乏症，口腔表现最早、最突出。如口角炎，常两侧对称性发生口角湿白糜烂，出现皲裂，可有黄色结痂，无自发性痛，但过度张口时可疼痛；唇炎，唇红从鲜红、火红色到暗紫色，光滑发亮，偶有干燥脱屑，有烧灼痛，有时有裂沟；舌炎，早期舌干燥，烧灼痛，舌背乳头充血、肿胀，呈鲜红色，而后乳头萎缩、消失，舌面光滑、发亮，有时出现小的溃疡面。除口腔损害外，亦见角膜炎、皮炎、外阴湿痒等。试探性治疗有助于诊断。

维生素PP缺乏症又称糙皮病。维生素PP缺乏症的主要口腔表现为严重的舌炎，舌背乳头萎缩，舌面发红、光秃，呈牛肉红色，又称牛面舌。刺激敏感，灼痛，为自发性痛。除舌外还可出现一般的口腔炎、牙龈炎和牙周病。糙皮病亦可合并核黄素缺乏症，早期出现口角炎、唇炎、舌炎等症状，试探性诊疗，损害可迅速消失。

维生素C缺乏症又称坏血病，口腔表现主要有牙龈炎，牙龈出血是早期发病的突出表现。牙龈肿大、松软，呈暗紫色。肿大的牙龈覆盖牙冠，可出现溃疡、糜烂，伴有疼痛，有血腥样口臭。特别是原有牙龈炎或牙周炎患者，在短时间内牙齿即可松动，脱落。除此之外，偶尔有腭部、颊、舌边缘出血点或瘀斑。维生素C缺乏可使伤口愈合迟缓，易发生其他特殊感染。牙槽骨板丧失为本病的早期重要表征。

实验室检查包括毛细血管脆性试验阳性，还可进行试探性治疗。

药物治疗

全身治疗：维生素B_2缺乏症，维生素B_2，每次5mg，每日3次，多用复合维生素B配合维生素B_2治疗，不宜单用维生素B_6，以免加速维生素B_2缺乏。

维生素PP缺乏症：维生素PP每日100~300mg，分3次服用。

维生素C缺乏症：维生素C每次20mg，每日3次。

几种维生素缺乏症并存需同时进行治疗时，必须根据临床症状全面分析，对症给药。

局部治疗：2%~4%小苏打溶液、0.2%洗必泰液或1%双氧水含漱。亦可用2%金霉素甘油或0.5%达可罗宁液局部涂擦。牙龈出血者，可用牙周塞治剂止血，待症状控制后进行洁治术或刮治术等。

维生素C

药物类别 维生素类缺乏症用药。

对号入座 ①用于防治坏血病，也可用于各种急慢性传染性疾病及紫癜等的辅助治疗。大剂量可用于克山病患者发生心源性休克的治疗。②用于慢性铁中毒的治疗（维生素C促进去铁胺对铁的络合，使铁排出加速）。③用于特发性高铁血红蛋白血症的治疗。④用于肝硬化、急性肝炎和砷、汞、铅、苯等慢性中毒时肝脏损害的治疗。

小贴士 ①长期服用每日2~3g可引起停药后坏血病。②长期应用大剂量维生素C偶可引起尿酸盐、半胱氨酸盐或草酸盐结石。③大剂量应用（每日用量1g以上）可引起腹泻、皮肤红而亮、头痛、尿频（每日用量600mg以上时）、恶心呕吐、胃痉挛。

医师建议

不宜过多食用煎、炸、煨等食物。改良烹调方法，多吃富含维生素的食物，如牛奶、动物肝脏、菠菜、胡萝卜、白菜等，以及富含烟酸的肉类、豆类、新鲜绿色蔬菜及富含维生素C的水果、蔬菜和肉类食品。积极治疗慢性胃肠道疾患。

第八章 皮肤科

接触性皮炎

 疾病简介

顾名思义，接触性皮炎是一种皮肤黏膜由于接触外界物质而发生的炎症反应。临床特点为接触部位有边缘清楚的红斑，表面有丘疹、水疱，甚至大疱。

接触性皮炎是一种多发病、常见病，儿童、成人均可发生。女性略多于男性，与女性使用化妆品、接触洗涤剂和油烟有关。一般病因包括年龄、性别、职业、嗜好、习惯等。特殊病因包括长期接触化纤纺织品、塑料皮革用品、化妆品、药物、重金属、动植物及杀虫剂等。可分为原发刺激性和变态反应性接触性皮炎。

原发刺激性接触性皮炎大部分由于偶然接触强原发性刺激物，如强酸、强碱引起。发病急，一般在几分钟至几小时内发病。主要表现为接触部位出现红肿、起疱，甚至表皮坏死。严重程度与刺激物性质、浓度、接触部位及接触时间长短、处理方法是否恰当有关。可发生于任何人。避免刺激物和及时治疗，可很快痊愈。

变态反应性接触性皮炎患者可同时对几种抗原过敏，起病突然，发病大都在暴露部位，由于变应性，发病需要经4~25天。临床表现与原发性刺激性所致的接触性皮炎相似。

接触性皮炎不论损害轻重和面积大小，大都只局限于接触部位，边缘鲜明，形态一致。接触性皮炎的原发损害中没有脓疱。接触性皮炎自觉症状主要为瘙痒、烧灼感，重者尚有痛感。

药物治疗

去除病因是根本疗法，局部清洗、避免再刺激也是不可缺少的。如症状严重，损害面积大，可静注维生素C 1g或10%葡萄糖酸钙10ml，每日1次，同时口服抗组胺药物，如开瑞坦、苯海拉明、扑尔敏、赛庚啶等。严重者可短期口服强的松，每日30mg。接触性皮炎的局部治疗非常重要，可用3%硼酸或0.1%雷夫奴尔溶液湿敷，如有糜烂，可在湿敷后外涂糊剂如雷锌糊。如皮损干燥可涂皮质激素霜剂或止痒剂如锌淀粉洗剂。

苯海拉明

药物类别 抗组胺药。

其他名称 苯那君、可那敏、苯那唑尔。

重大提示 支气管哮喘患者服苯海拉明后可使痰液黏稠，不易咳出而加重呼吸困难，应予重视。

使用禁忌　因有刺激性，不能皮下注射。

使用注意　长期应用（6个月以上）可引起贫血。

对号入座　①低血压、高血压、其他心血管病、甲状腺功能亢进、青光眼患者慎用。②抗组胺药虽属抗变态反应药物，但本身亦可引起过敏，故用药期间如患者出现皮疹即停药或改用其他抗组胺药物。③苯海拉明与催眠、镇静、安定类药物合用，或同时饮酒可加重中枢抑制作用，应予避免。④本品可影响神经肌肉接头的传导，重症肌无力患者禁用。

小贴士　①最常见的不良反应有呆滞、嗜睡、注意力不集中、疲乏、头晕、头昏、共济失调、恶心、呕吐、食欲缺乏、口干等。②少见的不良反应有气急、胸闷、咳嗽、肌张力障碍等。有报道在给药后可发生牙关紧闭并伴喉痉挛、过敏性休克、心律失常。过量应用可致急性中毒、精神障碍。

特殊人群　①早期妊娠妇女、哺乳期妇女、新生儿及早产儿禁用。②老年人用药易发生长时间的呆滞或头晕等。③患者肾功能衰竭时，给药间隔时间应延长。

医师建议

由于大多数致敏接触物是知道的，所以应尽可能避免。如已发病，除了迅速去除病因、清洁患处、做适当处理外，不要搔抓，或用热水、肥皂水洗擦，或乱涂药物，避免再次接触致敏因子。如处理得当，病情一般不会恶化，可很快痊愈。

医师敬告

如处理不当，有感染发生，应去医院进行全身治疗。

神经性皮炎

疾病简介

神经性皮炎是一种慢性常见的皮肤神经功能障碍性皮肤病。以剧烈瘙痒及皮肤局限性苔藓样变为主要特征。本病好发于20~40岁的青壮年，老年也可患病，但儿童少见。临床上可分局限性和播散性两种。局限性神经性皮炎也称慢性单纯苔藓。开始常先感到局部阵发性瘙痒，经抓搔或摩擦后，出现成群粟粒至米粒大小的皮肤色、淡褐色或淡红色圆形或多角形扁平丘疹，比较坚硬而带有光泽，表面覆有细糠状鳞屑。随着病程延长，丘疹可融合、扩大，颜色变暗，皮脊增高，皮纹加深，皮损肥厚、粗糙，形成苔藓样变。患处常见抓痕、血痂。大多数皮损夏重冬轻，好发于颈项、肘、腰、骶尾、小腿、股内侧等部位。播散性神经性皮炎皮损与局限性神经性皮炎相似，但分布广泛而弥漫，好发于头部、四肢、肩、背、腰等处。

本病自觉阵发性剧痒，夜间尤甚，患者常因此失眠而情绪烦躁。本病为一慢性疾病，常多年不愈，有时虽能减轻或消退，但易反复。

药物治疗

包括内服及外用药物。内服药主要为抗组胺药物，一般睡前服用，常用的有苯海拉明、扑尔敏、赛庚啶。外用药可用皮质激素霜剂、溶液，如皮损局限、肥厚较明显，可用肤疾宁硬膏外贴，2~3天更换一次，效果较好。也可采用液氮冷冻疗法或锶-90局部敷贴疗法。泛发性神经性皮炎可普鲁卡因静脉滴注（大静封疗法），但用前需做皮试。

曲安奈德新霉素贴片

药物类别　皮肤科用药。

其他名称　肤疾宁硬膏。

使用注意　伴有细菌或病毒感染时应给予适当的抗感染治疗。

对号入座　对本品过敏者禁用。皮肤破溃处禁用。急性、亚急性炎症及渗出糜烂性皮肤病患者禁用。毛发部位或对橡胶膏过敏者不宜敷贴。高血压、心脏病、骨质疏松症、肝肾功能不全者慎用。

小贴士　长期使用可出现类似肾上腺皮质功能亢进症，表现为多毛、痤疮、满月脸、高血压、骨质疏松、精神抑郁、伤口愈合不良。皮肤局部可发生萎缩、毛细血管扩张、色素沉着以及继发感染。

特殊人群　孕期及哺乳期妇女慎用。儿童慎用。

医师建议

避免饮酒及食用辛辣食物，避免搔抓、摩擦，保证睡眠，保持心情舒畅，避免情绪急躁、紧张，切勿涂用刺激性强的外用药，以防产生接触性皮炎。

脂溢性皮炎

疾病简介

脂溢性皮炎是发生在皮脂溢出基础上的一种慢性炎症。皮损为鲜红色或黄红色斑片，表面覆有油腻性鳞屑或痂皮。常发生在皮脂腺分布较丰富的部位，如头皮、面、胸部、肩胛间和皱褶处。由于发生部位和损害轻重不同，临床表现也有差异。头皮处的脂溢性皮炎主要表现为片状灰白色或油腻性鳞屑斑，伴轻度红斑或针头大小红色毛囊丘疹，严重者可伴脱发。

面部皮损常由头皮蔓延而来，以前额、眶上、眼睑、鼻唇沟尤甚，表现为黄红色或油腻性鳞屑性斑疹。眶上部表现为眉及其周围弥漫性红斑、脱屑，眉毛因搔抓而稀少。鼻唇沟处的皮损可出现皲裂。躯干部脂溢性皮炎最常见于20岁以上的男性，好发于胸前、肩胛骨间，最初为小的红褐色毛囊性丘疹伴油腻性鳞屑，随后渐成中央有细糠状鳞屑、边缘有暗红色丘疹及较大的油腻性鳞屑的环状斑片。皱褶部的脂溢性皮炎常见于30~50岁尤其是肥胖的中年人，主要发生在腋部、腹股沟、乳房下和脐下，皮损主要表现为边界清楚的红斑上有油腻性鳞屑，有时出现表皮皲裂、肿胀，由于局部多汗，易继发感染。

脂溢性皮炎病程迁延，反复发作，严重者可扩展至全身。搔抓可继发感染，引起毛囊炎、疖肿、淋巴结炎等。

药物治疗

全身治疗包括口服维生素 B_2、维生素 B_6 等，瘙痒剧烈时可口服抗组胺药物、镇静药，静脉注射维生素C或硫代硫酸钠，也可口服中药龙胆泻肝丸。局部治疗以溶解脂肪、角质剥脱、消炎止痒为主。常用药物有硫磺洗剂、煤焦油、水杨酸、硫化硒、咪唑类等，按皮损不同部位选用不同的剂型。如头皮上可用2%酮康唑或1%煤焦油溶液洗头，其他部位可用5%硫磺霜外涂。

2%酮康唑溶液

药物类别　外用抗真菌药。
其他名称　里素劳、采乐。
重大提示　避免接触眼睛。
小贴士　局部使用一般耐受性良好。
特殊人群　无特殊人群的安全性和有效性数据。

医师建议

少食多糖、多脂及辛辣刺激食物，避免饮酒。多吃新鲜蔬菜及水果，避免大便秘结。少用热水、肥皂洗头，避免各种机械性刺激如搔抓，保持心情舒畅，不要乱用药，以免发生药物过敏。

医师敬告

如局部发生糜烂、渗出，或继发感染，应找专业医师治疗。

尿布皮炎

疾病简介

尿布皮炎是由于尿布刺激婴幼儿的臀、外阴、股等部位而发生的红斑、丘疹、丘疱疹或糜烂的皮炎，实际上是一种接触性皮炎。

皮损发生在尿布接触的部位，臀部突出部位、骶尾部、外生殖器、股上部和肛周外围皱褶部位均可累及。开始为水肿性红斑，呈深红色，发亮，对称分布。如发现及时并采取正确的处理措施，皮损可迅速消失。反之，则可继续发生丘疹、丘疱疹、水疱、糜烂、渗出，甚至溃疡，或时好时坏，反复发作，形成慢性病程。如有继发感染，还可出现化脓、组织坏死、溃疡等。

药物治疗

治疗原则与接触性皮炎基本相同，但所用药物浓度要小，且应以局部用药为主。

医师建议

使用细软而清洁的尿布，并勤换洗。注意不要在尿布外加盖或铺上不透气的橡皮或塑料布，注意保持尿布干燥。洗尿布时要将尿布彻底冲洗干净。注意经常清洗婴儿下身尿布接触的部位，并保持清洁、干爽。

医师敬告

一旦发现婴儿患尿布皮炎，要及时到医院就诊，不要乱用药，否则会加重病情。

毛虫皮炎

疾病简介

毛虫皮炎，顾名思义，是由毛虫的毒毛或刺毛刺伤皮肤引起的急性炎症反应。常由桑毛虫、刺毛虫（俗称洋辣子或八角毛）和松毛虫等引起。毛虫腹部生有毒毛，毒毛极细、很轻，中空呈管道状，内含毒液。毒毛常随风到处飘散，如落在皮肤上，即可引起皮炎及剧痒。毛虫皮炎好发于夏秋季节。天气炎热、干旱、风大有利于毒毛的散播，而人们又多穿暴露衣裤在户外活动或在树下乘凉，接触毒毛的机会更多。毛虫皮炎多发生在暴露部位，如颈、肩、胸背及上肢屈侧，损害为黄豆大小的丘疹或风团，数个至数十个疏散分布，鲜红或淡红色，有的皮疹中心可见一小黑点或小水疱，此即毒毛刺入之处。剧烈瘙痒，搔抓后可使水疱破溃、糜烂，1周左右痊愈。若毒毛附着于眼睑，经揉搓进入眼内可引起结膜炎、角膜炎，甚至失明。皮疹处检出毒毛有助诊断。可用放大镜检查皮疹寻找毒毛，或用透明胶带在皮疹处粘贴、揭起，反复数次，然后放在显微镜下观察，在透明胶带上找到毒毛即可确诊。

药物治疗

发现被毒毛刺伤后应立即用胶布或橡皮膏药粘去皮疹上的毒毛，外用止痒的药物如炉甘石洗剂，瘙痒严重者可内服抗组胺药如扑尔敏、赛庚啶等。

医师建议

夏季不要在有毛虫的树下乘凉、晒衣；如果在林区工作应注意防护，可穿戴防护衣帽、风镜和口罩。

医师敬告

若毒毛进入眼内，可引起结膜炎、角膜炎，甚至失明，应立即去医院治疗。

湿 疹

疾病简介

湿疹是由各种内外因素引起的、在急性阶段以丘疱疹为主、在慢性阶段以表皮肥厚和苔藓样变为主的瘙痒性皮肤病。一般的湿疹可分为急性和慢性两大类。急性湿疹的皮损呈多形性，可有丘疹、水疱、糜烂、渗出、结痂，且常红肿明显，好发于暴露部位，如面、耳、手、足、前臂和小腿等处，常对称分布。慢性湿疹主要由急性转变而来，其皮损主要表现为表皮肥厚及苔藓样变，不同部位的湿疹各有其特点，如头皮湿疹呈弥漫性，表面覆以黄色痂皮；面部湿疹常发生于额、眉、耳前等部位，表现为淡色或红色斑，覆以鳞屑，自觉瘙痒，病程慢性；耳部湿疹见于耳轮上部、外耳道、外耳皱褶，常有皲裂、渗液、结痂；外耳道湿疹主要由于中耳炎或耳挖伤引起。小腿湿疹比较常见，损害主要发生在小腿下部内侧，为局限性或弥漫性，皮损干燥、变厚，覆以鳞屑或痂皮。可出现苔藓样变，也可出现紫癜、色素沉着、溃疡等损害。手部湿疹极为常见，少数开始呈急性，手部红肿明显，可有大小水疱、糜烂、渗液、结痂，但大多数为慢性，表现为整个掌心浸润变厚，干燥、粗糙，病情慢性，多常年不愈。此外，尚有阴囊湿疹、肛门湿疹、乳头湿疹等。

药物治疗

包括全身用药及局部用药。全身用药包括非特异性脱敏治疗，如静脉缓推10%葡萄糖酸钙10ml和维生素C 1g，每日1次；硫代硫酸钠0.64g或1.28g溶于10ml或20ml注射用水静脉推注。慢性、皮损广泛的患者，可给予大静封治疗（用前需做普鲁卡因皮试）。抗组胺药物常用扑尔敏、苯海拉明、赛庚啶、开瑞坦、息斯敏、仙特明等，可选择1~2种。此外，还可根据病情服用中药龙胆泻肝丸及维生素。

局部疗法主要是对症治疗。

急性红肿、有大量渗液、或多或少痂皮、病变处皮肤糜烂或溃破者，宜用3%硼酸溶液或0.1%利凡诺溶液湿敷，每日1~2次。急性红肿、有水疱但无糜烂面或渗液的皮损，可采用干燥疗法，如每日搽含有止痒剂的炉甘石洗剂。炎症反应不明显或仅稍有渗液的亚急性状态的皮损，宜用糊剂或乳剂。慢性湿疹的皮损，可选用软膏、霜剂、硬膏及溶液等剂型，常用的药物有皮质类固醇激素，也可用角质剥脱剂。

医师建议

再刺激是引起湿疹复发的重要因素，必须避免。搔抓、摩擦、热水烫洗、肥皂洗及用药不当是常见的外源性再刺激，内源性再刺激有饮用浓茶、咖啡、酒类，或食用辣椒、鱼、虾、蟹，甚至牛奶、鸡蛋等也可导致湿疹复发。其中以搔抓最为突出，其次是肥皂洗。避免急躁情绪，解除思想顾虑，建立治愈信心，配合医师治疗，可收到良好的治疗效果。

荨麻疹

疾病简介

本病又名风疹块，是一种常见的皮肤黏膜过敏性疾病，临床表现为皮肤突然出现风团，数小时后可消退，一般不超过24小时。皮疹成批发生，有时一天反复发生多次，呈鲜红色或浅黄白色，风团大小不一，大者直径可达10cm或更大，散在分布，相互融合，形成环形或不规则形。皮疹可泛发全身，消退后不留痕迹。自觉剧痒、烧灼或刺痛感，如消化道受累可出现恶心、呕吐、腹痛、腹泻；喉头和支气管受累可导致喉头水肿，出现咽喉发堵、气促、胸闷、呼吸困难，甚至窒息。严重的病例还可出现低血压休克。根据病程不同，可分为急性和慢性两型。病程少于6周为急性，超过6周为慢性。

药物治疗

首先应寻找病因并予以祛除。抗组胺药物指在治疗中占重要地位，约80%的患者可控制症状。常见的抗组胺药物见湿疹项下。需要指出的是，以往所称的抗组胺药为H_1受体拮抗剂，对慢性、难治荨麻疹可合并应用H_2受体拮抗剂如甲氰咪胍、雷尼替丁等。

拟交感神经药物主要用于急性荨麻疹出现喉头水肿的病例。0.1%肾上腺素0.3~0.5ml皮下注射，高血压及心脏病患者须慎用。

过敏性休克、血清病性荨麻疹等急性严重病例，可应用地塞米松、氢化考的松、甲基强的松龙等，加入5%葡萄糖溶液中静脉滴注，剂量视病情而定，也可口服强的松。慢性病例一般不用。

10%葡萄糖酸钙、维生素C静脉缓慢推注对急性病例有较好疗效；慢性患者，可给予利血平、维生素K_4、硫代硫酸钠等药物治疗。

外涂止痒剂如炉甘石洗剂有良好疗效。

炉甘石洗剂

药物类别　皮肤科用药。
使用禁忌　用时摇匀。避免接触眼睛和其他黏膜（如口、鼻等）。
对号入座　不宜用于有渗液的皮肤。
特殊人群　儿童必须在成人监护下使用。

医师建议

此病病因复杂，患者应注意寻找致敏原。患病期间尽量避免应用容易引起过敏的药物如青霉素、痢特灵、磺胺药、血清、疫苗及阿司匹林等，不食用鱼、虾、蟹、蘑菇等食物。避免接触地毯、花粉、动物皮屑、羽毛及挥发性化学品。避免情绪波动、精神紧张、抑郁。

医师敬告

若出现胸闷、憋气、呼吸困难、低血压等症状，应立即到医院就医，以免发生生命危险。

瘙痒症

疾病简介

只有皮肤瘙痒而无原发损害的皮肤病称为瘙痒症，一般分为全身性和局限性。全身性瘙痒症可开始即为全身性，或最初局限于一处，继而扩展至全身。瘙痒常为阵发性，夜间为重，时间长久及程度不一，严重者常搔抓至出血、疼痛。患者因长期睡眠不好而情绪烦躁、精神不振。由于长期搔抓，患处皮肤常出现抓痕、表皮剥脱、血痂、色素沉着。病情较久可发生苔藓样变，有时可伴发毛囊炎、疖、淋巴结炎。老年人因皮脂腺功能减退，皮肤干燥、粗糙，易发生全身性皮肤瘙痒，呈老年皮肤瘙痒症。大部分患者冬季明显，夏季减轻。局限性瘙痒症好发于肛门、阴囊、女阴和小腿等部位。可因经常搔抓导致局部皮肤肥厚、浸润及苔藓样变。

药物治疗

由于瘙痒症是某些内部疾病的一种症状表现，因此应积极治疗原发病，如糖尿病、肝源性和慢性肾病，以及真性红细胞增多症等。其他治疗包括镇静止痒，普鲁卡因静脉封闭，外用止痒药物如樟脑酊、樟脑霜、达克罗宁霜等，但外阴、肛门黏膜区应避免使用刺激性药物。

医师建议

避免搔抓、热水烫洗、肥皂洗。内衣应柔软，宜穿纯棉织品，避免化纤、毛织品。不要饮酒及吃刺激性食物。皮肤干燥患者可在沐浴后涂抹润肤露。

早　秃

疾病简介

又名寻常秃发、家族性秃发、男子型秃发，是指成人在未到老年的时候头发已逐步脱落，常呈进行性，有家族倾向，多见于男性。秃发程度轻重不一，早期轻者两侧鬓角处脱发，前额发际处也可伴有一定程度的脱发，随着病情的逐渐加重，头顶部毛发也逐渐减少。退后两秃发区融合成片，仅枕部及两侧颞部仍保留剩余的发缘。脱发处皮肤光滑，可见纤细的毳毛，常无自觉症状。女性早秃少见，程度也轻。

药物治疗

一般可不必治疗。

医师建议

解除思想顾虑与负担，避免过多洗涤与外用刺激性药物。

痤　疮

疾病简介

痤疮是一种毛囊皮脂腺的慢性炎症，因皮脂腺管与毛孔堵塞导致皮脂排出不畅所致。本病常见于青少年，成人也可发病，男性多于女性。临床上分寻常痤疮、聚合性痤疮、婴儿痤疮及坏死性痤疮等。本文主要介绍寻常痤疮。

寻常痤疮最常见，皮损开始呈与毛囊口一致的圆锥形丘疹，顶端呈黄白色，以手指挤压可挤出白色半透明的脂栓，为痤疮特征性的也是较早期的损害。轻者仅为毛囊口黑头粉刺，稍重则于黑头周围形成炎症性丘疹。若炎症加重，丘疹顶端可形成脓疱，脓疱破溃或吸收后留下暂时性色素沉着或小的凹陷性瘢痕。痤疮的皮损还可有结节、囊肿、脓肿。因此，痤疮的损害呈多形性，可同时出现，但常以一种损害为主。损害好发于面颊、额部、颏部、鼻唇沟，其次为胸背部。大部分患者青春期后症状逐渐减轻，以致消失。但有脓疱、结节、脓肿、囊肿者愈后留下凹陷或增殖性瘢痕，影响外貌。

药物治疗

可采用全身疗法，口服四环素、红霉素、美满霉素、土霉素等药物，亦可采用内分泌疗法，一般适用于严重的女性患者，常用药物有达英-35、安体舒通等。但此类药物易引起内分泌紊乱，不宜作为常规疗法，应慎用。口服维甲酸类、锌制剂、维生素B_6等药物亦有一定疗效。

复方硫磺洗剂或5%氯硫霜外涂，每日2次，0.05%~0.1%维生素A霜，每日1~2次，症状改善后每周外涂一次，对粉刺有剥脱作用。不良反应有局部潮红、脱屑、皮肤紧绷或烧灼感。此外，还可外搽含抗生素的溶液剂或霜剂如肤炎宁、克痤隐酮霜等。

医师建议

少食糖果甜食、多脂及辛辣刺激食物。避免饮酒，避免大便秘结。宜多饮水，多吃新鲜水果与蔬菜。每日用硫磺皂洗脸2次，不用油性大的护肤品。不要用手挤压，切勿乱用药，以免造成不良后果。

酒渣鼻

疾病简介

酒渣鼻是主要发生在面部中央的局部红斑和毛细血管扩张的慢性疾病，伴以丘疹、脓疱和水肿的阵发性炎性反应。此病女性多见，特别是绝经期女性，发病年龄多在30~50岁，好发部位为鼻、面颊、前额及颏部。早期主要皮损有充血性红斑、毛细血管扩张，毛囊口扩大，以鼻尖尤甚，常在春季及患者情绪紧张、发怒和疲劳时加重。第二期又称丘疹期，主要皮损为水肿性毛囊丘疹和脓疱，常发生在红斑出现和毛细血管扩张的基础上，但丘疹性损害的严重程度并不与红斑成正比。酒渣鼻继续发展，可进入鼻赘期，常见于40岁以后的男性，在红斑、丘疹的基础上鼻尖和鼻翼呈暗红或紫红色，皮肤粗糙、增厚，鼻部逐渐肥大，形成大小不等、高低不平的柔软结节，最终形成鼻赘。

药物治疗

可口服灭滴灵，每日600mg，分3次服用，或口服四环素、土霉素及维生素B_6等。局部可用5%硫磺霜、复方硫磺洗剂或灭滴灵霜。炎症明显时可短暂应用皮质激素，但应慎重。

🎖️ 医师建议

避免饮酒，不吃辛辣刺激食物，保持消化功能良好及大便通畅。

雀　斑

📋 疾病简介

雀斑是一种具有遗传倾向的、常见于面部的棕色点状色素沉着斑。常首见于5岁左右幼儿，女性居多。皮损为点状色素沉着斑，呈圆形、椭圆形或不规则形，直径一般在0.5cm以下，淡褐或黑褐色，数目多少不一，可点状分布，也可密集成群分布，但斑点之间不融合。皮损最常见于面部，特别是鼻和面颊，也见于手背、颈、肩部，但不发生在非暴露部位。

💉 药物治疗

主要是对症治疗。可外用3%氢醌霜，或3%双氧水与10%软肥皂水等量混合溶液，或用棉棒蘸液氮轻轻涂抹，有暂时疗效。

3%氢醌霜

药物类别　皮肤科用药。

重大提示　不要涂抹损害附近的正常皮肤，也不要用量太多，以免使皮肤颜色斑驳不均匀。

使用禁忌　最好在晚上涂抹。

使用注意　注意避光保存，最好放在冰箱内低温保存。

小贴士　阳光可加重氢醌霜对皮肤的刺激性，引起过敏反应。

🎖️ 医师建议和敬告

本病除影响美观外，对身体健康无任何影响，故患者不必过于迫切治疗，更不要乱用药，以免发生接触性皮炎，严重者导致毁容。应减少日光照晒，外出戴遮阳帽，涂防晒霜。

老年斑

📋 疾病简介

老年斑顾名思义指发生在中、老年人身上的一种常见良性皮肤肿瘤，亦称脂溢性角化病。其发病与遗传有关，与日晒也有一定的关系。多发于50岁以上的老年人，中、青年人也有发生。男性多于女性，损害好发于面部，特别是颞部，其次是手背、躯干和上肢。开始为扁平的褐色斑片，逐渐增多、增高，表面粗糙覆有一层易被剥掉的油性鳞屑，去掉又可再生。随年龄的增加皮损的数目有增多趋势，可达百余个。偶有痒感。

药物治疗

　　一般不需治疗，如影响美观可采用液氮冷冻、激光或电灼等方法治疗。治疗后应保持创面清洁、干燥，创面结痂后待其自行脱落，不要强行揭掉痂皮以免继发感染或形成瘢痕。数目多时可分批治疗。

医师建议

　　因发病与日晒有一定关系，故日常生活中应加强防护，避免日光过度照射，夏季外出时应涂防晒霜、戴草帽或打遮阳伞。平时应避免摩擦、搔抓等局部刺激。

医师敬告

　　如皮损增大迅速，易破，表面有渗出，长期不愈，应手术切除并做病理检查。如有恶变及时治疗。

白癜风

疾病简介

　　本病是一种原发性的皮肤色素脱失症，由于皮肤和毛囊黑素细胞内酪氨酸酶系统功能减退或丧失而引起。可发生于任何年龄，男女大致相等，但以青年人为最多。基本损害为色素脱失斑，好发于易受阳光照晒及摩擦损伤等部位，特别是颜面部、颈部、腰腹部、骶尾部、前臂伸侧及手指背部等，躯干、阴部也常发生。白斑多数对称分布，也有不少皮损沿神经节段排列。除皮肤损害外，口唇、阴唇、龟头及包皮内侧黏膜也可受累。皮损大小不等，圆形、椭圆形或不规则形，边界清楚，有的边缘绕以色素带。白斑上毛发可失去色素以至完全变白，也有毛发不变者。白斑数目不定，可局限于身体某部或分布在某一神经节段，而很少变化或自行消失，但多数皮损逐渐增多、扩大，相邻的白斑可相互融合成不规则的大片。本病一般无自觉症状。

药物治疗

　　内服药包括中药，如白癜风胶囊、百灵片等，泛发性损害，可口服强的松，每日15mg，分3次服用，连续1.5~2个月。服药2个月无效者，应终止治疗。

　　外用药可选用30%补骨脂酊、氮芥酊及皮质激素制剂如适确得霜外涂。

　　对局限性、暴露部位的皮损，可做表皮移植治疗。

医师建议

　　本病治疗较为困难，患者因求治心切，常病急乱投医，以致引发接触性皮炎。患者应到正规医院就诊，慎用刺激性药物，避免机械性摩擦，保持心情舒畅，积极配合治疗，尽量少吃或不吃维生素C，多进食豆类及其制品，适当接受日光浴。

银屑病

疾病简介

　　银屑病是一种常见的原因不明的慢性皮肤病，临床上有寻常型、脓疱型、关节病型和红皮病型四种类型，其中寻常型最为常见。

　　寻常型银屑病的基本损害初起为红色丘疹或斑丘疹，上覆多层银白色鳞屑，将鳞屑刮除后，其下为一红色发亮的薄膜，称薄膜现象。轻刮薄膜即可出现散在的小出血点，呈露珠状，称点状出血现象。皮损边界清楚，常对称分布。身体各部均可发生，但好发于头皮、四肢伸侧、臀部。一般分布广泛，少数病例皮损为局限性，长期局限于某一部位如小腿、头皮等。皮损呈点滴状散布身体各处时称点滴状银屑病，较常见于儿童，特别是扁桃体发炎后发病者。根据皮损形状，还可分钱币状和地图状。

　　按病情的发展，本病可分为进行期、稳定期和退行期。进行期为急性发作阶段，此期可有同形反应。炎症停止发展，无新发皮损，处于静止状态时称稳定期。损害变薄，红色变淡，直至皮损消退，留有色素减退或色素沉着斑，称消退期。不同部位的皮损有不同的表现。

　　脓疱型和红皮病型均为严重的类型。脓疱型起病急，皮损以粟粒大小的脓疱为主，常在红斑的基础上出现，有的脓疱可融合成脓湖。皮损呈周期性发作，常伴高热、全身疼痛。对一般治疗反应不敏感。红皮病型表现为全身皮肤潮红、肿胀、脱屑，瘙痒明显，病程漫长，常复发，预后不良。而关节型为一慢性经过，关节受累为非对称性，男性多见，手、足多个小关节、脊柱和骶髂关节均可受累，常伴甲损害，预后良好。

　　脓疱型、关节病型和红皮病型皆可由寻常型转变而来。

药物治疗

　　1.抗代谢药物：氨甲蝶呤（MTX），片剂，每片2.5mg，可在一周内隔12小时服1片，连服3次，注射剂可每周静脉滴注10~20mg。此药对肝脏的毒性较大，应定期复查肝功，发现异常立即停用。

　　2.维生素类：维生素A对脓疱型和红皮病型效果较好，常规剂量为1mg/kg。维生素C每日口服0.3~1g，或静脉滴注，每日3~5g。

　　3.免疫疗法：脓疱型银屑病患者可口服环孢素A，口服每日5~10mg/kg，维持量3~5mg/kg。也可皮下注射转移因子或肌内注射卡介苗素。

　　4.皮质激素：对寻常型银屑病不能应用激素治疗，对三种特殊类型可以应用，但不应作为常规治疗。

　　5.中药：治银灵、银屑灵冲剂、复方青黛丸均有较好疗效。雷公藤、火把花根片具有一定的免疫抑制作用，可配合上述中药应用。

　　此外，矿泉浴对本病也有一定疗效。

　　外用药可用维生素A酸霜、皮质激素软膏或溶液，但激素制剂不宜大面积应用。也可应用水杨酸或煤焦油、蒽林软膏，但刺激性较大。

医师建议

本病易复发，目前尚无有效的控制方法，患者皮损消退、临床痊愈时不应马上停止治疗，宜继续巩固治疗两个月。切忌乱投医，乱用偏方及刺激性强的药物。不要听信野医、游医。平时注意预防感冒，保持心情舒畅。避免饮酒、吃辛辣刺激食物及高脂饮食，勤洗澡、洗头，减少疾病复发。

单纯疱疹

疾病简介

单纯疱疹是因感染单纯疱疹病毒引起的围绕口、鼻腔分布的群集性疱疹。单纯疱疹病毒是一种DNA病毒，根据抗原性质不同分为Ⅰ型和Ⅱ型（简称HSV-Ⅰ和HSV-Ⅱ），Ⅰ型主要感染腰以上部位如头面部，Ⅱ型主要感染腰以下部位如外生殖器、肛门。

人体是单纯疱疹病毒赖以生存的唯一宿主，无论发作期或恢复期的患者还是携带病毒的健康人，从皮损处、唾液及粪便中都可以分离出病毒。单纯疱疹病毒通过接吻、性交等行为经呼吸道、口腔、眼和生殖器黏膜以及破损皮肤直接侵入人体，或通过被病毒污染的餐具、衣物等间接感染。单纯疱疹病毒首次侵入人体时，先在入口处生长繁殖引起原发感染。免疫力低下者则可经血行播散到全身。原发感染只有少数人出现症状，大多不易察觉，称为隐性感染。原发感染后，单纯疱疹病毒可持续潜伏在人体的神经组织，而人体却不能产生永久的免疫力，当发热、受凉、胃肠功能紊乱、病灶感染、过度疲劳、情绪激动、环境改变、月经、妊娠等因素造成机体抵抗力降低时，可使潜伏的病毒激活而发病。这就是为什么有些人经常反复发生单纯疱疹的原因。

单纯疱疹可分为原发性单纯疱疹和复发性单纯疱疹。

1.原发性单纯疱疹：是单纯疱疹的原发感染，约90%的患者可以不出现任何症状称为隐性感染，只有少数患者产生倦怠、发热等全身症状和皮肤黏膜损害。由于侵犯的部位不同，表现为①疱疹性龈口炎。可发生于任何年龄，但多见于1~5岁的儿童，其特征是口腔、牙龈发生小水疱、糜烂或溃疡，或潮红肿胀，易出血，患者因此而疼痛、流涎、进食困难。可伴有发烧、倦怠、咽喉疼痛、局部淋巴结肿痛，经3~5天烧退，溃疡愈合，整个病程约2周。②阴部疱疹。由Ⅱ型单纯疱疹病毒通过性交引起感染，好发于阴茎、龟头、外阴、阴道及子宫颈，损害主要为小水疱及糜烂，伴有发热、全身不适、局部淋巴结肿大，可持续7~10天。③接种性单纯疱疹。由于皮肤擦伤或手术后病毒直接接种引起。潜伏期5~6天，接触部位出现成簇水疱，局部淋巴结肿大但全身症状轻微。发于手指者呈密集、较深的疼痛性水疱，称疱疹性瘭疽。④新生儿单纯疱疹。少见。小儿出生时经阴道感染Ⅱ型单纯疱疹病毒而发生，出生后1周或1个月内发病，症状轻重不一，重者可引起死亡。

2.复发性单纯疱疹：原发感染后，遇到某些诱发因素如发烧、月经、过度疲劳、精神紧张等，疱疹常在同一部位反复出现，患者多为成人，全身症状较轻。表现为①颜面疱疹。最常见，好发于口唇、口角、鼻孔附近或眼睑。严重者可累及眼。在红斑上有成群的水疱，破后出现糜烂，有灼痒及疼痛感，1~2周后干燥结痂自愈，遗留色素沉着。

如累及眼，可引起树枝状角膜炎、角膜溃疡。②生殖器疱疹。为性传播疾病之一。是由Ⅱ型单纯疱疹病毒引起的复发感染。男性多发于包皮、龟头、冠状沟，女性常见于外阴、大小阴唇、阴蒂、子宫颈。皮损为成簇的紧张小疱，易破溃糜烂，有烧灼、疼痛感，2周左右结痂愈合。但易复发，1年内复发次数最多，以后复发次数逐渐减少，症状越来越轻。

🩺 药物治疗

单纯疱疹可以自愈，但为了缩短病程、减少复发，防止继发感染和并发症，重症和反复发作者必须给予适当的药物治疗。局部治疗以抗病毒、保护创面、防止继发感染为原则。可外涂2%龙胆紫、0.5%新霉素软膏、3%酞丁安霜、5%无环鸟苷眼药水等。皮损渗液多时用3%硼酸液湿敷，眼部单纯疱疹可用疱疹、净碘苷眼药水或眼膏。肤轻松、皮炎平等皮质激素软膏则不能使用。全身治疗，即针对病因的抗病毒治疗。常用的抗病毒药物有阿昔洛韦（无环鸟苷），被认为是最有效的药物，可减轻全身症状，缩短病程，但不能防止复发。口服每次0.2g，每日4~5次或静脉滴注每次5mg/kg，连用5天。也可口服万乃洛韦，每次0.3g，每日2次。如发生感染需全身使用抗生素。反复发作者除上述治疗外，可选用增加免疫力的药物，如转移因子，每次1支（3单位）肌内注射，每周2次；左旋咪唑，50mg，每日3次，每周连服3日。干扰素，100万~300万U肌内注射，每周1次，可减轻复发性疱疹症状，缩短病程，但也不能控制复发。

0.5% 新霉素软膏

药物类别　皮肤科用药。

重大提示　烧伤面、肉芽组织或表皮剥脱的巨大创面局部应用易于吸收，有肾功能减退或全身应用其他肾毒性或耳毒性药物患者，应注意有产生毒性的可能，如血尿、排尿次数减少、尿量减少或增多等肾毒性症状或耳鸣、听力减退等耳毒性症状。

对号入座　对新霉素或其他氨基糖苷类抗生素过敏或对杆菌肽过敏的患者禁用。

小贴士　个别患者可能引起皮肤过敏，并可导致再次口服或局部应用新霉素时产生过敏反应。

👮 医师建议

患生殖器疱疹产前排出病毒并有生殖器损害的孕妇，应做剖腹产手术，新生儿须隔离观察以免传染。医护人员应注意消毒隔离，以免被传染或传播病毒。反复发作患者应避免诱发因素，如发热、受凉、胃肠功能紊乱、过度疲劳、情绪激动、月经、妊娠、病灶感染、环境改变。应加强锻炼，加强营养，调节胃肠功能，开展性教育，避免不洁性接触，减少单纯疱疹发生。

⚕ 医师敬告

早孕妇女患生殖器疱疹可使胎儿感染，引起流产或死产；产妇分娩时感染胎儿则可引起新生儿单纯疱疹，新生儿可出现播散性感染，引起多脏器损害，病情凶险预后差。另外，Ⅱ型单纯疱疹病毒反复感染还会导致宫颈癌。单纯疱疹引起的疱疹性角膜结膜炎，反复发作可造成永久性视力障碍。

带状疱疹

疾病简介

　　是由水痘-带状疱疹病毒引起的一种病毒性皮肤病。因多沿一侧周围神经呈带状分布故称带状疱疹，中医称之为"缠腰火丹"，民间俗称"蜘蛛疮"、"缠腰龙"。

　　一般认为，水痘-带状疱疹病毒初次感染经呼吸道黏膜进入人体，感染者大多为抵抗力较低的儿童。病毒侵入人体后部分患者可以不出现任何异常改变，称为隐性感染；部分患者可经血行播散引起水痘。由于这种病毒有亲神经性，所以进入人体后即侵入皮肤的感觉神经末梢，并沿着脊髓后根或三叉神经节的神经纤维移动，最后潜伏于脊髓后根神经节或脑神经节的神经元中，此人体成为带病毒者。当遇感冒、发烧、过度劳累、外伤、肿瘤、某些传染病时，机体抵抗力下降，神经节内的病毒被激活生长繁殖，使受侵害的神经节发炎产生神经痛。同时活动的病毒可沿周围神经纤维移动到皮肤，形成带状的、成簇的水疱即带状疱疹。因此，水痘和带状疱疹均由水痘-带状疱疹病毒引起，是同一病毒感染引起的两种不同表现。

　　带状疱疹好发于胸背部（肋间神经分布区）和面部（三叉神经分布区），腰腹部和四肢也常发病。开始皮肤先出现潮红斑，继而在红斑上出现成群丘疹，很快变成水疱。水疱分批出现，成簇沿神经呈带状分布为其特点。水疱多发生在身体的一侧，一般不越过身体的中线，数日后水疱浑浊或破裂形成糜烂面，最后干燥结痂，痂皮脱落而愈。若无继发感染，一般不留瘢痕。皮损区皮肤可以有疼、痒或感觉过敏，以神经痛最为突出，也为本病特点。带状疱疹如发生在年老体弱者，往往症状严重，疼痛剧烈，且在损害消退后仍留有顽固性神经痛，可持续数月甚至更久。这些异常感觉可以出现在皮损之前，也可以与皮损同时发生。发生在皮损之前的神经痛可被误诊为偏头痛、心绞痛、阑尾炎等。皮损周围的淋巴结可肿大压痛。发病前可伴有轻度发热、全身不适、食欲缺乏等症状。儿童和青年人病程为2~3周，老年人为3~4周。极少复发。发生在眼的带状疱疹可合并角膜、结膜感染，甚至引起全眼炎导致失明。还可并发脑炎、脑膜炎，严重者会危及生命。发生在耳的带状疱疹有时会引起耳鸣、耳及乳突深部疼痛，可影响面神经形成面瘫。外耳道疱疹、耳痛及面瘫称为带状疱疹面瘫综合征（Ramsey-Hunt综合征）。年老体弱或恶性肿瘤、糖尿病等免疫功能低下患者，病毒可播散，皮损广泛甚至出现大疱、血疱。而身体抵抗力强者则可能仅有红斑、丘疹，无水疱，疼痛不明显，称为不全型或顿挫型带状疱疹。

药物治疗

　　治疗原则为抗病毒，消炎止痛，防止继发感染，减少后遗神经痛。止痛物可根据病情选用消炎痛、卡马西平、颅痛定、强痛定、维生素B_1、维生素B_{12}等。抗病毒药可选用阿糖腺苷，每日15mg/kg，静脉注射10天；无环鸟苷（阿昔洛韦），每次200mg，每日4次，连续10天；万乃洛韦，每次300mg，每日2次，连续10天。年老体弱的患者以及病情严重患者（如出血型、泛发型）为预防后遗神经痛应尽可能在起病7天内使用皮质激素，以减少后遗神经痛的发生和缩短病程，口服强的松每日40~60mg或地塞米松5mg静脉点滴，连用7~10天。免疫力低下的患者可给予转移因子每次1支，皮下注射，每周2次。干扰素100万~300万U，肌内注射每日或隔日1次，通常应用5~7天。局部可外用无环鸟苷软膏、3%酞丁胺霜及炉甘石洗剂，或采用音频电疗、氦氖激光、紫外线照射及中药治疗。

颅痛定

药物类别　镇痛类药。

其他名称　左旋四氢巴马汀、左旋延胡索乙素、罗通定、颅通定。

重大提示　与其他中枢抑制剂同服，可引起嗜睡及呼吸抑制。长期服用可致耐受性。

使用方法　本品为对症治疗药，用于止痛不得超过5天，症状未缓解请咨询医师或药师。

小贴士　用于镇痛时可出现嗜睡，偶见眩晕、乏力、恶心和锥体外系症状。

特殊人群　孕妇慎用。

🚔 医师建议

注意休息，防止过劳，避免外伤，积极治疗全身疾病，加强锻炼，提高机体的免疫力。患病后应及时就诊，及早用药，防止后遗神经痛和并发症的发生。

📋 医师敬告

带状疱疹的危害主要为并发症。病毒侵犯三叉神经第1支（眼支）时症状较严重，疼痛剧烈，可合并角膜、结膜炎，甚至可损害眼球各部而引起全眼球炎以至失明。面神经的运动纤维受累可产生面瘫。病毒直接从脊髓神经前、后根向上侵犯中枢神经系统，则引起带状疱疹性脑脊髓炎及脑膜脑炎，表现为头痛、呕吐、惊厥等，间有共济失调及小脑症状。病毒侵犯内脏神经纤维可引起胃肠道及泌尿道症状。年老体弱患者疱疹消退后，后遗神经痛可持续数月至数年，影响工作和睡眠。因此，患带状疱疹后应及时到医院就诊，以免贻误病情。

寻常疣

📋 疾病简介

中医称千日疮，民间俗称刺瘊，是由乳头瘤病毒（HPV）引起的表皮赘生物。寻常疣是一种侵犯人体的DNA病毒，大多数通过直接接触传染。外伤或机体抵抗力下降时更易被感染。另外，也可通过被污染的针、刷子、毛巾等传染。多见于儿童和青年。

感染后开始出现针头大的丘疹，逐渐长大如豆粒或更大，比较硬，表面干燥，粗糙不平，呈褐色或正常皮肤色，顶端呈花蕊或乳头样，数目一个或多个，一般无自觉症状。如剥去表面的过度角化层可见微毛细血管，遇撞击或摩擦易出血。疣可发生在身体的任何部位，但好生长在手背、手指、足部及甲周部位。长在甲周部位的称甲周疣。甲周疣可向甲下蔓延，破坏甲的生长，易致裂口、疼痛及继发感染。发生于眼睑、颈、额等部位的疣可呈单个柔软细长丝状突起，称为丝状疣。发生于头皮和趾间可呈散在分布、长短参差不齐的指状突起，称为指状疣。约65%的寻常疣可在两年内自然消退。在消退前可出现瘙痒、基底部发红或疣体突然变大，然后逐渐干枯消退。

药物治疗

　　散在的寻常疣可用刮匙刮除，然后涂以5%~10%福尔马林，压迫止血、包扎。局部液氮冷冻、电灼、激光及微波治疗也可，但在治疗前尽量剪去损害表面增厚的角质。治疗不可过深，以免形成瘢痕。外用药可选用10%福尔马林液点涂疣体，每日1次，或选用10%~20%水杨酸、三氯醋酸、5% 5-氟尿嘧啶霜，但易引起局部红肿、疼痛、色素沉着等。因此，治疗时应注意用药不要太多，注意正常皮肤的局部保护，面部尽量少用。中药鸦胆子仁捣烂，每日取少许涂在疣体上，其上再贴一层胶布，隔日更换一次，直至疣体消失。全身治疗可选用聚肌胞注射液2~4ml，肌内注射，每周2次。干扰素300万U，肌内注射，每日或隔日1次。口服阿昔洛韦或万乃洛韦也有一定的疗效。

10%~20%水杨酸

　　药物类别　皮肤科用药。

　　使用方法　用药前清洁病变部位，并浸在热水中5分钟，组织松软后用刀片削除较厚角层，将药液涂于皮损处，周围邻近正常皮肤涂一薄层凡士林保护，每日1~2次。

　　使用注意　本品贮存禁与金属器皿接触。

　　小贴士　糖尿病、四肢周围血管疾病患者使用高浓度软膏应慎重。避免用于生殖器部位、黏膜、眼睛和非病区（如疣周围）皮肤。炎症和感染的皮损处勿用。勿与其他外用痤疮制剂或含有剥脱作用的药物合用。本品可经皮肤吸收，不宜长期使用，不宜扩大面积使用，并应注意水杨酸盐的毒性表现如胃肠道不适、头昏、耳鸣和心理障碍。

　　特殊人群　孕期及哺乳期妇女、12岁以下儿童、老年患者禁大面积使用。

医师建议

　　虽然寻常疣大多不疼不痒，而且民间有"百日瘊""千日瘊"的说法，认为过了百日、千日就能自然消退，但疣能否自然消退主要取决于机体的免疫力。因此，患病后应及时就诊，以免造成自体传染或传染他人。

医师敬告

　　患疣后不要搔抓，以防自体传染，使疣体增多。搔抓还可引起细菌感染。应到正规医院就诊，不要轻信街头游医，以防误诊误治，增加不必要的痛苦和负担。

扁平疣

疾病简介

　　是一种好发于青少年的病毒性皮肤病，也称青年扁平疣，由乳头瘤病毒（HPV）3、5、8、9、10、11等型引起。好发于颜面、手背或前臂，皮损为正常肤色或浅褐色米粒大小的圆形或多角形扁平丘疹，表面光滑，境界明显。散在或密集分布，搔抓后可引发自体接种，即沿抓痕呈串珠状排列扁平丘疹。一般无自觉症状或微痒。经1~2年或更久而自行消退。

药物治疗

基本治疗同寻常疣。可外涂3%酞丁胺霜或0.1%维A酸酯，也可服用散风平肝、清热解毒的中药，如除疣汤：蒲公英30g、地丁30g、苦参15g、狼毒15g、百部15g，煎水洗，每日2次，或生地榆30g、生薏米30g、大青叶30g、苍术12g，煎服，每日1付，连服20天左右。

医师建议

普及卫生宣传，养成良好的卫生习惯，避免使用患者使用过的物品用具，防止间接传染。避免皮肤外伤及皮肤破损，对皮肤黏膜破损者应及时处理，防止病毒侵袭。

医师敬告

患病后应及时就诊，尽量避免搔抓及用力搓洗，以免自体接种，越长越多。

脓疱疮

疾病简介

脓疱疮是一种急性传染性皮肤病，老百姓俗称"黄水疮"，由金黄色葡萄球菌和溶血性链球菌感染引起，传染性很强。主要通过直接接触传染，搔抓及脓疱中分泌物流淌可将细菌接种到其他部位造成自身传播。儿童和机体抵抗力低下者易发病，以2~7岁学龄前儿童发病率最高。儿童皮肤细嫩，夏季常被蚊虫叮咬，也容易患痱子、湿疹、虫咬皮炎等瘙痒性皮肤病，皮肤屏障易受破坏，细菌乘虚而入引起感染，为儿童易发病的重要因素。如果周围环境温度高、湿度大、气压低，皮肤多汗或处浸渍状态，也给细菌繁殖创造了条件。脓疱疮好发于暴露部位，如颜面、口周、鼻孔附近及四肢，多继发于湿疹或瘙痒性皮肤病。开始为红色斑点或粟粒至黄豆大的丘疹或水疱，迅速变为脓疱。疱壁薄，易破溃，周围绕以红晕，疱破后露出红色糜烂面，脓液干燥后形成蜜黄色或灰黄色痂。自觉痒，常因搔抓而不断将细菌接种到其他部位发生新的皮损，此为寻常性脓疱疮。一般5~7天可脱痂自愈，不留瘢痕。有的患者皮损表现为迅速增大的脓疱，大小如豌豆、蚕豆或更大。疱壁紧张，数日后松弛，脓液常积于脓疱下方，呈半月形坠积状，破裂后露出糜烂面，逐渐干燥结痂而愈。此为大疱性脓疱疮。脓疱疮病程为1周左右，但如不及时治疗可迁延甚久，重症者可发热达39~40℃，可伴有淋巴管炎及淋巴结炎。严重者可引起败血症、急性肾炎。

药物治疗

局部治疗：有渗液或脓痂时可用高锰酸钾溶液（1∶2万）或0.1%雷佛奴尔（利凡诺）溶液湿敷，脓疱较大时可用消毒针抽出脓液，用无菌棉球吸干，外涂1%龙胆紫溶液、1%新霉素软膏、2%莫匹罗星软膏（百多邦软膏）等。皮损广泛、伴发热或淋巴结肿大、婴儿、体弱儿童或经外用药治疗无效者，应及早全身应用抗生素，如磺胺药、青霉素、氨苄青霉素、先锋霉素等，或根据药物敏感试验给予相应的抗生素。

2% 莫匹罗星软膏（百多邦软膏）

药物类别 皮肤科抗感染药。

其他名称 百多邦。

使用禁忌 不适于眼内或鼻内使用。如误入眼内用水冲洗即可。

对号入座 对莫匹罗星或其他含聚乙二醇软膏过敏者禁用。

小贴士 偶见局部烧灼感、刺痛感及瘙痒等，一般不需停药。

特殊人群 孕期慎用。哺乳期涂药应防止药物进入婴儿眼内。

医师建议

脓疱疮大多通过直接接触感染，传染性很强，因此婴儿室、托儿所及学校发现脓疱疮患儿应立即隔离，并对居住环境进行消毒。平常应注意皮肤清洁卫生，经常修剪指甲，勤洗勤换衣服，有痱子或瘙痒性皮肤病时避免搔抓，及时治疗。体弱儿注意补充营养，加强锻炼，增加机体抵抗力。

医师敬告

脓疱疮如不及时治疗，可引起淋巴结炎或淋巴管炎，严重者可引起败血症、急性肾炎，危及患儿生命。因此，患病后应及时就诊，以免贻误病情。

手足癣 股癣

疾病简介

手足癣和股癣都是由真菌感染引起的皮肤病。常见红色毛癣菌、须癣毛癣菌和絮状表皮癣菌，属于浅部真菌，仅侵犯表皮的角质层、毛发和甲板，故又称皮肤癣菌病。如真菌侵犯手掌、手指的皮肤称为手癣，感染脚底、脚趾等部位，则称之为足癣，俗称"脚气"。手足癣在我国城市地区多见，农村较少，南方地区发病较高，夏季发病者多。在公共浴池洗澡，穿公共拖鞋，穿患者的鞋、袜，用公用毛巾均可被传染。由于手足癣和股癣损害炎症性不强，大多无自觉症状，因而不重视，不及时或不彻底治疗，使病情迁延不愈逐渐加重。

一般发生足癣在先，以后传染至手部，也可以相反。足癣主要发生在成年人，男女都可以发病。儿童多由父母传染。足癣常表现为三种类型。

（1）水疱鳞屑型：以足底、足缘及趾间出现小水疱为主，瘙痒明显，水疱干后出现脱屑。

（2）浸渍糜烂型：常在足第3~4或4~5趾间，患处表皮因汗液浸渍变白、肿胀而脱落，露出红色的糜烂面发出很臭的气味，患处奇痒难忍。

（3）角化过度型：多发生于脚跟、脚底及外侧缘，皮肤增厚、粗糙、干燥、脱屑。冬季皮肤容易发生裂口、疼痛，瘙痒不明显。

手癣和足癣类似，最常见的为角化过度型。可从一侧手的拇指、示指、中指或掌心开始，逐渐蔓延至整个手掌甚至对侧手。皮肤增厚、粗糙、干燥、脱屑，轻微瘙痒，可在皮纹处形成裂口，俗称"鹅掌风"。接触水、洗涤剂可使其加重。

发生于腹股沟、外阴及臀的真菌感染称为股癣，以中青年男性多见，可单侧发生，也可双侧发生。多为手足癣患者通过触摸、搔抓或者用同一条毛巾洗澡擦脚、擦身体而自体传染引起。也可因接触被污染的毛巾、衣物而间接感染。开始为小片圆形红斑，逐渐向外发展，形成边缘清楚的半圆形红斑。皮损的中央炎症可逐渐减轻而留有色素沉着，边缘则高起、发红。有时呈多数小丘疹、小水疱和鳞屑，常剧烈瘙痒。由于腹股沟、外阴及肛门周围皮肤潮湿，温度高，汗液不易蒸发，因而具有夏季发作或加重，冬季减轻或消退的特点。故患者往往在症状轻微时不予重视，皮损加重瘙痒时又不断搔抓，如此反复使皮肤增厚，色素加深，出现苔藓样变。

实验室检查主要为真菌学检查，即在皮屑中查到真菌的菌丝。角化型手足癣不易查到菌丝，可反复检查，必要时可做真菌学培养。

药物治疗

水疱鳞屑型手足癣可涂1%益康唑药水、1%特比萘芬软膏、联苯苄唑软膏（美克）或溶液（孚琪）、克霉唑霜、达克宁霜等。浸渍糜烂型可用0.6%醋酸铅浸泡，收敛，撒用足癣粉，保持局部干燥，然后再用上述药物。角化过度型可先选用角质松解剂，如10%水杨酸软膏、苯甲酸软膏、20%尿素软膏等，使角化变薄后再使用上述抗真菌药物。股癣的局部治疗同手足癣。对于常年不愈的手足癣和股癣可在医师指导下口服伊曲康唑（斯皮仁诺）或特比萘芬（兰美抒），以获得痊愈。

特比萘芬

药物类别 抗真菌药。

其他名称 兰美抒、疗霉舒、丁克。

对号入座 肝、肾功能不全者慎用。

小贴士 偶有一过性胃肠道反应、皮肤瘙痒、荨麻疹、接触性皮炎、灼烧感、刺感。

特殊人群 孕妇服用的安全性尚未确立。

医师建议

注意个人卫生，勿共用毛巾、浴巾、拖鞋等。毛巾要经常消毒，经常更换袜子。治疗足部多汗症。内裤以宽松、透气、吸汗的纯棉织品为好。患有手足癣时应及时治疗，避免随便搔抓，以免引起其他部位的感染。

医师敬告

手足癣如不及时治疗，反复发作可引起丹毒、蜂窝织炎、淋巴管炎和淋巴结炎，患者可伴有高热、寒战等全身症状，需及时使用抗生素。皮炎平、肤轻松等激素类药膏涂抹可使皮损面积扩大，炎症加重，局部肿胀，边缘不清，痒及剧烈痛，极易误诊。

甲 癣

疾病简介

俗称灰指甲。是指真菌侵犯甲板和甲下组织而引起的指（趾）甲的病变。甲癣常继发于手足癣，所以其致病菌多为引起手足癣的皮肤癣菌，其次为念珠菌，少数为酵母菌。甲癣可分为四型。

1.远端甲下型。是最常见的一种类型。真菌最初从甲的末端侧缘侵入甲下角质层再向甲板蔓延，使甲板末端逐渐增厚，变脆，边缘翘起，甲下堆积多的角质碎屑，表面呈灰褐色或灰白色。

2.近端甲下型。少见，真菌从甲板根部侵入，在甲半月处先形成甲板全层破坏，再向外蔓延。甲板表面呈灰白色，无光泽，凹凸不平。

3.全甲营养不良型。较多见，由前两型发展而来。整个甲板受累增厚，远端破损残缺呈灰褐色，末端翘起，与甲床分离。

4.白色表浅型。真菌侵入甲板表面，开始为点状浑浊的白斑，逐渐融合成大片，甲床不增厚。有些人仅拇指（趾）甲或2~3个甲受累，严重者全部指（趾）甲均可受累。正确的诊断需要做真菌直接镜检和培养。

药物治疗

仅有少数几个甲受累时可采取局部治疗。先将病甲用刀轻轻削薄，再涂5%乳酸碘酊、30%冰醋酸等，但所需时间较长，且不能保证彻底治愈，因此最好服药全身治疗。可选用伊曲康唑（斯皮仁诺），成人每日服药4粒（0.4g），于午饭、晚饭后各服2粒，连服7天，停药21天为1个疗程。指甲癣一般需2~3个疗程，趾甲癣需3~4个疗程。特比萘芬（兰美抒），具有抑菌和杀菌的双重作用，成人口服2片（250mg），每日1次，连服7天后改为每隔1日口服2片。指甲癣一般需服用7~8周，趾甲癣需11~12周。服药治疗后应做真菌学检查及培养，以确定是否治愈。

医师建议

注意个人卫生，及时治疗手足癣。避免甲外伤和长时间浸泡在水中，免穿窄小的鞋子，以防趾甲受到挤压，使真菌易于侵犯。

医师敬告

甲癣一般无明显自觉症状，但增厚的甲板常给生活带来不便，如趾甲癣可因甲板增厚畸形，走路时受鞋挤压引起嵌甲、疼痛。手指因甲板增厚感觉迟钝。甲癣还是体股癣的传染源，常随着无意的搔抓将病甲中的真菌传染到其他部位。甲癣还可继发细菌感染，形成甲沟炎，局部可红肿、疼痛、化脓，严重者需切开引流。因此，对甲癣不可掉以轻心，应及时治疗。

花斑癣

疾病简介

花斑癣是由糠秕马拉色菌（又称花斑癣菌）孢子引起的皮肤角质浅层真菌感染，俗称汗斑。花斑癣菌是人体皮肤的正常菌群，主要分布在头皮、背、胸、面部，平时为孢子形态，无侵害性，在某些因素影响下由孢子相转为菌丝相，具有感染力，侵犯组织产生损害。诱发因素包括全身或局部使用皮质激素、皮肤常用油脂类制剂、慢性感染、营养不良、家族遗传等。但临床上最常见的因素是高温和多汗。皮损主要发生在胸部、腋部和腹部，可延展至上肢、颈部、腹股沟、臀部，大腿也可发生。开始为小斑点，逐渐扩大成黄豆、蚕豆大小的斑，上覆薄的糠秕样鳞屑，呈灰色、棕色或淡褐色，老皮损呈白色，新老皮损黑白相间呈花斑状。一般无自觉症状，少数人可有发红和瘙痒。夏季加重，冬季减轻或消退。消退后可遗留色素减退斑，患者常误认为白癜风而就诊。真菌直接镜检可找到菌丝和孢子。

药物治疗

花斑癣易治疗但易复发。外用5%水杨酸乙醇、3%克霉唑霜、1%益康唑霜、1%联苯苄唑霜（美克）等均可治愈。也可先涂20%~30%硫代硫酸钠液，干后再涂1%稀盐酸溶液，效果好，且经济方便。如顽固不愈、反复发作者可口服药物治疗，伊曲康唑（斯皮仁诺）每天2次，每次1片，连服7天。

医师建议

去除引起发病的各种诱发因素。肥胖者及重体力劳动者应注意个人卫生，勤洗澡、勤换衣。患者使用过的衣物、床单、枕套等应煮沸消毒，以防复发或再感染。

梅　毒

疾病简介

梅毒是由苍白螺旋体引起的性传播疾病。主要通过性交（90%）直接接触传染，少数患者因接触带有梅毒螺旋体的衣物、毛巾、剃刀、医疗器械，或因输入梅毒患者的血液而感染，称为获得性梅毒。获得性梅毒根据传染时间的长短、临床特点可分为一、二、三期和潜伏梅毒。一、二期梅毒在感染后2年内发生，传染性强，又称早期梅毒；三期梅毒多在感染2年后发生，一般无传染性，也称晚期梅毒。

患梅毒的孕妇通过胎盘传染给胎儿，称为胎传梅毒（先天梅毒）。

1.获得性梅毒

（1）一期梅毒潜伏期3~4周，初发为粟粒大小的浸润性丘疹或结节，逐渐增大、糜烂，形成圆形或椭圆形、边缘隆起、基底平坦的暗红色浅溃疡，触之有特征性的软骨样硬结，称之为硬下疳。损害多为单发，无疼痛及压痛，其表面含有大量的梅毒螺旋体，具有很强的传染性。硬下疳好发于冠状沟、龟头、大小阴唇、子宫颈，同性恋男性常见于肛门或直肠。不治疗经3~4周自愈。硬下疳发生1周后附近淋巴结可肿大，但无痛、与周围组织不粘连。

（2）如未经治疗，硬下疳消退后3~4周，梅毒螺旋体经淋巴管及血管进入血液，于体内大量繁殖出现广泛损害称为二期梅毒。发疹前常有低热、头痛、骨痛、神经痛、恶心、呕吐等全身症状。主要表现为皮肤黏膜、骨、神经的损害。皮肤黏膜有斑疹、斑丘疹、鳞屑性丘疹等表现。斑疹又称玫瑰疹，最常见，为0.5cm大小的圆形或椭圆形散在铜红色斑，边界清楚，先发于躯干，渐延及四肢、掌跖，无痛无痒，伴有全身淋巴结肿大，有特异性。数日至数周不经治疗可消失。丘疹、斑丘疹可呈米粒至指盖大小，呈特异的铜红色或暗红色，发生在外生殖器、肛门、股内侧、乳房下等部位。因摩擦或多汗表面常湿润，称湿性丘疹。外生殖器、肛门部位的丘疹增殖形成灰白色肥厚的隆起斑块，周边呈暗红色，称为扁平湿疣。湿性丘疹和扁平湿疣的表面渗液中含有大量梅毒螺旋体，是重要的传染源。口腔或生殖器黏膜受损出现灰白色或乳白色指甲大小的微隆起的黏膜白斑，周围发红，表面糜烂，内含大量梅毒螺旋体，具很强的传染性。眼部可出现虹膜炎、虹膜睫状体炎及视网膜炎。骨损伤可发生骨膜炎和关节炎，夜间或休息时疼痛较重。神经梅毒可无症状，或仅有脑脊液改变，亦可出现脑膜炎、脑血管梅毒等。

（3）如早期未治疗或治疗不足，可在感染后2年甚至10余年后出现皮肤黏膜、内脏和神经系统的损害则为三期梅毒。一般无传染性，但破坏性大。皮肤黏膜损害主要为结节性梅毒疹及树胶样肿。结节性梅毒疹为铜红色结节，成群而不融合，呈环形或蛇形排列，愈后留有萎缩性瘢痕。树胶样肿是三期梅毒的典型症状，初期为皮下硬结，逐渐增大，中心坏死破溃流出少量暗红色分泌物，形成边缘锐利的溃疡，以头、面、小腿等处多见。1~2年吸收后留有瘢痕。如累及口腔、鼻、舌、唇等黏膜部位，可发生间质性舌炎、树胶样肿、口腔黏膜白斑。鼻中隔树胶肿可引起鼻中隔穿孔及鞍鼻。肘、膝、髋等大关节附近可出现坚硬无痛的皮下结节称近关节结节。骨、眼的损害同二期梅毒。感染后10~30年可发生梅毒性主动脉炎、主动脉瘤、主动脉瓣闭锁不全等心血管损害，严重影响患者的健康，可导致死亡。如侵犯神经可发生脑膜血管梅毒、麻痹性痴呆、脊髓痨等。

2.胎传梅毒（先天梅毒）

（1）早期胎传梅毒。小于2岁者称早期胎传梅毒。新生儿消瘦，皮肤松弛，哭声嘶哑，发育迟缓。皮肤可出现斑疹、斑丘疹、水疱、大疱、脓疱，多见于头面、肢端、臀部、掌跖等处。口周呈放射性皲裂，愈后形成放射性瘢痕，有辅助诊断意义。此外，可出现梅毒性鼻炎、骨膜炎、贫血、肝脾大等。感染严重者可发生梅毒性脑膜炎，如不治疗死亡率甚高。

（2）晚期胎传梅毒。大于2岁者称晚期胎传梅毒，多发于儿童及青春期。可侵犯皮肤黏膜、眼、耳、骨骼及中枢神经系统，损害同三期梅毒。另外还有三个特殊症状，即Hutchinson三联征（实质性角膜炎、神经性耳聋和半月形门齿），具有诊断意义。

3.潜伏梅毒（隐性梅毒）

指有性感染及梅毒史，但无任何症状而梅毒血清反应为阳性的患者。

梅毒的诊断除依据不洁性接触史和临床症状外，还需依靠实验室检查，如梅毒螺旋体检查和梅毒血清试验。梅毒螺旋体暗视野镜检对梅毒的早期诊断（因硬下疳发生2~3周后梅毒血清反应才呈阳性）具有重要的价值。梅毒血清试验有两种，即不加热血清反应素试验（USR）和血浆反应素环状卡片快速试验（RPR）。如试验阳性，根据病史和症状可作出诊断。

药物治疗

治疗原则是早期、足量、正规，治疗后随访以防复发。抗梅药物以青霉素为首选。

1.早期梅毒（一、二期梅毒、早期潜伏）：苄星青霉素，240万U，分两侧臀部肌内注射，每周1次，共2次。普鲁卡因青霉素，每天80万U，肌内注射，连续10天，总量为800万U。对青霉素过敏者可服用四环素或红霉素，每天2g，分4次口服，连服15天。

2.晚期梅毒（三期梅毒、晚期潜伏梅毒、二期复发梅毒）：苄星青霉素，240万U，分两侧臀部肌内注射，每周1次，共3次。普鲁卡因青霉素，每天80万U，肌内注射，连续15天，间隔2周后，再重复治疗1次。青霉素过敏者可服用四环素或红霉素，每天2g，分4次口服，共30天。心血管梅毒和中枢神经系统梅毒不宜用苄星青霉素，而可以用普鲁卡因青霉素。为了避免发生Jariseh Herxheimer反应（注射青霉素后出现发热、症状加重，甚至死亡），可在治疗前3天，每日服强的松20mg。

3.妊娠梅毒：普鲁卡因青霉素，每天80万U，肌内注射，连续10天。妊娠3个月内及妊娠末3个月各治疗1次。对青霉素过敏者可服用红霉素，但禁用四环素。

4.胎传梅毒：普鲁卡因青霉素，肌内注射，每日5万U/kg，连续10天为1个疗程。8岁以下儿童禁用四环素。

医师建议

梅毒是性传播疾病，传染性强，危害性大，应引起足够的重视。广泛进行性教育宣传，了解梅毒的传染方式及危害性，洁身自好，不发生婚外性关系。严厉打击卖淫嫖娼，清除社会丑恶现象。如被感染，应及时到正规医院就诊，做到早诊断、早治疗，对其性伴侣也应同时治疗。早期梅毒要求彻底治愈，晚期梅毒则要求控制症状及病变发展，保护重要器官功能，延长生命。患梅毒的妇女应禁止怀孕，因怀孕后易致流产、死胎，并可传染胎儿，引起胎传梅毒。早期梅毒患者的衣物应彻底消毒。对献血人员和血制品应进行梅毒检测，防止血源感染。

医师敬告

由于梅毒极易复发，必须进行正规治疗，且需治疗后随访以便彻底治愈。早期梅毒在治疗后第1年内每3个月复查1次，以后每半年复查1次，包括临床与血清学检查，2~3年无复发可停止随访。如有复发应用加倍剂量进行治疗。晚期梅毒与晚期潜伏梅毒在第1年每2个月复查1次，第2年每6个月复查1次，2~3年后做脑脊液检查。不可自行或寻找游医治疗，以免治疗不彻底而引起严重后果。

淋　病

疾病简介

淋病是由淋球菌引起的性传播疾病。淋球菌是一种革兰阴性双球菌，人是淋球菌唯一的天然宿主。主要通过性交直接接触传染，少数因接触污染的衣被、浴具、马桶等而间接感染。幼女淋菌性外阴阴道炎主要为间接感染，新生儿多因母亲产道的淋球菌感染所致。淋病主要发生在性生活活跃的青壮年。潜伏期平均3～5天。

1.男性淋病。几乎全因性交传染，根据疾病的过程主要表现为急性和慢性尿道炎。

急性尿道炎，开始为前尿道炎，以后发展为后尿道炎。早期为尿道内有瘙痒及烧灼感，尿道口红肿，尿液中有絮状或丝状物，称为淋丝。1～2天后症状加剧，分泌物变为大量黄绿色脓液，尿道口外翻，阴茎头红肿，出现排尿疼痛，夜间阴茎常有疼痛性勃起，有包茎或包皮过长者可发生包皮嵌顿。如感染沿淋巴管上行，引起双侧腹股沟淋巴结肿大，称淋病性横痃。少数患者可有发热、头痛、乏力等全身症状。急性尿道炎未经治疗，2～3周后症状减轻，排脓减少，症状缓解，约60%以上患者发展为后尿道炎。主要症状有尿频、尿急、尿痛，终末血尿甚至发生排尿困难，会阴部有钝痛和压迫感。后尿道炎常并发附睾炎、前列腺炎、精囊腺炎和膀胱炎等。

急性尿道炎未经治疗或治疗不当使尿道炎症状持续2个月以上或反复出现者称为慢性尿道炎。症状轻微，但尿中有淋丝，挤压阴茎根部可见到少量稀薄浆液性分泌物或清晨尿道口有黏液分泌物附着，呈"糊口"现象。常并发附睾炎、前列腺炎、精囊腺炎和膀胱炎等，也可引起尿道狭窄。

2.女性淋病。女性淋病的特点为症状轻微，无症状淋病高达60%以上，急慢性症状不易区分，故较少就医或被误诊。女性淋病好发于子宫颈，其次为尿道、尿道旁腺及前庭大腺。表现为不同程度的尿道刺痛、尿频、尿急、白带增多。尿道口、尿道旁腺及前列腺口红肿并有脓性分泌物和局部压痛。淋病除侵犯下段性器官外，可上行感染引起子宫内膜炎、输卵管炎、输卵管卵巢囊肿、盆腔脓肿及腹膜炎等，出现下腹痛及压痛、发热、寒战、恶心、呕吐。慢性输卵管炎可引起输卵管粘连、堵塞，导致不孕。

3.儿童淋病。包括幼女淋菌性外阴阴道炎和新生儿淋菌性结膜炎。幼女淋菌性外阴阴道炎多由接触被淋菌污染的浴巾、浴盆、便器或与患有淋病的双亲同床睡觉而间接传染，也可因性虐待直接传染。表现为外阴红肿、脓性分泌物、尿频、尿急等症状。新生儿淋菌性结膜炎由患淋病的母亲产道感染，出生后2～3天出现结膜充血肿胀，有大量脓性分泌物，可引起角膜穿孔导致失明。

4.非性器官淋病。口淫及肛交者可引起淋菌性咽炎和直肠炎。

5.播散性淋球菌感染。少见。因淋菌侵入血液引起的全身播散性淋球菌感染，表现为淋菌性皮炎、淋菌性关节炎、淋菌性心内膜炎、淋菌性脑膜炎、淋菌性肝炎等。

淋病的实验室检查主要为涂片和淋菌培养。取尿道、前列腺按摩分泌物及宫颈管分泌物涂片，如发现多形核白细胞内的革兰染色阴性的淋病双球菌则诊断成立。对临床症状不典型、涂片阴性的可疑患者可做淋菌培养。

药物治疗

无合并症的淋病：普鲁卡因青霉素G，480万U，分两侧臀部一次肌内注射；或羟氨苄青霉素，3g一次口服；或氨苄青霉素，3.5g一次口服或肌注，同时服丙磺舒1g。如果无上述青霉素，可肌内注射青霉素G钠盐或钾盐，一次120万U，每日2次，共2天，并在第1天注射前口服丙磺舒1g。青霉素过敏者，可口服四环素（孕妇和儿童禁用）或红霉素0.5g，每日4次，共7天，或强力霉素，0.1g，每日2次，共7天。

有合并症淋病及产青霉素酶淋球菌感染：头孢三嗪（菌必治），250mg，每日一次肌注，连用10天；壮观霉素（淋必治），2g，每日一次肌注，连用10天；氟哌酸200mg口服，每日3次，共7天；氟嗪酸（泰利比妥），200ml口服，每日2次，共7天。新生儿淋菌性眼炎需住院治疗，静脉点滴青霉素G每天100 000U/kg，共7天。如为抗青霉素淋菌感染则应用头孢三嗪治疗，每天25mg/kg，共5天。眼部外用生理盐水冲洗后，滴0.5%红霉素液。

医师建议

　　大力宣传性传播疾病的危害性。急性期应避免过劳和性冲动，注意个人卫生，防止直接和间接传染他人。若有性伴须同时治疗。因妇女患者多数为无症状的带菌者，为重要的传染源，应详细检查以免漏诊。淋病患者可同时患梅毒，故应做梅毒血清检查以便同时治疗。治疗须及时、正规、彻底，以达到完全治愈。淋病的治愈标准为症状体征完全消失，尿液常规检查阴性；或在治疗后第4天及第8天，男性患者由前列腺按摩取材，女性患者从子宫颈和尿道取材做涂片和培养，两次均阴性。千万不要相信街头小报和游医，以免浪费钱财又贻误病情。

医师敬告

　　由于淋病发病率高，加之产青霉素酶的抗药菌株的出现，防治日益困难，成为重点防治的性病。如治疗不规范，病情反复发作，男性可产生尿道狭窄，女性可出现输卵管闭锁，最后导致不孕。

疥　疮

疾病简介

　　疥疮是由疥螨（疥虫）引起的动物性皮肤病。疥螨有人疥螨和动物疥螨两种，引起疥疮的主要为人疥螨。疥疮的传染性很强，与疥螨感染者同卧一床、握手、拥抱可被直接传染，而使用患者的衣物、被褥、枕巾可被间接感染。疥螨好侵犯皮肤薄嫩部位，如指缝、腹部、妇女乳房、股内侧、外生殖器等。婴幼儿头面、掌跖均可被累及。皮损主要为丘疹、水疱、隧道及结节，水疱主要见于手指缝、腕部等处，指缝间还可以见到灰白色或浅灰色弯曲微隆起的线纹，为疥螨所掘的隧道，这是疥疮的特征性损害。隧道末端可有丘疹和水疱，为雌虫停留处，用消毒针头挑破隧道顶端可将疥虫挑出，对于疥疮具有诊断意义。患疥疮后皮肤瘙痒明显，因疥虫夜间活动力强，故夜间皮肤瘙痒更剧烈，患者往往用力搔抓，可出现抓痕、结痂、湿疹样变或引起继发感染而发生脓疱疮、毛囊炎、淋巴结炎甚至肾炎等。如发生在男性，阴囊、阴茎等处可出现黄豆或花生米大小的结节，称疥疮结节，剧痒，消退缓慢。一般根据上述典型表现比较容易诊断疥疮，但卫生条件较好的人感染疥虫或外用皮质激素药物后，症状、皮疹均不典型，可造成诊断困难，需进行化验检查。用消毒针尖挑破水疱或用手术刀刃轻刮新鲜皮疹，显微镜下观察，如发现疥螨或虫卵可确诊。

药物治疗

　　治疗疥疮的药物有10%硫磺软膏（婴幼儿用5%硫黄软膏），治疗前先用热水肥皂洗澡，然后擦药，自颈以下遍擦全身，每日2次，连续3天为1个疗程，用药期间不洗澡、不换衣，以保持疗效。疗程结束后洗澡换衣，更换床单被褥。因疥虫卵在7~10天后才发育为成虫，所以疗程完毕后应观察2周，无新皮疹出现可认为治愈，如出现新皮疹应重复治疗。也可先涂40%硫代硫酸钠溶液，随后立即用4%稀盐酸溶液外擦，每日2次，连续3天。还可用1% 666乳膏（疥灵霜）外搽，但搽药前不应洗澡以免过度吸收，每日1次，连用3天。疥灵霜对中枢神经系统有潜在毒性，因此皮肤糜烂者、儿童、孕期和哺乳期妇女不宜使用。疥疮结节可外用皮质激素软膏或肤疾宁硬膏，也可应用液氮冷冻治疗或局部注射强的松龙混悬液。

🧑‍⚕️ 医师建议

因疥疮传染性很强，极易在家庭或集体生活的人群中传染，因此发现患者应立即隔离，不与患者握手或同床就寝，并及早治疗。患者的衣物、被褥要煮沸消毒或在日光下曝晒，如果只注重药物治疗而忽视了衣物的处理很容易再感染而使病情反复持续数周或数月，故二者应同时进行以免复发。家庭或集体中的疥疮患者应同时治疗。

🩺 医师敬告

患疥疮后由于瘙痒，患者往往用力搔抓皮肤，可引起继发感染如脓疱疮、毛囊炎、淋巴结炎甚至肾炎等，因此对疥疮患者应早发现、早诊断、早治疗，对不典型的患者应做化验检查以免误诊。

皮肤念珠菌病

📋 疾病简介

念珠菌病顾名思义就是由念珠菌引起的皮肤病，主要病原菌为白色念珠菌，其次还有热带念珠菌、近平滑念珠菌等。念珠菌是体内的正常菌群，可寄生于人的皮肤、黏膜和肠道而不致病，但当同时患有营养不良、贫血、糖尿病、结核、肿瘤等疾病，或长期使用广谱抗生素、皮质激素、免疫抑制剂等使机体抵抗力下降时发病，也可由于长期放置导管、插管、器官移植、放疗、化疗而致病。因此，念珠菌是属于条件致病菌。根据发病部位的不同，分为皮肤念珠菌病、黏膜念珠菌病和内脏念珠菌病。

1.皮肤念珠菌病

（1）指（趾）间糜烂多见于长期从事潮湿作业者，以第三、四指（趾）间最易受累，指（趾）间皮肤浸渍发白，基底潮红，微痒。

（2）念珠菌性间擦疹多见于小儿和肥胖多汗者。好发于腹股沟、臀沟、腋窝、乳房下等皱褶部位，损害为界限清楚的糜烂面，基底潮红，边缘覆领口状鳞屑，外周有散在丘疹、疱疹或脓疱。

（3）念珠菌性甲沟炎多发于指甲，甲沟红肿、疼痛，甲板浑浊、变形，但无化脓。

（4）慢性皮肤黏膜念珠菌病较少见。发生于幼年和少年时期，常伴有免疫缺陷或内分泌疾患，如甲状腺功能低下、缺铁性贫血等。主要表现有口角炎、口腔炎及全身皮肤肉芽肿样损害。多见于头面部、手背及四肢远端。

2.黏膜念珠菌病

（1）口腔念珠菌病：俗称鹅口疮。多见于婴幼儿、恶性肿瘤及接受皮质激素、长期使用抗生素治疗者。口腔黏膜、咽、舌、牙龈等处出现边界清楚的白色假膜，刮去假膜后基底潮红，易出血，若累及口角则有糜烂、皲裂、疼痛等。

（2）生殖器念珠菌病：包括女性阴道炎及龟头包皮炎。阴道分泌物呈黏稠、豆渣样或乳酪样白带，感剧烈瘙痒、灼痛。男性患者包皮及龟头出现潮红、丘疹、脱屑，甚至糜烂、水肿，有瘙痒感。

3.内脏念珠菌病：念珠菌感染可累及全身所有内脏器官，以肠念珠菌病和肺念珠菌病较常见。还可引起泌尿道炎、肾盂肾炎、心内膜炎、脑膜炎等。慢性消耗性疾病、免疫缺陷病、长期卧床患者及长期使用抗生素、皮质激素、免疫抑制剂的患者易发生此型。

皮肤、黏膜念珠菌病可根据临床症状和真菌检查作出诊断。内脏念珠菌病除根据临床表现外，多次、多途径培养为同一菌种方可确诊。真菌检查观察到假菌丝和芽孢。

药物治疗

可分为局部治疗和全身治疗。

1.局部用药：口腔念珠菌病可用2%龙胆紫外涂或1%~3%克霉唑、5万~10万U制霉菌素混悬液漱口。念珠菌性阴道炎可应用制霉菌素栓、达克宁栓。皮肤念珠菌病可外涂1%联苯苄唑、1%特比萘芬、益康唑等软膏或溶液。

2.全身用药：氟康唑口服或静脉滴注，每日200~400mg，有很好的疗效。伊曲康唑（斯皮仁诺）口服，每日200mg，连用4周以上，对生殖器、内脏念珠菌病有较好疗效。两性霉素B静脉点滴，每天0.5~1mg/kg，对内脏念珠菌病效果好，但毒性及不良反应大。制霉菌素，每日200万~400万U，分4次口服，儿童每日5万~10万U/kg，因其在消化道不能吸收，主要治疗消化道念珠菌病。

医师建议

注意保持皮肤（特别是口腔、外阴、皱褶部位）的清洁卫生，加强营养，增强身体的抵抗力。积极治疗易诱发本病的原发病。合理使用抗生素、皮质激素及免疫抑制剂，需长期使用者应密切观察发生各种念珠菌病的先兆，及早发现，及早治疗。

医师敬告

内脏念珠菌病可引起全身内脏损伤，但症状多无特异性，易被误诊，因此早期诊断很重要。对高度怀疑者更应提高警惕，及时做真菌培养，以明确诊断，及早治疗。无论使用何种抗真菌药物，均应在医师指导下，根据患者年龄、病情等制订治疗方案，以获得最佳疗效，不良反应最少。

蚊虫叮咬

疾病简介

自然界中有许多节肢动物可叮咬人的皮肤引起虫咬皮炎，蚊子、螨、跳蚤叮咬皮肤使人感到痛痒，叮咬处出现黄豆大小的风团，个别产生大疱，有的则不发生风团仅为针尖大小的红点。

蚊、蠓叮咬多见于暴露部位如双小腿、颈、面和前臂等处，跳蚤叮咬则多见于衣服遮盖部位如腰、腹部。

臭虫白天藏在床缝、床垫等处，夜间出来叮咬人的皮肤，引起痒的风团，常排列成线状，影响睡眠。对臭虫敏感者可出现水疱或大疱，不敏感者则几乎无反应。

蜈蚣前两足各有毒爪与体内毒腺相通，刺人后引起剧痛或剧痒，被刺处有两个小出血点，周围红肿或水肿，有时可继发淋巴管炎和淋巴结炎，数日后炎症消退，但儿童可引起生命危险。

蝎子尾部有锐利的弯钩与毒腺相通，其毒液含有溶血毒素和神经毒素，被刺后皮肤红肿明显，可出现大疱，剧痛难忍，严重者可出现全身毒性反应，头晕、恶心、呕吐、心悸、喉头水肿及呼吸麻痹。

药物治疗

一般虫咬可外用10%氨水或炉甘石洗剂、舒肤特等止痒，反应重者可服抗组胺药或小剂量皮质激素。蜈蚣、蝎子蜇伤处可用1%普鲁卡因溶液局部封闭，或皮下注射盐酸吐根碱。蝎蜇伤发生于肢体者，应在近心端扎以止血带，尽可能用吸乳器或拔火罐吸出毒汁，必要时切开伤口把毒液吸出。中毒反应重而出现全身症状者应立即抢救。

医师建议

夏季尽量不要在草丛中或潮湿地方逗留，注意个人和集体卫生，勤洗澡、勤换衣，发现害虫及时消灭。注意环境卫生，经常喷洒杀虫药水。

医师敬告

如被蜈蚣或蝎子蜇伤，应及时到医院治疗，防止严重后果的发生。

蜂蜇伤

疾病简介

蜂蜇伤就是由蜂的毒刺刺伤引起的皮肤局部或全身反应。蜜蜂、黄蜂、大黄蜂、土蜂等均有毒刺与毒腺相连，蜇人后毒腺中的毒素通过毒刺进入皮肤。蜜蜂毒刺上有倒刺，蜇人后毒刺常留于皮肤内。被蜂蜇后局部即有显著的烧灼感和瘙痒，很快红肿。刺蜇处有小出血点甚至水疱。对蜂毒不敏感者在数小时后红肿消退。若被多个蜂蜇，可产生大面积肿胀，偶可引起组织坏死，重者可出现发热、恶心、呕吐、不安等全身症状，特别是大黄蜂蜇伤，可导致休克、昏迷、肺水肿、心脏和呼吸麻痹，往往于数小时内或数天后死亡。

药物治疗

被蜂蜇后首先拔除皮内的毒刺，如为黄蜂（马蜂）蜇伤其毒液为碱性，可涂抹淡醋酸；如为蜜蜂蜇伤其毒液为酸性，可外涂5%碳酸氢钠（小苏打）溶液或10%氨水，也可用肥皂水洗。如刺蜇处红肿疼痛明显，损害周围注射2%普鲁卡因溶液或皮下注射盐酸吐根碱溶液（30mg）可迅速止痛，内服抗组胺药和止痛药。有休克反应及中毒症状严重者应对症治疗，迅速抢救。

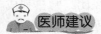 **医师建议**

蜂飞时切勿追捕，以免激怒蜂而被蜇。在没有防护措施的情况下不要捅弄蜂窝，屋檐下或树上的黄蜂窝需及时摘除以防伤人。养蜂人在取蜜时，应戴面罩和手套，以防被刺。

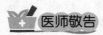 **医师敬告**

如被蜂蜇伤应及时去医院就诊，防止并发症的发生。

痱 子

疾病简介

痱子是夏季常见的皮肤病，在炎热的夏季或湿热环境中，汗液大量分泌，不能及时蒸发，致使汗管口部角质层浸渍、膨胀，堵塞汗孔，汗液排出困难，汗管破裂汗液渗入周围组织引起刺激产生炎症。痱子可分为红痱、白痱和脓痱。红痱又称红色粟粒疹，好发于前额、颈部、胸背、肘窝、腘窝、妇女乳房下及小儿的面部。损害为多数针尖大小的丘疹或丘疱疹，疱内含有透明的汗液，周围绕以轻微红晕，有轻度瘙痒刺痛，特别在劳动后或太阳照射时加重，天气凉爽时损害在数日内即可干涸、脱屑而痊愈。白痱也称晶形粟粒疹，多见于长期卧床、过度衰弱伴高热及大量出汗的患者，好发于颈和躯干部，为针尖至针头大的浅表性透明小水疱，疱壁很薄易破，1~2日内吸收、干燥、脱屑。发生在四肢屈侧、阴部、小儿头部的痱子顶端有针头大小的脓疱，则称脓痱。如皮损瘙痒明显，搔抓后可继发湿疹样改变，或继发细菌感染，出现汗管周围炎、脓疱疮、毛囊炎等。

药物治疗

以局部治疗为主，使用清凉、收敛、止痒的药物，如痱子粉、1%薄荷炉甘石洗剂，有继发感染时涂抗生素软膏。

医师建议

在炎热高温环境中工作，应采取通风降温措施，避免过热。胖人和小孩衣服宜宽大，勤洗澡、勤换衣，保持皮肤干燥清洁。

医师敬告

患痱子后应避免搔抓，严禁用热水和肥皂烫洗，如出现感染应及时外用或口服抗生素。

日光晒伤

疾病简介

日晒伤又称日光性皮炎，是由日光中的中波紫外线照射过度引起的急性炎症。多发于春末夏初，日晒后数小时至十余小时，暴露部位皮肤出现红斑，边界清楚，重者可肿胀，甚至发生水疱或大疱，疱液为淡黄色，有瘙痒、灼痛或刺痛感，衣服摩擦时明显。可伴眼睑红肿、结膜充血、发热、心悸、恶心、呕吐等全身症状。轻者于1~2日逐渐出现糠秕样脱屑而消退，遗留色素沉着，重者水疱破裂糜烂，需1周左右才能痊愈。妇女、儿童、肤色浅者或初次从事高原地区、雪山或水面作业者较易得病。

药物治疗

发病后可用3%硼酸湿敷或冰块湿敷，外涂薄荷炉甘石洗剂，如有水疱或大疱可用无菌针头吸出疱液，然后再用硼酸湿敷，渗液减少后外用皮质激素类霜剂或2.5%消炎痛溶液，有全身症状者口服抗组胺剂，并给予输液及其他对症处理。

医师建议

经常参加户外活动，以不断增强皮肤对日晒的耐受性。日光低耐受者应避免过度曝晒，外出、游泳时注意遮阳或涂防晒霜，暴露在日光下的时间不宜太长。

医师敬告

如出现发热、心悸、恶心、呕吐甚至中暑、休克等全身症状需及时抢救。

手足皲裂

疾病简介

手足皲裂是指由各种原因引起的手足部皮肤的干燥和开裂。手足皮肤尤其是掌跖部角质层较厚，无皮脂腺，冬季汗液分泌少，缺乏皮脂滋润而变干、变脆，再加上各种机械性、物理性、化学性、生物性的摩擦和刺激，使角质层增厚，皮肤弹性和韧性减低，当局部活动或牵引力较大时引起皮肤皲裂。因此，常见于在寒冷季节露天作业者及接触脂溶性、碱性物质者，以成年人和老年人明显。冬季皮肤干燥、粗糙增厚，顺皮纹方向发生深浅、长短不一的裂隙，可达2~3mm长或更长，出现出血和疼痛。好发于手指、手掌屈侧、足跟、足跖外侧等部位。夏季自然好转。

药物治疗

主要为局部保护治疗。治疗前应先用热水泡洗，用刀片将过厚的角质层削薄，再外用10%~20%尿素软膏、鱼肝油软膏或外贴肤疾宁硬膏。如由真菌引起应先治疗真菌病，可用复方苯甲酸软膏外涂，既可治疗真菌感染又可防止皲裂。

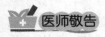 **医师建议**

　　冬季宜经常用热水泡洗手足，外涂润肤性油脂和防裂膏。注意保暖，少用碱性肥皂，加强劳动防护，尽量避免手足直接接触有害的物理性或化学性刺激物。

医师敬告

　　手足皲裂若深达真皮和皮下组织，可引起出血和疼痛，影响工作，因此应尽早治疗。

第二部分

药物使用知识

第一章　药物的一般知识

1. 什么是药物?

药物是指用于预防、诊断或治疗疾病的物质，是人类与疾病作斗争的重要武器。药物也包括计划生育、杀灭病媒及消毒污物的化学物质。这些物质一般都具有化学活性，在一定剂量下能影响机体细胞活动及代谢过程。现在药物多指经制成方便患者服用、符合防病治病要求、能安全存放的各种剂型，如片剂、注射剂、胶囊剂等。

任何药物都存在治疗作用与不良反应。用药的目的在于诊断和防治疾病，凡符合用药目的或能达到防治效果的作用叫做治疗作用。其余发生的不符合用药目的，甚至给患者带来痛楚的反应叫做不良反应。

2. 什么是药物剂型?

药物剂型简称剂型，是为了方便患者和临床医师使用，把药物制成适合于医疗或预防应用的一种形式。药物的剂型不同治疗作用也有差别。所以在家庭贮存和使用中要加以注意。如硫酸镁，33%硫酸镁口服液可用于消炎利胆，治疗阻塞性黄疸、慢性胆囊炎等，而硫酸镁注射剂以注射的方法给药，可以产生中枢抑制及抗高血压作用。药物剂型根据医疗上的需要和药物的性质设计而成，有不同的分类方法。医疗上一般按给药途径分为内服药、外用药和注射药三大类。内服药是指经口服给药的剂型，有片剂、胶囊剂、丸剂、散剂、冲剂和口服液体制剂等。外用药是指经皮肤、黏膜、阴道或肛门给药的剂型，有含漱剂、擦剂、栓剂、软膏剂、乳膏剂、洗剂、滴剂以及气雾剂等。注射剂是指经静脉、肌肉、皮下、皮内或穴位注射用制剂，一般可分为大输液、水针剂和粉针剂三种剂型。

3. 什么是药物的副作用?

药物的副作用是指药物本身在治疗剂量内所出现的与治疗目的无关的其他作用。一般药物的副作用都是可预见的，也可配合其他药物治疗或减轻副作用的发生。治疗目的不同，药物的治疗作用和副作用是可以相互转化的，也就是说副作用是随治疗目的而改变的。如阿托品麻醉前给药抑制腺体分泌作用为治疗作用，平滑肌松弛作用引起的手术后肠胀气、尿潴留就成为副作用；而利用其平滑肌松弛作用解除胆道痉挛时，心悸、口干就成为副作用，利用其加快心率作用治疗心脏阻滞时则胃潴留、口干就成为副作用。因为这些作用是在治疗时同时出现，所以副作用常难以避免。因此，一定要根据病情合理地选择药物，不要盲目使用药物治疗，更不要随意使用他人的药物治疗经验，应在专业医师或药师的指导下有目的地进行药物治疗，以产生最小的副作用，获得最大的治疗效果。

4. 什么是药物的毒性作用?

药物的毒性作用一般多在用药剂量过大或用药时间过长，或虽然用量不大，但患者对该药的耐受性较差或存在某种遗传缺陷、病理状态或合用其他药物时发生。绝大多数药物都有一定的毒性，其性质也因药物不同而不同，但其严重程度往往随剂量增加而增加，多在超过极量时发生。毒性作用主要是对中枢神经、血液、呼吸、循环等系统以及肝肾功能造成的损害，其症状有惊厥、昏迷不醒、再生障碍性贫血、黄疸、血尿、肝肾功能减退等。如链霉素、卡那霉素对听觉神经损害造成的耳聋；非那西汀、异烟肼中毒造成的肝损害。药物治疗应尽量避免毒性作用的产生。因此，某些疾病不适于自我药物治疗，某些疾病即便适于自我治疗不能随意加大剂量或超量超时用药，如果用药2~3天无效应及时到医院诊治。老年、儿童和肝肾功能不良的患者更应引起注意。

5. 什么是过敏反应?

过敏反应与用药量无关。发生过敏反应者，即使很微小的量，甚至通过空气吸入微量也可引起过敏反应。过敏反应不易预知，反应性质各不相同，可分为过敏性休克、药物热和多种皮肤反应三类。

过敏性休克最严重，是一种因微循环突然发生障碍，使重要器官的血流供应严重不足而造成的综合病症。抢救不及时，常可危及生命。因此，对易发生过敏反应的患者必须高度警惕。

药物热是用药后引起的全身发热，有时易与感冒发烧引起的发热相混淆。因此，对有药物热病史的患者在感冒用药时应特别注意。常见易发生药物热的药物有青霉素类、先锋霉素类、巴比妥类（苯巴比妥）、磺胺类（复方新诺明）等。药物热一旦发生便长时间存在，什么时间用药什么时间发生，停药后体温迅速趋于正常。

皮肤反应是全身过敏反应的一种表现形式，与血液、免疫、神经等系统密切相关。皮肤出现的过敏反应，常表现为各种各样的皮疹，是一种过敏性炎症。常见的有荨麻疹、斑丘疹、麻疹样皮疹、猩红热样皮疹、天疱疮样皮疹等。其中以大疱表皮松解样皮疹、剥脱性皮炎等严重而又凶险，可以使人体免疫力低下，抵抗力降低，进而引发严重感染而危及生命。过敏反应在用药过程中可随时发生。因此，服药过程中要注意观察身体各方面的变化，如有不适及时到医院诊治。

为防止过敏反应发生，在服药过程中应遵循下列原则：

（1）有药物过敏史的患者，服药前应仔细弄清要服用药物的名称、成分，看是否有致敏的成分，如有应予更换。

（2）须做过敏试验的药物用药前一定要认真做皮肤过敏试验，阳性者禁用该药。切忌图省事方便而忽略了过敏试验。

6. 什么是药物的依赖性?

药物的依赖性是指某些麻醉药品或精神药品直接作用于中枢神经系统，使其兴奋或抑制，获得某些快感，导致患者产生继续用药的渴求。根据使人体产生的依赖性和危害人体健康的程度，依赖性药物分两类，即躯体依赖性和精神依赖性。有的药物，如安眠同，能同时产生躯体依赖性和精神依赖性。

躯体依赖性，也称生理依赖性，过去称成瘾性。是由于反复用药造成的身体适应状态，一旦中断用药，可出现强烈的戒断综合征。如吗啡或杜冷丁成瘾者，中断用药可出现烦躁不安、流涎、流泪、出汗、呵欠、嗜睡、腹痛、腹泻、背部和四肢疼痛、肌肉抽动等综合征。严重危害个人健康，造成严重的社会问题。这类药物应慎用，并严格控制其适应证和用量。

精神依赖性，也称心理依赖性，过去称习惯性，是指用药后产生愉快满足的感觉，使用药者精神上具有周期性或连续用药的欲望，以获得舒适感。如吸烟、饮酒、服用镇静催眠药、抑制剂或兴奋剂。这些药应控制使用，特别是老年人使用镇静催眠药，一定要注意加强身体锻炼和心理调整，减少使用剂量和时间，或采用数药交替使用的方法，以减少或减轻精神依赖性的产生。

7. 什么是非处方药？

非处方药是指消费者可不经过医师处方，直接从药房或药店购买的药物。国际上对非处方药的习惯称谓是OTC，为Over The Counter的缩写，即可在柜台上购买的药物。

非处方药具有以下特点：

（1）不需要医师处方，不在医师指导监督下使用。

（2）适应证是患者能自我判断的病症，疗效确切，使用方便安全，起效快速。

（3）治疗后能起到减轻患者不适之感，能减轻疾病初始症状或防止其恶化，也能减轻已确诊的症状或延缓病情的发展，患者自己能够判断症状是加重还是缓解。

（4）不含有毒或成瘾成分，不易在体内蓄积，不产生耐药性，不良反应发生率低，损害程度小。

（5）一般条件下储存，质量稳定。

（6）不同使用对象的非处方药包装规格不同，说明文字通俗易懂，可在标签、说明书的指导下正确使用。

8. 什么是非处方药专有标识？

为了保障安全有效，保障消费者权益，方便执法监督，国家食品药品监督管理局制订并颁布了非处方药专有标识。该标识图案为椭圆形背景下的O、T、C三个英文字母，即Over The Counter的缩写，是国际上对非处方药的习惯称谓。我国非处方药专有标识按颜色不同分别用于甲类非处方药和乙类非处方药，并作为指南性标志。其中甲类非处方药专有标识为红色，色标为M100Y100；乙类非处方药专有标识为绿色，色标为C100M50Y70。

9. 如何正确使用非处方药？

俗话说"是药三分毒"，非处方药虽然经过医药学专家的严格遴选，临床上长期广泛应用，并经国家药品监督管理部门批准，但使用时同样要十分谨慎，切实注意下述几点：

（1）通过各种渠道，充实、提高个人的用药知识，作为自我药疗的基础，便于小病的自我判断。

（2）正确选用有国家统一标识的非处方药。

（3）仔细阅读标签说明书，了解其适应证、注意事项及不良反应。

（4）认真检查所选药物有无批准文号及非处方药"登记证书编号"。

（5）注意药物的内外包装是否有破损及有效期。

（6）严格按说明书用药，不得擅自超量、超时使用，若有疑问要向医师咨询。

（7）按要求贮藏，放置于小儿不可触及处。

10. 非处方药错误使用现象

（1）久病成医。某些患者久病成医，凭自我感觉不适，或个别明显体征，自我判断是"老毛病"，便选用过去曾经用过的药物。如此用药，将会造成诸多不利。如有可能因某种药的反复使用，而产生药源性疾病；有可能掩盖病情，老毛病复发，其诱发因素不同，临床体征并非完全一致，治疗"老毛病"的药物不能兼治新的并发症；加大用药量极易产生耐药性，但效果不佳，毒副作用反而增强，导致病情恶化。

（2）随意增减。用药不按时定量，疗程随意延长或缩短，忘服、漏服、乱服，究其原因，或病情稍有好转，不适感觉稍有减轻，便不再用药；或工作繁忙，用药不便而忘服漏服；或治病心切，急于求成而剂量随意加大，或在短时间内频繁更换品种。如此不规范用药，尤其是抗生素类药物，极易导致耐药，发生二重感染等，使病情复杂化，给治疗带来困难。因此，应参照药物说明书，严格掌握用量和疗程。只有这样，才能保证用药安全有效。

（3）模仿他人。疾病诊断不明，自我判断疾病症状与他人相似，而模仿他人用药。一人可能共存多种疾病，同一疾病可能共存多种症状，而且人与人之间存在个体差异，即使疾病相同，也可能有不同诱发因素。如细菌性肺炎，临床表现为发热、咳嗽、咯痰、胸痛、白细胞数增高等，按病因不同，可分为链球菌性肺炎、金黄色葡萄球菌性肺炎、绿脓杆核菌性肺炎等。同为链球菌肺炎，症状性质、急缓程度不同，所用药物也必然不同。此外，还应注意同一药物对于不同的患者可能产生不同的效果。因此，要因病、因人科学地使用非处方药，才能达到预期的疗效。

（4）多药并用。医患双方都有这种心态，如果疾病一时难以确诊，则采取撒网式用药，多药并用，认为可防治兼顾，达到预期目的。事实上无指征的多药并用，会搅乱人体正常防御功能，引起药物与药物、药物与机体间的相互作用，毒性或不良反应发生率明显增高，有时会产生并发症使病情加重，有时会掩盖病情症状，延误对疾病的准确诊断和治疗。因此，可用可不用药物时不用，能用一种药物时则不用两种。

（5）久备不用。为备急用，许多家庭配备了家庭药箱，但由于缺乏对药物基本知识的了解以及家庭保存条件的限制，不能妥善贮存保管，或因吸潮、霉变、过期而造成浪费，或因服用过期、霉变药品而引起其他不适。因此，家庭备药时间不宜久，数量不宜多，按照要求采取避光、防湿、低温、密闭等相应措施，经常查看、更换，确保家庭备用药品的质量。

为提高自我保健能力，应建立自我保健用药记录卡，详细记录健康状况、所生疾病发展过程、所用药品名称、用法用量，以及用药前后变化等，作为自身保健档案资料，通过这样不断对比分析，总结经验教训，对科学、合理使用非处方药、提高素质将有重要的参考价值。

11. 什么是处方药?

处方药，简称Rx药，是为了保证用药安全，由国家卫生行政部门规定或审定、需凭医师或其他有处方权的医疗专业人员开写处方出售，并在医师、药师或其他医疗专业人员监督或指导下方可使用的药物。处方药大多属于以下几种情况：

（1）上市的新药，对其活性或不良反应还要进一步观察。

（2）可产生依赖性的药物，如吗啡类镇痛药及某些催眠安定药等。

（3）药物本身毒性较大，如抗癌药等。

（4）用于治疗某些疾病所需的特殊药物，如用于治疗心脑血管疾病的药物，须经医师确诊后开出处方并在医师指导下使用。此外，处方药只准在专业性医药报刊进行广告宣传，不准在大众传播媒介进行广告宣传。

12. 如何正确理解药物慎用、忌用与禁用？

"慎用""忌用"和"禁用"常见于药品说明书或医嘱之中，三个词虽只有一字之差，但含义却大不相同。

"慎用"，是提醒服药者服药时要小心谨慎。就是在服用之后，要细心观察有无不适或不良反应出现，如有则必须立即停止服用，如没有则可继续使用。所以，"慎用"是告诉你能用，但要留神，不是不能用。

"忌用"，是提醒服药者哪些情形不适宜使用，应予以避免。标明"忌用"的药，说明不良反应比较明确，发生不良反应的可能性较大。但人与人之间存在个体差异，而不能一概而论，如有更好的选择应避免使用，故"忌用"以示警告。如白细胞减少症患者不宜使用可减少白细胞的药物。

"禁用"，是对用药最严厉的警告，禁用就是禁止使用。比如对青霉素过敏患者要禁止使用青霉素类药物，青光眼患者绝对不能使用阿托品。

13. 为什么不能使用过期药？

过期药是指已经过了使用最后期限的药物。那么什么是药物的有效期和失效期呢？有效期是指国家药品管理部门或药品生产部门根据药物本身的性质规定的在一定期限内使用的时间范围，叫药物的有效期。失效期是指规定的药物失效的日期。有效期或失效期的确定基于药物贮存和使用过程中含量、外观及理化性质的变化。所以过期药物或含量下降，或外观发生变化，或药物与空气中的有关物质如氧气、二氧化碳等发生了化学反应，生成对身体有毒或有害的物质。因此，为了安全有效的药物治疗，一旦过期药物就不能再继续使用。例如，保健盒中的硝酸甘油和硝酸戊四醇酯由于理化性质不稳定，很容易挥发而失去作用，如果已经过期失效仍继续使用，一旦心绞痛发作，便起不到迅速扩血管作用，达不到急救的目的，往往贻误抢救时机。有些药物尽管外观没有变化，但在贮存过程中由于有效成分的含量下降到无效的限度，继续使用，也起不到防治疾病的作用。所以应该特别注意，不要认为保存条件非常好，刚过了有效期，外观也看不出什么变化，使用就没有问题。过期药是否有效、还能使用多长时间，只有法定药品检验机构经过系统全面的质量检查后才能确定，不能只凭外观。

14. 怎样识别过期药？

过期药不能使用，那么怎样识别呢？判断药物是否到期有两种方法，即有效期和失效期。

有效期的表示方法有两种，一种是规定有效的日期，如有效期，2000年10月31日或有效期2000年10月，表示有效期到2000年10月31日，11月1日就不能使用了。另一种是标明药物的生产批号，然后注明有效期为多少年或多少月。

生产批号表示每批药品生产的时间，一般用6位阿拉伯数字表示。前两位表示年，中间两位表示月，后两位表示日，也有用7位数表示的，在日后加-1、-2、……，表示同一日不同班次或批次生产。如某药的有效期标示为生产批号990612-1，有效期3年，即表示该药1999年6月12日第一班（或第一批）生产，到2002年6月12日有效。6月13日就不能再继续使用。

失效期的表示一般写有失效期xx年xx月，如失效期2000年10月，表示该药到2000年10月1日失效，只能用到2000年9月30日，或直接写失效期2000年10月1日，即到2000年10月1日就不能再使用。

15. 药是越贵越好吗？

药物是一种特殊的商品，其作用和临床效果与其价格不是简单的正比关系，所以不能以药物的价格高低来判断药物的好坏。就像一个人饿了只要有馒头、米饭或水饺都能充饥，都能使你脱离饥饿的危险，尽管不是最贵的，但是解决实际问题，这时如果有人给你一台电脑尽管价值很高，但不能马上解决你的饥饿问题，使你脱离危险。选购药物与选购其他商品不完全一样。选购商品除了要考虑他的功能外，还要考虑他的外观、价格、服务等，而选购药物主要考虑你所选的药物对你的病是否有效，对你的疾病治疗有效就是好药。反之，即便是价格再高，包装再好，对你也不是好药。如价格便宜的吡哌酸用于菌痢效果可靠，而价格高的克拉霉素对该病的效果则不如吡哌酸好。解热镇痛药阿司匹林、扑热息痛、复方阿司匹林等价格便宜，但他们的治疗效果经得起临床的检验，使用近百年，现在还是临床解热镇痛药的首选。因此，判断是不是好药主要根据其临床治疗效果的好坏，即对症不对症，以及药物的不良反应的大小来判断，而不能以药品的价格来衡量药品的好坏。

16. 为什么要按时用药？

药物的说明书都标有药物的服用方法，医师也经常向患者交代要按时服药，那为什么要这样做呢？

药物的使用方法是根据药物本身的性质，通过临床实践确定的，不能随便改变。

（1）间隔多长时间给药，是根据药物从服用到吸收入血，再经过肝脏代谢，最后从体内排泄出体外所需的时间而定。如红霉素，口服后2~3小时血液中浓度达到高峰，经过1.5小时血液中浓度降低到高峰值的一半，为了维持血液中有效浓度，规定每隔6~8小时就要服用一次。而同一个家族的罗红霉素，口服后2小时体内血液中浓度达到高峰，经过7~14小时血液中浓度降低到高峰值的一半，体内在较长时间内保持有效的浓度，所以该药每日仅服1~2次即可。如果不按规定时间服药，间隔太长达不到治疗效果，间隔太短又会在体内蓄积，造成药物中毒或发生不应有的不良反应。

（2）什么时间服药，是根据药物的性质及疾病的特点，为了获得最佳治疗效果，最大限度地减少不良反应而确定的。为了减少药物对胃肠道的刺激，像阿司匹林、扑热息痛、硫酸亚铁、氯化钾、止咳药和多数抗菌消炎药等应在饭后半小时服用；而健胃药、胃肠解痉药和胃动力药为了增加胃肠的功能，有利于食物吸收，一般饭前半小时服用；泻药和通便药如果导片，必须在临睡前服用，以便在次晨导泻；诱导入睡的药物如安定、舒乐安定等应在睡前30~60分钟服用；有中枢镇静作用的抗过敏药物如苯海拉明、扑尔敏等宜晚间服用；还有些药物，如糖皮质激素类药强的松等人体存在生物节律，其正常分泌规律是早晨高，以后逐渐下降，晚上最低，如果长期服用糖皮质激素也应遵循这个规律，即早晨服用，疗效好，用量小，不良反应的发生率也低，不破坏人体自然的生物节律，停药不引起体内激素的分泌紊乱。某些抗癌药物，为了避免毒性，常早上、中午服用，而不是早晚服用，这样可降低毒性，增加疗效，白细胞减少的发生率也降低。抗胃酸药西咪替丁、雷尼替丁等为了不影响白天胃内胃酸酸度，睡前一次服用西咪替丁800mg或雷尼替丁300mg，而不是早晚各服西咪替丁400mg和雷尼替丁150mg，临床效果更理想。

因此，在什么时间、间隔多长服药、什么时间停药都有其科学依据，不应随意改变，或以任何理由拒绝执行医嘱。为了获得理想的治疗效果，减少不良反应的发生，一定要按时按量服用药物。

17. 随便停药有哪些危害？

很多疾病病程较长，当病情好转后还要继续服药一段时间，才能彻底治愈，有的可能要终生服药。如果不坚持服药，突然停药就会使病情恶化或不能及时痊愈。所以应听从医师的指导和建议，善始善终地完成治疗计划。

随便停药的危害有以下几点：

（1）使病原微生物（包括细菌、霉菌、结核杆菌、病毒）产生耐药性，使以后的治疗更加困难。在药物的作用下病原微生物繁殖受到抑制，临床症状消退，但体内病原微生物并没有完全被清除或消灭，一旦停药病原微生物就死灰复燃，乘虚而入，大量繁殖，从而使病情恶化。同时病原微生物也可产生对抗药物的酶或本身变异使药物对其无效，为以后的治疗增加困难。如结核病由结核杆菌感染引起，一般治疗需6个月以上才能彻底康复痊愈，如果治疗不彻底，中间停药，可在短期内复发，再使用以前的药物则由于细菌产生了耐药性而使治疗无效，必须改换其他药物或加大剂量才能达到治疗效果，造成不必要的损失。

（2）突然停药出现"反跳"而加重病情。反跳是指突然停药后出现的使病情加重或难以治疗的现象。出现反跳现象不仅使身体不适，精神负担加重，而且使治疗更困难。如长期应用糖皮质激素治疗的患者，在症状基本控制后如果减量太快或突然停药，由于患者对激素产生了依赖，使尚未被充分控制的原有症状可能迅速出现或加重。另外，激素类药物突然停用，还可能出现肾上腺皮质功能不全症状。所以某些药物，一定要按医师的要求逐渐减量停药。

（3）许多疾病停药以后造成复发或病情加重。如癫痫，一般需要终生服药，减量或停药很容易复发；糖尿病、高血压也需要长时间服药，随便停药，将使病情加重或复发。总之，如病情稍有好转，而医师又要求继续服药时一定要认真地服用，不可轻易停药。

18. 为什么有的药服用后可引起大小便颜色改变？

有些药物服用后往往出现大小便颜色改变，患者产生恐惧感。是什么原因造成大小便颜色的改变呢？一般可分为下列两种情况。

一是由于药物本身或其代谢产物具有一定的颜色，使粪便、尿液颜色改变，并没有生理、病理变化的发生。如果患者不了解，医师也没有向患者说明，患者可因这种颜色变化产生不必要的恐惧而停药，影响继续治疗。如服用利福平尿液出现红色，患者往往被怀疑为尿血，是药物产生的毒副作用，造成精神恐慌，影响疾病的治疗。

二是药物毒性对机体的某个脏器产生了损害从而造成粪便及尿液的颜色改变，如长期服用保泰松、阿司匹林、华法林等药物，出现红色或黑色粪便，这是由于胃和十二指肠出血所致。长期服用炎痛喜康（吡罗昔康）、磺胺药等，出现红色尿，这是由于肾脏的损害而引起。服用消炎痛后会出现绿色尿，这是由于肝脏损伤后引起胆绿素血症所致。如果发生上述情况，应立即停药；如果在停药后上述症状还不减轻，应及时请医师诊治，采取必要的治疗措施。

为了避免误解，或及时发现药物的毒性反应，应了解可引起大小便颜色改变的药物，以正确对待，安全有效地进行药物治疗。

19. 哪些药物可引起粪便颜色改变？

一是属于药物的正常反应：①变成灰白色：氢氧化铝凝胶、硫酸钡。②变成红棕色：利福平、恩波维铵（扑蛲灵）。③变成黑褐色：含铁类制剂，如硫酸亚铁、葡萄糖酸亚铁、富马酸亚铁、枸橼酸铁铵、乳酸亚铁、多糖铁复合物；含铋类制剂：如枸橼酸铋钾、碱式硝酸铋、胶体果胶铋、酒石酸铋钾、丽珠得乐、胃必治、乐得胃、胃得乐以及药用炭。

二是属于药物的不良反应，如吲哚美辛（消炎痛）、阿司匹林、双氯芬酸钠、氯诺昔康、舒林酸、托美汀、保泰松、华法林钠等长期服用可造成消化道出血，使大便带血或出现黑便、柏油样便，患者应当及时咨询医师，调整剂量或停止使用。

20. 哪些药物可引起尿液颜色改变？

一是属于药物的正常反应，如使尿液变为荧光蓝色的药物：氨苯蝶啶、阿米洛利。使尿液变为黄绿色的药物：维生素B_2、复合维生素B、消炎痛、亚甲蓝、阿米替林、磺胺嘧啶、痢特灵、一粒丹、复方大黄片。使尿液变为橘红色或红褐的药物：利福平、氨基比林、苯妥英钠、利福喷丁、酚肽、氯法齐明、丙氯拉嗪、洛沙平、冬眠灵。使尿液变为黄褐色的药物：依帕司他、盐酸小檗碱（黄连素）、呋喃唑酮（痢特灵）、呋喃妥因、磺胺类药物。使尿液变暗黑色的药物：灭滴灵、甲基多巴、左旋多巴、雷米封、山梨醇铁。使尿液变棕黑色的药物：非那西汀。

二是属于药物的不良反应，如替硝唑、氯霉素、华法林、阿昔洛韦、氟芬那酸、拓扑替康、秋水仙碱、环磷酰胺、磺胺类药物等对肾脏、膀胱或血液系统有损害，服用后可引起血尿或黑褐尿。一旦出现，应立即停止用药并及时告知医师对症处理。

21. 家庭备药应遵循的原则

（1）根据家庭成员组成和健康状况选择品种和数量。如有老人和小孩的家庭，应特别注意准备老人和小孩用药，有高血压病、结核病、冠心病、癫痫等慢性疾病患者的家庭，应特别准备治疗这些疾病的药物。

（2）应特别注意，严禁混入家庭成员过敏的药物。

（3）疗效稳定、不良反应小的老药。老药应用多年，疗效稳定，毒副作用已充分暴露，一般说明书上都有明确说明，容易发现和预防。而新药由于使用时间短，可能会出现一些意想不到的反应，不适于家庭备用。

（4）用法简单的药物。尽量选择口服药、外用药，不选注射药物。

（5）治疗常见病、多发病、慢性病的药物。

22. 家庭备药常选哪些种类？

解热镇痛药：如阿司匹林、去痛片、布洛芬等。

感冒药：如扑感敏、速效伤风胶囊、强力银翘片、小儿感冒灵等。

止咳化痰药：如咳必清、蛇胆川贝液、复方甘草片等。

抗菌药：如吡哌酸、复方新诺明素。

胃肠解痉药：如普鲁本辛等。

助消化药：如吗丁啉、多酶片、山楂丸等。

通便药：如开塞露、果导等。

止泻药：如易蒙停、止泻宁等。

抗过敏药：如赛庚啶、苯海拉明等。

外用消炎消毒药：75%乙醇、碘酒、高锰酸钾等。

外用止痛药：如风湿膏、红花油等。

其他：创可贴、风油精、清凉油、消毒棉签、纱布、胶布等。

23. 家庭备药如何存放？

（1）应合理贮存。光、热、水分、空气、酸、碱、温度、微生物等均可导致药物变质失效，因此家庭备药最好分别装入棕色瓶内，将盖拧紧，置于避光、干燥、阴凉处保存。易受温度影响的药物，如利福平眼药水，应冷藏保存。乙醇、碘酒等易挥发的药物应密闭保存。

（2）要注意效期。无论何种剂型、何种药物均有有效期，过了有效期便不能再用，否则影响疗效，甚至产生不良后果。

（3）应分类保存。应分门别类保存，并贴上醒目标签，写明存放日期、药物名称、用法、用量、失效期，定期检查，及时更换。

（4）应注意外观变化。片剂产生松散、变色、皲裂，糖衣片糖衣粘连、开裂，胶囊剂胶囊粘连、开裂，丸剂粘连、霉变、虫蛀，散剂或颗粒剂吸潮、结块、发霉，眼药水变色、混浊，软膏剂变色或有油层析出，则不能再用。

（5）妥善保管。内服药与外用药、成人用药、老人用药与小儿用药应分别存放，以免忙中取错。同时注意防止儿童误服。

24. 家庭备药如何使用？

症状是诊断疾病的依据，药物可能掩盖症状，造成诊断困难，甚至误诊。因此，在明确诊断前，最好不用药。

药物有双重性，既能治病，又能致病，严重者还可能危及生命。因此，无严重症状时不必服药，尤其镇痛类、解痉剂、洋地黄类、可的松类等，以少用甚至不用为佳。

要注意药物的相互作用。两种以上药物同时服用，可产生相互作用，有时可使其中一种药物降低药效或引起不良反应。如青霉素类和四环素族合用，其抗菌效力不及单独使用。

要按说明书规定剂量用药。超量服用可引起毒性，甚至死亡。如老年人和小儿退烧药剂量过大，可因出汗过多而使体温骤降，引起虚脱。不足剂量用药则可能达不到治疗效果。如抗菌药抗菌无效，产生耐药性。

25. 滥用药物有哪些危害？

药物可用于预防、诊断或治疗疾病，但药物、食物与毒物之间既没有质的区别，也无绝对的界限，仅存在量的差别，如食盐、葡萄糖等均为食物成分，但人体严重缺乏而致病态时，则为药物，充血性心力衰竭或高血压患者摄入食盐过多或补给生理盐水过量，使原有疾病加重，这时，食盐则为毒物。

药物的作用具有两重性，即治疗作用和不良反应，用药的目的在于防治疾病和诊断疾病，但在治疗疾病的同时，也会对机体产生不良的影响。药物治疗应充分发挥药物的治疗作用，尽量减少不良反应的发生。大多数药物都或多或少地存在一些毒副作用，是药三分毒就是这个道理，特别是在长期使用后或用量较大时。即使像阿司匹林这样公认的比较安全常用的药物，倘若大剂量服用也能引起中毒甚至死亡。如服用阿司匹林能诱发胃溃疡，使溃疡恶化导致胃出血或穿孔，长期服用还可引起缺铁性贫血、血小板减少或牙龈出血等，一次服用30~40g可致死亡。药物的滥用不论在患者或医务人员中都普遍存在，应引起重视。

26. 抗菌药物滥用有哪些危害？

抗菌药物的滥用普遍且严重。滥用抗菌药物的危害除了抗菌药物本身的不良反应，如过敏、胃肠道反应等外，主要还有以下几个六面：

（1）使细菌产生耐药性，产生合并症，延长病程。

（2）大量或长期使用广谱抗菌药物造成体内菌群失调，形成二重感染。体内同时共生着许多细菌，一定条件下相互制约，保持平衡，长期大量使用广谱抗菌药物使体内敏感菌被抑制，而未被抑制的非敏感菌及真菌就会乘机大量繁殖，形成二重感染，尤以白色念珠菌感染为多见，治疗也困难。同时，长期应用抗菌药物也将抑制肠内有助消化的非病原菌的繁殖，从而导致消化不良、腹泻等症状。

（3）抗菌药物滥用还可造成其他危害，如长时间大剂量使用庆大霉素、卡那霉素、链霉素、新霉素、妥布霉素等可造成耳蜗神经损害，使听力减退甚至耳聋，也可造成肾脏损害。学龄前儿童使用四环素、土霉素类药物可造成四环素牙等。喹诺酮类药物如氧氟沙星、环丙沙星等易造成儿童骨关节疼痛。无味红霉素口服时间过长、剂量过大易造成肝脏损害。抗霉菌药酮康唑剂量过大、时间过长也可造成肝损害或肝坏死。

27. 如何避免滥用抗菌药物？

抗菌药物可用于治疗各种感染性疾病，因此，有人就将其视为灵丹妙药，孩子感冒发烧用抗菌药物，可以口服，但非要静脉注射。

但往往事与愿违，花了钱，受了罪，却药到病未除。为什么会这样呢？这都是平时对细菌进行"培训"的结果。即细菌产生了耐药性，且耐药性是人工培训出来的。科学、规律、合理地用药，可彻底干净地杀灭病菌。不科学、不规律甚至滥用抗菌药物，则不但不能把病菌杀死，部分病菌还通过改变自己，发生变异，产生耐药性而使抗菌药物不再有效，可继续生存下去，这就是人们常说的抗药性。每一次滥用，就相当于给病菌一次锻炼机会，等于一次培训。

那么，究竟该怎样避免耐药性产生呢？

（1）要正确诊断疾病。正确诊断是合理选用抗菌药物的基础，一旦确定或怀疑细菌性感染，应根据医师的临床经验以及必要的病原学检查和细菌敏感性试验结果，合理选用抗菌药物。

（2）要正确选择药物。不同的抗菌药物有不同的抗菌谱和作用特点，应结合抗菌药物的抗菌活性、药动学特点、药源、价格、不良反应有无和严重程度等，还要考虑感染的严重程度及患者的具体情况，选择对病原体感染有效或效强的药物。当产生耐药株、二重感染时要及时更换敏感抗菌药。

（3）要正确制定治疗方案。根据抗菌药物的药动学性质制定治疗方案，剂量宜适当，过小无治疗作用；过大，不仅浪费资源，且可诱发不良反应。疗程应适当，抗菌药物宜用至体温正常，症状消退后3~4天；但败血症、伤寒、骨髓炎、结核病等应适当延长。不同给药途径各有其优点和适应证，口服和肌注可用于轻、中度感染，严重感染患者则需静脉给药。

（4）要改善身体状况。患者平时应加强体育锻炼，改善饮食，增强体质，降低细菌感染的几率。

28. 解热镇痛药滥用有哪些危害？

解热镇痛药的种类很多，常用的有阿司匹林、扑热息痛、去痛片、解热止痛片（APC）等。这些药物都有解热镇痛功效，但对人体也都有一定的不良反应，其中有些反应是严重的，甚至可以导致死亡。如解热止痛片含有非那西汀，长期服用可引起肾乳头坏死、间质性肾炎等，甚至可能诱发肾盂癌和膀胱癌。非那西汀还可引起溶血和溶血性贫血，并对视网膜有一定毒性。长期服用非那西汀还可形成对药物的依赖性。

解热镇痛药滥用的危害有：

（1）造成假象，形成错误的判断或诊断，贻误治疗时机。解热镇痛药能治疗头痛、牙痛、肌肉痛、关节痛、神经痛和月经痛，对外伤性剧痛、腹痛则无效。有些病特别是急性传染病如急性肝炎，有发热、头痛等症状（与普通感冒症状相似），服用解热镇痛药不但无效，还会因暂时退热止痛的假象，掩盖疾病的特征，造成诊断错误，耽误治疗。

（2）长期大量服用使病上加病。解热镇痛药用量过大或间隔时间太短，可使患者发汗过多，极度衰弱，体温骤然降低而发生虚脱。所以，老人、幼儿和体弱患者用药量宜小不宜大。高热患者最好先用物理方法降温，如用温水、乙醇擦浴，头部和四肢冷敷，无效时再用退热药。某些慢性病患者，经常头痛或发低烧，未经医师检查，自己长期服用解热镇痛药，这样是很危险的。因为有些解热镇痛药能引起白细胞减少、血小板减少、胃出血、过敏性休克、肾脏损害、肝脏损害、尿毒症等严重后果。所以，解热镇痛药既不可任意服用，也不可长期服用，而应当在医师指导下使用。

29. 激素类药物滥用有哪些危害？

激素是机体内分泌细胞所分泌的化学物质。根据来源和药理作用，激素类药物可分为糖皮质激素类药物（强的松、地塞米松）、性激素类药物（甲基睾丸素等）、甲状腺类和降血糖类药物（甲状腺素、胰岛素等）。

临床上最常用也极易产生滥用的是糖皮质激素类药物。该类药物具有抗炎、抗感染、抗过敏和抗毒作用，临床应用广泛，但并不是所有的炎症和感染都适合应用糖皮质激素类药物，因为该类药物药理活性太强，对机体的多种机能都有影响。

糖皮质激素滥用将产生以下危害：

（1）引起代谢紊乱。长期应用超生理剂量的糖皮质激素可引起水、盐、糖、蛋白质和脂肪代谢紊乱，表现为向心性肥胖、痤疮、多毛、水肿、无力、低血钾、高血压、糖尿病、易感染等。

（2）诱发或加重感染。糖皮质激素可减弱机体防御疾病的能力，导致细菌繁殖及扩散。因此，长期应用可诱发感染或使体内潜在感染灶扩大或播散，特别是抵抗力弱的患者，如白血病、再生障碍性贫血、肾病综合征、肝病等患者。长期应用还可使原来静止的结核病灶扩散恶化。

（3）影响伤口愈合。糖皮质激素促进蛋白质分解，可延缓肉芽组织形成，妨碍外伤或手术创口及溃疡愈合。角膜溃疡初期不宜用，术后慎用。

（4）诱发和加重溃疡。糖皮质激素除阻碍组织修复、延缓组织愈合外还可使胃酸、胃蛋白酶分泌增多，胃黏液分泌减少，降低胃肠黏膜的抵抗力，诱发或加剧胃、十二指肠溃疡，甚至造成消化道出血或穿孔。

（5）影响生长发育。糖皮质激素类药物能对抗生长激素作用，促进蛋白质分解，抑制蛋白质合成，增加钙、磷的排泄。同时还有抗维生素D的作用，减少钙的吸收。长期应用可抑制成骨细胞的活力，减少蛋白质和黏多糖的合成，使骨质形成障碍，造成骨质疏松，影响儿童的生长发育。此外，孕妇应用可能引起胎儿畸形。

（6）诱发神经精神症状。长期大剂量应用糖皮质激素类药物可引起惊厥，诱发癫痫发作。所以，应在医师指导下严格掌握使用。用什么、用多久、用多少、何时减量停用应由医师根据病情决定。

糖皮质激素类药物长期应用应注意：

（1）停药时应逐渐减量，不宜骤减，以免发生急性肾上腺功能不全。

（2）老人和儿童要多吃蛋白质和维生素含量丰富的食物，如肉、蛋、奶、蔬菜、水果等，同时应少吃盐，要定时测量血压、血糖和体重。

（3）胃溃疡、结核、水痘、带状疱疹、糖尿病、高血压、精神病患者和刚接种疫苗者禁用或慎用，以免引起不良后果。

30. 中药滥用有哪些危害?

中药滥用的现象十分严重，中药引起中毒的例子也屡见不鲜。其主要原因是人们认为使用中药比西药安全，这不完全正确，相对而言中药的毒副作用比西药小，但中药也有毒剧药，如巴豆、砒霜等，如使用不当也会引起不良反应甚至中毒死亡。

中药滥用的危害有：

（1）长期服用造成蓄积中毒。朱砂安神丸、活络丹、天王补心丹中含有朱砂，人工合成的朱砂中含有可溶性汞，长期服用可引起汞蓄积中毒，损伤肾脏。

（2）服用不当使病情加重，贻误治疗。如辛凉解表药银翘解毒冲剂主要用于风热感冒（其症状是口干、咽喉红肿疼痛），而辛温解表药清热解毒颗粒、麻黄汤等主要用于风寒感冒（其症状是发热、周身酸痛、流清涕），如果使用不当，不但不能解除感冒症状，反而会贻误治疗，使病情进一步发展。

（3）过量服用造成中毒或产生毒副作用。六神丸、六应丸、梅花点舌丹等中成药用于治疗咽喉肿痛、扁桃体炎等有较好疗效，但其组方中蟾酥有一定毒性，若服用过多可出现头晕、胸闷、心悸、气短、恶心呕吐、腹痛腹泻、口周及四肢麻木、大汗淋漓等中毒症状。云南白药如果一次内服量超过0.5g可引起头晕、恶心、呕吐、面色苍白、四肢厥冷，甚至造成肾功能衰竭。牛黄解毒丸可引起过敏等不良反应。"药带三分毒"，没有完全无毒副作用的药物，中药也是药，也不例外。因此中药也不可滥用。

31. 为什么醉酒后应慎用安定?

"30年前睡不醒，30年后睡不着"。据统计，我国失眠者高达数千万，尤其是许多中年上班族和老人更是为失眠所苦，大都有长期服用安眠药助眠的习惯。但是，失眠症患者饮酒后服用安定等镇静安眠药非常危险！据说，喜剧大师卓别林就死于酒后服用安眠药。

人类细胞呈双层脂膜结构，某些药物（麻醉剂、镇静剂等）具有亲脂性，大量存在时与细胞膜相互作用，抑制细胞膜的正常生理功能，表现为心肌抑制、心排血量减低、血压下降，中枢神经抑制，影响正常的反应，甚至抑制生命中枢（呼吸、心跳）而死亡。

所有的醇类都具有麻醉作用，其麻醉力随碳链延长和脂溶性增加而增强。乙醇（酒精）作用较弱，血浓度 >4g/L 时可致死，但一般醉酒乙醇血浓度达不到这个水平。但大量饮酒，轻者呈现兴奋状态，重者可因延髓抑制、呼吸麻痹而死亡。

安眠药尤其巴比妥类药物，通过对中枢的抑制而发挥安眠作用，与乙醇有明显的协同作用，能互相增强对中枢神经的抑制作用。即使血液药物或乙醇浓度未达到引起中枢抑制的浓度，也往往会进入昏睡状态。

这种致死性中毒很难抢救。所以，醉酒的人即使有躁动不安、胡言乱语，也不可服用催眠镇静药。而为失眠所苦、有长期服用安眠药习惯的人，醉酒后亦应注意减少安眠药剂量，调整服用时间。

32. "一药多名"隐患多

"一药多名"现象十分普遍。据统计，我国临床上常用药物1000多种，但对应的商品名称竟多达万余，一种药物商品名少则几个，多则十几个、几十个。如商品名为感康、感克、感信、感佳、感宁、感辛、感舒、感叹号、快克、奇感、迈丰、特安欣、感力克、克美停、新盖克、可立克……，通用名为复方氨酚烷胺片（胶囊、颗粒）。

药物名称五花八门，有些仅一字之差，极为相似，为医师开方、药师配药执业、护士执行医嘱、患者用药带来诸多不便，可能引起给药差错或重复给药，发生医疗纠纷，导致不良反应，造成严重的后果。

"一药多名"让患者困惑，让医师困惑。

为什么会出现"一药多名"的现象呢？生产企业为了追求自身利益，对一些药物改头换面后就成新药，有些医院对这些"新药"网开一面，国家药品管理注册机构对药物注册、生产、上市的相关制度和审批程序控制不当。

按照世界通用标准，一种上市药物主要由化学名、通用名和商品名组成。化学名和通用名是标准名称，代表药物的成分或主要成分，用以区别不同作用的药物。而商品名则是不同生产厂家为自己的药物所起的名字，具有商品标识作用，不同厂家、规格的同类药物可用不同的商品名。

治理好"一药多名"，消除隐患，可更好地建立正常的医药秩序，维护患者的健康权益和社会和谐。作为医师，处方时注意一药多名；作为患者，服药前仔细阅读说明书，最大限度减少一药多名带来的不便。

（魏春敏　王本杰　倪梅媛　乔文本　王乃东）

第二章　特殊人群用药

33．孕期及哺乳期妇女如何用药?

孕妇患病可危及胎儿,药物治疗可间接改善胎儿的生长发育。但动物试验和临床应用证明,许多药物对胎儿可产生不利的影响,如影响胎儿的正常发育而致畸,引起胎儿药物中毒而致死、流产或早产等。还有一些药物妊娠期内使用除对胎儿有害外,对新生儿和孕妇本身也有不同程度的危害,因此孕妇用药必须十分谨慎。

首先,与非孕妇女相比,孕妇体内的酶系统有一定改变,从而对某些药物的代谢有一定影响,使分解和排出功能降低,导致某些药物在体内蓄积从而中毒。如妊娠妇女体内孕激素增多,从而抑制某些药物与葡萄糖醛酸的结合,使通过与葡萄糖醛酸结合才能排泄的药物在体内存留的时间延长,导致蓄积而中毒。

其次,胎盘是母亲与胎儿联系的纽带,母亲体内的所有营养物质都通过胎盘传送给胎儿。为了保护胎儿,胎盘有一定的屏障作用,可以阻止有害的物质进入胎儿体内,对药物有一定的分解代谢和解毒作用,但是所有这一切并非十分完善和无限制。药物能否通过胎盘与其分子量大小有关。一般分子量小于500的药物易通过胎盘,多数药物的分子量均在250~400之间,比较容易通过胎盘,因此选择用药时,应尽量了解药物的性质。抗凝血药应选择分子量大于500的肝素,而不宜选择分子量较小的双香豆素,以免给胎儿造成危害。

第三,不同发育阶段的胎儿对药物的反应不尽相同。妊娠的头3个月是胎盘器官的形成期,极易受外界因素的影响而导致畸胎。为了防止畸胎,妊娠的头3个月应避免使用任何药物。在其他各阶段胎儿各器官功能较低,分解药物的酶系统活性较差,肝脏的解毒功能不完善。如胎儿肝脏中缺乏葡萄糖醛酸转移酶,使某些药物如氯霉素、磺胺药物不易与葡萄糖醛酸结合而排出,从而解毒能力差,极易对胎儿产生不良影响。胎儿的血脑屏障功能不完善,很多药物易进入胎脑组织。胎儿的肾滤过率极低,使药物不易排泄而蓄积中毒。实验证明,孕妇服用抗甲状腺药和磺胺药可造成胎儿甲状腺肿大;怀孕早期使用雌激素可使女婴出现阴道癌;低分子量的抗凝血药可致胎儿脑出血而死亡;四环素类可致胎儿骨骼及乳牙生长障碍;大剂量维生素A可致胎儿骨骼异常;链霉素、庆大霉素可致胎儿听力障碍等。

第四,某些药物直接作用于胚胎,使胚胎细胞受损而造成胎儿不同程度畸形,使器官的结构、形态或功能异常,甚至形成死胎。据统计,婴儿2%的重要器官畸形和2%的次要器官畸形为怀孕期间母亲服药所致。尤其是在怀孕头3个月内胎儿的各个器官、各个系统处在形成期,母亲此时用药对婴儿影响最大。所以,如果妊娠期妇女必须用药须在医师指导下进行。经过医师的判断,认真选择对胎儿无害的药物或影响极小的药物。如抗菌药物可以选择青霉素、氨苄青霉素和羟氨苄青霉素,头孢菌素类和红霉素类也可选用。总之，可以选用的药物很多，但应十分谨慎。如果疾病必须使用可能引起胎儿畸形或对胎儿生长发育影响较大的药物时，应在医师的指导下进行人工流产或终止妊娠。

孕妇临产前也要禁用某些药物，如阿司匹林可引起出血过多和预产期延迟，磺胺类药物可诱发新生儿黄疸，大量维生素 K 可导致新生儿过度溶血等，妊娠妇女均需密切注意。

药物进入人体后，虽然大部分通过肾脏由尿液排出，但也有部分药物从乳汁中排泄。有些药物乳汁浓度高于母血浓度，如红霉素乳汁浓度高于母血浓度 4~5 倍，硫氧嘧啶高出 3~12 倍。有些药物乳汁浓度和母血浓度相近，如冬眠灵、溴化物、氯霉素、麦角胺、雷米封、苯巴比妥、苯妥英钠、磺胺类及四环素类等。还有些药物，乳汁浓度低于母血浓度，如苯海拉明、阿托品、广谱青霉素、大黄、番泻叶、咖啡因、链霉素、保泰松、叶酸、维生素 B_{12} 及维生素 K 等。有些药物药理效应比较明显，对新生儿有较大影响。

新生儿的药物解毒和排泄功能都很不完善，肝内药物代谢酶活性较低，肾小球过滤量也较低，肾小管功能不成熟，药物在体内的代谢及排泄较慢，容易发生蓄积。此外，新生儿体内的液体总量较成人高，占体重的 80%，其中一半为细胞外液，所以水溶性药物更易吸收，并在体内迅速扩散，产生相应药理效应。不仅母亲乳汁浓度高于母血浓度的药物对母乳喂养的新生儿有影响，乳汁浓度低于母血浓度的药物也会对新生儿产生影响，特别是当乳母服药量较大或时间较长时，这种影响更大。如乳母服用抗甲状腺药和磺胺药等，可造成乳儿甲状腺功能减退症，使小儿生长发育障碍，智力低下。此外，乳母服用吗啡类药物可引起乳儿呼吸困难，氯霉素能抑制乳儿的造血功能，红霉素可以引起乳儿呕吐，四环素类可使乳儿牙齿灰黄变性，链霉素或庆大霉素注射后可影响乳儿的听力，磺胺类可使乳儿粒细胞减少，诱发溶血性贫血，苯海拉明或异丙嗪等可引起乳儿嗜睡，抗癫痫药可使乳儿大脑发育迟缓，颠茄类如阿托品能使乳儿颜面潮红、啼哭不止，酚酞或大黄等能导致乳儿腹泻，伯氨喹等能引起乳儿溶血。这些都应引起注意。

总之，乳母用药一定要慎重，尽量选择使用对乳儿无害的药物。如必须使用对乳儿影响较严重的药物时，用药期内应停止哺乳。乳头外用涂药治疗时，哺乳前应用清水将乳头洗净。

哺乳妇女禁用的药有抗癌药、抗甲状腺药、锂盐、放射性碘等放射性药物、苯茚二酮、双香豆素、氯霉素、异烟肼及喹诺酮类抗菌药。应考虑暂停哺乳的药物有麦角、吗啡、苯巴比妥、扑米酮、眠尔通、抗组胺药、安妥明、氯丙嗪、氟哌啶醇、丙咪嗪、地高辛、心得安、甲基多巴、利血平、氨茶碱、皮质激素、青霉素类（易诱发过敏）、红霉素（乳汁浓度高）、氨基糖苷类抗生素、四环素类、利福平、洁霉素、磺胺类、灭酸类、消炎痛、水合氯醛、溴化物、安定、硝基安定、苯妥英钠、阿司匹林和甲磺丁脲。此外，饮酒后也应暂停哺乳。

抑制乳汁分泌的因素有大量饮酒、大量喝水、过度吸烟，药物包括含雄激素、雌激素的、阿托品、利尿药、多巴胺、吡哆辛、溴隐亭。

因此，孕期及哺乳期妇女用药一定要慎重。

34. 怀孕期间不能吃的药有哪些？

孕妇用药不当，往往会引起流产或胎儿功能性疾病，甚至造成先天性畸形。孕期用药，药物大多经胎盘进入胎儿体内，也有一些经羊膜进入羊水后被胎儿吞饮。由于胎儿的肝脏解毒功能低而有限，肾脏排泄药物的功能相对也差，这样就延长了药物在胎儿体内的停留时间，对胎儿产生毒性。那么，哪些药物会影响胎儿发育、对胎儿产生毒性呢？

（1）抗生素类：四环素、氯霉素类，常规剂量就可导致胎儿牙齿、骨质发育不良，大剂量还可诱发致命的肝脂肪变性；氨基糖苷类，如链霉素、庆大霉素等，可导致胎儿第8对脑神经的损害及听力损害。

（2）解热镇痛药类：如阿司匹林、非那西汀，孕妇服用后很可能造成胎儿的骨骼畸形、神经系统或肾脏畸形，导致新生儿溶血，引起头部血肿等出血倾向。

（3）激素类：雌激素造成上肢短缺、女婴阴道腺病、男婴女性化；己烯雌酚可使胎儿发生罕见的阴道腺癌和生殖器官畸形；糖皮质激素类可使胎儿发生腭裂。

（4）降糖药类：如优降糖、达美康、甲苯磺丁脲等可导致胎儿兔唇和腭裂畸形或死亡。

（5）抗癫痫药：苯妥英钠可致胎儿短鼻、鼻梁宽而扁平、眼距过宽、眼睑下垂、斜视、短颈、唇裂或腭裂、小头畸形、智力低下等。

（6）血管紧张素转化酶抑制剂：孕中、后期妇女服用血管紧张素转化酶抑制剂，可导致胎儿损伤和死亡。

（7）抗凝血药：妊娠早期使用香豆素类可使胎儿鼻发育不全、骨骼发育异常、眼畸形、低体重、智力低下及耳畸形等；妊娠中、后期使用香豆素及其衍生物可造成中枢神经系统畸形，表现为小脑萎缩、脑积水、小头畸形、脊柱侧凸、脊柱中段发育不全、眼萎缩、先天性心脏畸形、肺部畸形、肾脏畸形、先天性失明、先天性耳聋等。

（8）抗甲状腺药：硫氧嘧啶类可使胎儿头发和头皮缺陷。

（9）抗恶性肿瘤药：甲氨蝶呤可引起无脑儿、腭裂等；氮芥、苯丁酸氮芥可引起肾和输尿管缺陷；6-巯基嘌呤可引起兔唇和腭裂。

（10）维生素类：维生素A可破坏胎儿软骨细胞导致骨骼畸形、指（趾）畸形、腭裂、眼畸形、脑畸形；维生素D使胎儿血钙增高，导致胎儿智力发育低下；孕期内大量服用维生素C、维生素B也可导致畸胎。

（11）某些中草药：可通过母体血管经胎盘进入胎儿体内，对胎儿产生不良影响；或直接导致胎盘功能降低，影响胎儿的正常发育。

（12）放射性同位素如 ^{131}I、^{32}P 及丙米嗪、地西泮和氯氮草、氯喹和乙胺嘧啶、氟哌啶醇等也可引起胎儿四肢畸形、兔唇、鼻骨发育不全等。

由于化学性药物的致畸可能性，故已孕妇女或妊娠早期妇女（妊娠头3个月内），应尽量不服用药物，尤其是已确定或怀疑有致畸作用的药物。若必须用药，可选用已经临床验证无致畸作用的药物，避免使用致畸作用尚未了解的新药。

35. 老人如何用药？

老年人各脏器的组织结构和生理功能都有一定的退行性改变，因而影响药物在体内的吸收、分布、代谢和排泄过程，不良反应发生的机会较多，而且比较严重，甚至造成死亡。所以，老年人应尽量少用药或不用药。

老年人慎用的药物：链霉素、卡那霉素、庆大霉素能影响听神经、内耳前庭的功能和肾功能，引起听力减退，甚至耳聋、眩晕、走路不稳及肾功能减退等。四环素可加重肾功能不全，促进分解代谢，导致酸中毒，严重者可导致死亡。重度肾功能不全的老年患者口服普通剂量的复方新诺明有致命的危险。老年人对麻醉药的敏感性增加，安全范围较小，易引起昏迷、呼吸中枢抑制等。因此，应慎用可待因、吗啡、杜冷丁等。如果必须要用，宜用成人剂量的2/3。肾上腺皮质激素类药物容易引起消化性溃疡和加速骨质疏松，洋地黄类药物容易发生蓄积中毒引起心律失常、恶心、呕吐等，消炎痛可引起胃肠道出血，羟基保泰松可引起不可补救的贫血等。这些药物老年患者应慎用。

老年人对很多药敏感性增加，如对肾上腺素、胰岛素、麻黄素、抗胆碱药物等比较敏感，治疗剂量的阿托品即发生兴奋现象，东莨菪碱可以引起严重的尿潴留。老年人生理情况下血钠偏低，故用排钠性利尿剂宜小心，防止低钠血症的发生。

老年人应激能力减退，容易发生药物不良反应。有人观察1268名住院患者对118种药物的反应，发现60岁以下仅6.3%发生不良反应，而60岁以上高达15.4%。因而老年人用药期间应注意不良反应的发生频率和严重程度。特别是服用洋地黄类药物及需长期服用扩冠降脂药物时，应定期就医检查。

老年人服用任何一种药物都较青年人更易发生不良反应。因此，应合理用药，如多种药物同服，最好不超过3~4种。

36. 小儿如何用药？

儿童的身体尚未发育成熟，各种组织器官的功能尚不健全，解毒排毒能力极低，因此，儿童用药不能与成人相同。新生儿及婴幼儿用药，更应特别注意，以确保安全。

首先，小儿用药量与成年人不同，比成人小。儿童用药的计算方法有两种，一种是按年龄折算。这种折算比较粗略，适用于一般药物。另一种计算方法是按儿童实际体重乘以千克体重的用药量，这种计算方法较为细致，但每种药每位患儿都需查阅计算，适于小儿科医师使用。

其次，一些兴奋神经系统的药物，不宜轻易地给儿童使用，即使使用也要注意用量，尽力选择小量，以免发生不良反应。这是因为小儿的神经系统发育还不完善，这类药物容易诱发小儿抽搐及过度兴奋。如氨茶碱就不能给小儿随便服用，稍有不慎，便会引起过度兴奋，不能入睡，甚至发生中毒症状。38℃以下的中度发烧，不要轻易地给服退烧药，尤其是1个月以内的新生儿，小儿的体温调节功能比较差，稍过量，即可引起虚脱甚至中毒。轻易给予退热药，对中度发烧的小儿，还会影响诊断和治疗。

第三，不能随便给小儿服用抗菌药物。有些抗菌药物对小儿的身体影响较大，应特别注意。新型广谱抗菌药物喹诺酮类，如诺氟沙星（氟哌酸）、氧氟沙星（氟嗪酸、奥复星）、环丙沙星（环丙氟哌酸）等，容易对小儿的骨骼造成损害，所以不宜给小儿使用。磺胺类药物新生儿不能服用，以免诱发高铁血红蛋白血症及黄疸。幼儿服用无味红霉素也要注意控制用量，用量不可过大，时间也不得过长，以免给幼儿的肝脏造成损害。

第四，不宜长期大量给儿童服用鱼肝油滴剂，以免造成中毒。有些家长误认为鱼肝油滴剂含有维生素AD，是一种补药，而给小儿大量长期服用。维生素A和D是溶解在脂肪中的一种脂溶性维生素，进入人体后，于脂肪中储存而不易被排出，日积月累，体内大量贮存，便发生中毒。

第五，不要给小儿滥用中成药。多数人认为中成药比较安全，但是如果选用不当，也会影响小儿健康。六神丸中含蟾酥、牛黄等成分，作用比较强烈，使用不当，容易发生中毒。至宝锭是小儿的常用药，含有朱砂，长期服用会使小儿汞中毒。肥儿丸和肥儿散，名字只有一字之差，但作用、成分、主治、功能却大不相同，所以不能给小儿随便乱服。肥儿丸由山楂、麦芽、神曲等组成，主要是帮助消化，消导通便和驱虫。而肥儿散则由白术、山药、茯苓、鸡内金等所组成，具有健脾利湿和胃止泻的作用。两种药一攻一补，大不相同，如果误将肥儿丸当成补药，长期服用，岂不是适得其反吗？

第六，不可给小儿滥用外用药和滴鼻药。儿童皮肤、黏膜面积相对比成年人大，皮肤角质较薄，血管丰富，易于药物吸收，特别是有炎症的皮肤，吸收药物的能力更快更强。如果外用药浓度高，或者大面积使用，就很容易中毒。外用硼酸水或硼酸膏，由于其浓度比较高，给小儿大面积使用，就很容易发生中毒。鼻眼净又名滴鼻净，是一种强烈的血管收缩药，儿童滴鼻后很可能咽下去，通过胃肠吸收而中毒。有的小儿每次仅2滴，便会发生中毒，所以要特别小心，禁止给年龄过小的小儿和婴幼儿使用。小儿使用的1%麻黄素滴鼻液，如果婴幼儿使用，也要稀释一倍，以确保安全。

37. 肾病患者如何用药？

肾功能不全患者发生药物不良反应的可能性高于肾功能正常者。肾病时某些药物可使机体患病的可能性增加。这些药物包括：

（1）进一步加剧肾损害的药物，如头孢噻吩、青霉胺金、氨基苷类抗生素等，肾衰时应避免使用。

（2）引起尿潴留的药物，如生胃酮、消炎痛等。

（3）加剧尿毒症的药物，如四环素类药物（强力霉素除外）。

（4）地高辛极易引起严重肾衰竭，应慎用。

（5）由于肾衰时排钾功能受到影响，保钾利尿药如氨氯吡咪和安体舒通易引起高钙血症。

（6）降糖灵、二甲双胍可引起乳糖酸中毒。

肾功能不全患者，在使用某些抗生素时应适当减少用量或延长服用间隔，如头孢菌素类（尤其是头孢噻啶和头孢唑林更应注意）、庆大霉素类（包括妥布霉类、链霉类、丁胺卡那霉素等注射使用时）和喹诺酮类（如诺氟沙星、氧氟沙星和环丙沙星等）。

为了保证肾病患者的用药安全，使用对肾脏有影响的药物时，要定期化验尿液，看药物是否影响了肾脏，不可大意。

38. 肝病患者如何用药？

肝脏是人体最大的内脏器官，发挥着解毒作用。肝病时，解毒功能降低，因此用药应十分小心。

引起肝脏损害的药物有多种，常见的归纳如下：

（1）抗菌药物，如四环素类、红霉素类、氯霉素类、磺胺类、洁霉素、抗结核药，如利福平、异烟肼、对氨基水杨酸，以及抗真菌药，如酮康唑。

（2）解热镇痛药，如消炎痛、保泰松、水杨酸类、布诺芬及大量扑热息痛；心血管系统药物，如甲基多巴、优降宁和安妥明、烟酸、利多卡因、奎尼丁、胺碘酮等。

（3）抗精神药品，如氯丙嗪、奋乃静、三氟拉嗪等。

（4）麻醉用药，如甲氧氟烷、硫喷妥钠、安定、芬太尼、氟哌啶、杜冷丁等。

（5）抗溃疡药，如西咪替丁（甲氰咪胍）、雷尼替丁、法莫替丁、罗沙替丁等，以西咪替丁最为明显。

（6）抗癫痫药，如苯妥英钠、扑痫酮（扑米酮）等。

（7）激素类药物，如雄激素睾丸酮及口服避孕药等。

（8）抗癌药物，如甲氨蝶呤、环磷酰胺和氮芥类等。

（9）代谢用药，如氯磺丙脲及优降糖均可引起肝损害，别嘌呤醇可引起转氨酶升高。肝功不良患者，上述药物应避免使用或谨慎使用。

（赵丽霞）

第三章 正确对待保健品

39. 补药滥用的危害

补药是人们对维生素及其他营养药（如滋补中药人参、阿胶等）、补血药或某些补益药物的俗称。人们对这些药物的需要大都有一定限度，并不是越多越好。如维生素每日需要量并不大，正常条件下每天从食物中可以得到充分供应，只有需要维生素量较大的儿童、孕妇或吸收功能发生障碍的患者，才需要适当地补充维生素。补充的原则是缺什么补什么，并适当掌握补充的量。滥用维生素可引起维生素之间的不平衡，影响机体的正常功能，甚至造成中毒。如滥用维生素D，若小儿每日服2万U，连用几周或几个月之后，可出现头痛、厌食、恶心、呕吐、口渴、嗜睡、多尿、脱水、高热及昏迷，尿内出现蛋白和红细胞等不良反应。如果不及时停药，可引起肾脏钙化，导致肾功能衰竭，严重者可因高钙血症及肾功能衰竭而死亡。因此，维生素类药物也不可滥用。

中药滋补药，人们往往认为"有益无损""多多益善"。其实，即使像人参这样药性平和的中药也不能滥用，否则也同样会造成不良后果。人参可益气健脾，但长期过量应用可引起腹胀、食欲减退。中医认为人参用于气虚，一切实证、热证均忌用人参。阴虚火盛者使用后常出现便秘、鼻衄；初感外邪而无虚证者服用，则会使表邪久滞不去，加重病情，所以人参只宜用于虚证，一般状况好，无虚证表现的人，就没有必要食用。

40. 保健品能代替药物吗？

"保健品"又叫做"功能食品"。我国《保健食品管理办法》规定，保健品系指具有特定保健功能的食品，即适宜于特定人群食用，具有调节机体功能，不以治疗疾病为目的的食品。

保健品具有食品属性、功能属性和非商品属性。①食品属性。保健品是食品的一种特殊类型，因此具有食品的基本特征。其组成以食品为主，或以食品为载体，适当加入一些安全、无毒、药食两用之品，或某些功能性成分，配方合理，科学加工而成。因而功能食品的所有原料和产品必须符合"食品卫生标准"，对人体不产生任何急性、亚急性或慢性危害；②功能属性。保健品应具有特定的保健功能。人体和动物实验证明，功能食品确实具有某些明显和稳定的保健作用，即在调节免疫、延缓衰老、促进生长发育、增强智力、对抗疲劳、减肥、保护心血管系统、抗辐射、抗癌、抗突变等方面或某个方面具有相应保健功能；③非药品属性。保健品不以治疗疾病为目的，不能代替药物或某些治疗措施，不能作为治疗用药。

保健品不同于药物，其主要区别在于：①药物用于疾病的预防、诊断和治疗，有可靠的疗效和严格的适应证，并具有一定不良反应。因此，药物必须通过严格的药理、病理和毒理试验以及临床观察后才能批准使用。②保健品是普通食品经过特殊加工，或添加某些药食两用之品（或功能性成分），使其具有某些特殊保健功能，适用于某些生理功能减弱或有特殊需要的人群。绝大多数的保健品仅要求经过动物实验，只有少数保健品须经过人体试验。可见保健品与药物具有根本区别，保健品不准用于疾病的诊断和治疗，因此所谓的"疗效"是没有的。现实生活中有许多将功能食品当药物服用的例子，结果都耽误了治疗，甚至导致病情的恶化。

因此，保健品没有药物的诊断和治疗疾病的作用，不能代替药物。

41. 保健品不安全吗？

"是药三分毒"指用于治病救人的药物是把"双刃剑"，在挽救人们生命、提高生活质量的同时可能产生不良反应或毒副作用。因此，人们更加注意防患于未然和日常保健，保健品随之成为健康领域非常俏销的产品，很多消费者认为保健品无副作用，营养丰富。

因此，充斥市场的各种各样的保健品令人眼花缭乱：调节免疫，延缓衰老，改善记忆，抗疲劳，减肥，调节血脂，"天然"，"绿色"……。但殊不知，保健品并非百病皆治，并非都是由天然成分组成，很多所谓的保健品是一种概念炒作。

为此，有关专家告诫人们，保健品的制作不可避免地使用各种添加剂，如冲剂要在水中迅速溶解而又不能产生沉淀，需要使用助溶剂；要有好的口感就要使用食品矫味剂；防止变质就要使用防腐剂。而这些添加成分大量长期食用，对人体有害而无益。因此，专家建议，不要轻信功能食品的功效，不能轻信保健品的炒作宣传。一般健康者通过改善饮食、从正常食物中摄取营养的途径是最可取的做法。

由于保健品在宣传上夸大功效，导致不少消费者经不住诱惑，盲目购买使用。但必须明白，功能食品绝不是任何人都可吃、吃多吃少都无所谓的事情。对于确实需要功能食品者，应该在营养师或医师的指导下服用。不少消费者听信夸大宣传，按照广告或自以为是地服用，往往效果不佳，甚至适得其反。同时需要注意的是，每个人的身体需求是不一样的，选择时不要盲从。营养素的补充并不是越多越好，也不是人人需要，更不是灵丹妙药，超过身体正常摄入量反而会产生中毒，引起器官和功能损伤，花钱找"罪受"，得不偿失。

因此，保健品需在营养师或医师指导下按需服用，否则将产生不良后果。

42. 保健品真有神奇的功效吗？

不知何时，神州大地刮起一阵保健品风，其中一些声称有治癌功效，而且言之凿凿。患者病急乱投医，将信将疑，跃跃欲试。那么，保健品真的是治癌灵药？真的能替代其他治疗？回答是否定的。

事实上，各种保健品，均具有一定的功效，但并非药效，虽一字之差，终不能混为一谈。因为药品均经严格的人体试验，不但对某种疾病或症状有肯定的疗效，只允许有限的、人体可忍受的毒副作用，而且质量稳定。而保健品，只要经实验室或动物试验证明具有某种功能即可。某保健品对动物移植性肿瘤的抑制率在30%左右，但能否据此认为对癌症患者的肿瘤就有治疗的功能，甚至被奉为治癌灵丹妙药呢？不能。原因有三：一是动物与人类存在种族差异，动物试验的结果，即使移植的是人类的肿瘤，也只是提示一种可能，而不能得出对人体肿瘤有效的结论；二是移植性肿瘤有异于自发肿瘤，而用作实验的均是移植性肿瘤，即使移植的是人类的癌细胞，也须移植于免疫机能低下的特殊实验动物才可能成功，而人类的癌症无一不是自发的，即使在意外的情况下人体内被植入了他人的癌细胞，也绝不会生长，而移植性与自发性肿瘤的生物学特征有很大不同；三是动物实验的剂量普遍较大，而临床应用的剂量远较此为低。正是由于上述原因，各种被广为宣传又被广大癌症患者寄以厚望的有治癌功能的保健品，均经癌症患者实践检验而由盛转衰，最终销声匿迹。因此，保健品并不能让癌症患者起死回生，也没有神奇功效。

43. 保健品忽悠人

人类对食品的要求首先是吃饱，其次是吃好。当这两个要求都得以满足时，就希望摄入的食品对自身健康有促进作用，于是出现了保健品。保健品不是通常意义上的食品，比食品多了一些功能；又不是药品，功能不像药品那么直接、有针对性。保健品是在医学理论的基础上设计出来的，是预防性的，是为调节机体亚健康状态而设计的。需要食用一个周期后，才能感觉体会到好处。也正是这种功能的渐进性、滞后性，让商家有了可乘之机。

用时下流行的"忽悠"一词来形容功能食品广告的夸大宣传实不为过。通过忽悠式的宣传，保健品似乎成了包治百病的万能良药。保健品的违法广告的危害主要体现在两个方面。一是商业欺诈，牟取暴利。一些不法商家以宣传保健品的疗效为诱饵，抓住患者"病急乱投医"的心理，以保健品冒充药品，甚至以假冒伪劣从事坑骗活动。二是误导广大消费者，危害健康。一些保健品广告把产品吹得神乎其神，似乎服用了某些保健品就能保证自己的身体越来越健康。违法广告造成的负面作用是诱导消费者过量地食用功能食品，认为获得身体必需营养的办法唯有多吃保健品。殊不知，如果变成了依赖型的消费，造成体内营养元素的不均衡，同样有害健康。

根据目前我国保健品市场百花盛开的现状，有必要提醒广大消费者，功能食品只是一种保健产品，虽然能够补充维生素、蛋白质、卵磷脂等人体所需的成分，对人的身体健康起到一定的辅助作用，但其中也添加了一定量的防腐剂、矫味剂、着色剂等，根本不能代替药物使用。所以，过多地服用功能食品，对人体有一定不良影响，长期服用对人体正常生长发育有副作用。如果使用，一定要提高警惕，切忌轻信广告，避免被虚假广告忽悠，时刻牢记：要进行必要的营养补充，科学合理饮食才是关键，保健品不是药品，想治病，去医院，去信得过的正规医院！

（袁桂艳 张蕊）

第四章 解热与镇痛

44. 如何选择解热镇痛药？

解热镇痛药的品种很多，除了常用的阿司匹林、扑热息痛、非那西汀单一成份的制剂外，还有以它们为基础组成的复方制剂如复方阿司匹林（APC）、去痛片、散利痛等。尽管处方组成不同，但作用效果基本相似。长期大量服用非那西汀和氨基比林可引起中毒，对肾脏造成损害，严重时可致肾乳头坏死、尿毒症等。所以此类药物不宜长期服用，如果必须长期使用，应定期检查血象及肾功能。老年及儿童尽量应用单方制剂阿司匹林或扑热息痛，尽管相对安全，但每日总量以不超过2g为宜。对慢性疼痛应在医师指导下使用布洛芬、萘普生、萘丁美酮等。

阿司匹林又名乙酰水杨酸，解热镇痛作用温和、确实，抗炎抗风湿作用较强。同时还具有促进尿酸排泄作用和抗血小板聚集作用。主要用于发热、头痛、神经痛、肌肉痛、风湿热、急性风湿性关节炎及类风湿性关节炎等，也用于预防心肌梗死、动脉血栓、动脉粥样硬化等。解热镇痛每次0.3~0.6g，每日3次，或需要时服。抗风湿每次0.5~1g，一日3~5次，在医师指导下使用。预防心肌梗死、动脉血栓、动脉粥样硬化，每日1次，每次0.3g。注意：①年老体弱或体温在40℃以上高热宜给予小剂量，以免大量出汗引起虚脱，同时应多喝水以利排汗和降温；②刺激胃肠道，可引起恶心、呕吐等，胃及十二指肠溃疡者慎用或不用；③长期大量服用可引起急性中毒，表现为头痛、眩晕、耳鸣、视力减退、呕吐、大量发汗、谵妄，甚至高热、脱水、虚脱、昏迷而危及生命，发现有上述表现应及时找医师就诊；④可引起胎儿异常，妊娠期妇女尽量避免使用；⑤阿司匹林制剂种类多，片剂有每片含0.025g，0.1g，0.2g，0.3g和0.5g多种规格，使用时应看清规格，以免误服引起毒性。

对乙酰氨基酚又名扑热息痛，解热作用与阿司匹林相似，但镇痛作用较弱，无抗风湿和抗血小板凝集作用。主要用于感冒发烧、关节痛、神经痛及偏头痛、手术后止痛和癌性痛等。成人每次口服0.25g~0.5g，每日3~4次，一日用量不超过2g，疗程不超过10天。注意：①可引起恶心、呕吐、出汗、腹痛及脸色苍白等；②剂量过大可引起肝脏损害，严重时可致昏迷甚至死亡；③3岁以下儿童及新生儿因肝肾功能发育不全应避免使用。

45. 经久不衰的"APC"

APC为复方乙酰水杨酸片的缩写，也叫复方阿司匹林片或解热止痛片。由阿司匹林、非那西汀和咖啡因组成，APC为这三种药拉丁名的第一个字母。由于APC解热镇痛作用效果好，使用安全、方便，价格低廉，所以自问世以来长期应用，经久不衰。阿司匹林的抗风湿和镇痛作用强，而非那西汀的退热作用较强，两者合用可增强效能。咖啡因能兴奋中枢神经，因而能减轻疲劳，振奋精神，还有一定的强心作用。遇有伤风感冒、发热头痛、关节痛、肌肉酸痛和牙痛时都可服用APC。不过，不要长期或大量服用，成年人每次1~2片，儿童7~12岁每次半片，4~6岁每次1/3片，2~3岁每次1/4片，一日3次，一般可服3~4天。因为含有非那西汀，长期服用容易形成习惯性和依赖性。老年人或儿童大量服用还可造成肾脏损害。年老体弱或体温高达40℃以上患者服用剂量不可过大，以免出汗太多，引起虚脱。此外，APC对胃肠刺激性较大，能引起恶心、呕吐、胃痛，甚至胃肠道出血。饭后或与食母生、胃舒平同服，可减少上述胃肠道不良反应发生。复方阿司匹林解热镇痛效果虽好，但不能从根本上消除发热、疼痛的病因，如对于由炎症引起的牙痛，应同时服用抗菌药，肺炎引起的发热也应使用抗菌药，只有针对病因标本兼治，才能使疾病得到根治。

46. 中暑与解救

中暑指在高温环境中劳动或生活一定时间后，出现的头昏、头痛、口渴、大量出汗、全身疲乏、面色潮红、心慌、脉搏快速、体温升高等症状。

发生中暑一般有三种情况，一种是长时间处在高温环境中，身体散热困难，热量积蓄体内，体温调节发生障碍，出现高烧，以及头晕、胸闷、口渴、恶心等症状，叫热射病。由于阳光直接照射头部，使脑膜和大脑充血、水肿、出血，引起头痛、头晕、耳鸣、眼花，严重的可以昏迷、抽风，也叫日射病。第二种是在高温下进行体力劳动和大量出汗后，突然出现阵发性四肢肌肉、腹壁甚至肠平滑肌痉挛和疼痛，叫热痉挛。每100ml汗水含有200~500mg的盐，大量出汗使身体丢失许多盐，盐少了，肌肉就会酸痛，甚至发生痉挛，为热衰竭。多发生于饮水不够的老年体弱者，循环血量不足，没有过量热蓄积，一般无高热。患者先有头痛、头晕、恶心，继有口渴、胸闷、脸色苍白、冷汗淋漓、脉搏细弱或缓慢，血压下降、心律不齐，或晕厥、手足抽搐，重者出现循环衰竭。

中暑可分为三级，即先兆中暑、轻度中暑和重度中暑。出现头晕、头痛、口渴、多汗、全身疲乏、心悸、注意力不集中、动作不协调等症状，体温正常或略有升高为先兆中暑表现。这时应将中暑患者迅速转移到阴凉通风处休息或静卧，口服凉盐水或清凉含盐饮料，如有发烧可以用冷水或冰袋毛巾敷头部、腋下，或者用冷水、乙醇擦浴。也可服用仁丹、十滴水或藿香正气水等。除先兆中暑症状外，面部潮红、大量出汗、脉搏快速、体温升高至38.5℃以上为轻度中暑。如出现更严重的中暑症状如嗜睡、谵妄、皮肤干燥、灼热、无汗、血压低、四肢和全身肌肉抽搐、休克等，为重度中暑，应及时送医院治疗。

为了预防中暑，野外作业者应戴草帽或遮阳帽，出汗过多时要多喝水，还要适当多吃些咸菜，或喝含0.3%食盐的清凉饮料，以补充因出汗而丢失的盐分。年老体弱、心血管疾病、高血压及存在其他明显全身性疾病患者应避免在高温下劳动和逗留，并注意改善劳动条件和居住条件，降低环境温度，加强通风，调整作息时间，以适应炎热的夏天。

47. 物理降温几法

物理降温是发热常用的降温方法，适用于高热而循环良好的患者，包括头部冷敷、温水擦浴、乙醇擦浴、冷盐水灌肠等。做起来都很简单，不存在药物降温的不良反应。

（1）头部冷敷：适于体温并不特别高的小儿发热。将毛巾用凉水浸湿后敷在患儿前额部，每5~10分钟更换一次。也可将水袋灌上凉水，枕在脑下。

（2）温水擦浴：适于高热患者降温。用32~34℃的温水擦拭患者全身皮肤。腋窝、腹股沟等血管丰富部位擦拭时间可稍长，有助于散热。胸部、腹部等部位对冷刺激敏感，最好不要擦拭。出疹发热不宜用温水擦浴降温。

（3）乙醇擦浴：适于高热患者。用30%~50%乙醇或高度白酒，用小毛巾浸湿后擦拭患者颈、四肢、后背、手足心等部位，尤其腋下、肘部、腹股沟等血管丰富部位。麻疹等出疹性疾病不宜采用乙醇擦浴。

（4）冷盐水灌肠：降温效果显著，但不适合家中操作。方法是取温度4~6℃的生理盐水200~300ml，将肛管用甘油等润滑油擦拭后插入肛门，再将准备好的盐水用注射器注入或灌入，灌入后需用手将患者肛门夹紧10分钟左右，以防盐水排出。

（王本杰）

第五章　止咳与平喘

48. 咳嗽与止咳药

咳嗽是一种保护性反射，能把呼吸道内的痰或异物排出体外，对人体是有利的。因此，轻度而不频繁的咳嗽有助于祛痰，痰液排出后，咳嗽往往可自行缓解，不必服用止咳药。过度而频繁的咳嗽不仅使人痛苦，影响休息睡眠，增加体力消耗，甚至能促使疾病发展，对人体有害，这时就应服止咳药。

止咳药根据作用的部位不同可分为两种。通过抑制咳嗽中枢而止咳的药物称为中枢性止咳药，如可待因；通过抑制中枢以外系统而止咳的药物，称外周性止咳药，如退嗽。这种区分方法是相对的，不少止咳药可同时作用于多个环节，如咳快好、咳必清，既作用于中枢神经系统，也作用于外周系统。

止咳药只是对症治疗，不能祛除病因。因此，当长时间经常性咳嗽时，应请医师诊治，查明原因，对症治疗。

可待因属中枢性止咳药，能降低咳嗽中枢兴奋性，止咳作用强，显效快，同时可待因还有镇痛作用。因易成瘾，在药品管理上属于麻醉药品管理范畴，所以可待因也称麻醉性止咳药。主要用于各种原因引起的剧烈干咳，对有少量痰液的剧烈咳嗽应配合祛痰药使用。成人一般每次口服15~30mg，一日3次；儿童口服，每次0.15~0.5mg/kg，一日3次。多痰者禁止使用。由于可待因易产生耐受性和成瘾性，引起便秘，所以不宜长期应用。

苯哌丙烷又名咳快好，为非麻醉性镇咳药，具有较强的镇咳作用，其作用强于可待因且无可待因的耐受性、成瘾性，也不引起便秘。用于治疗各种原因如感染、吸烟、过敏、刺激物等引起的咳嗽，对刺激性干咳效果更好。成人每次口服1片（20mg），一日3次，也可根据病情而定。服用时需整片吞服，不要嚼碎，以免引起口腔麻木。孕妇应在医师指导下使用。

咳必清，又名枸橼酸维静宁，兼有中枢性和外周性镇咳作用。镇咳作用强度为可待因的1/3，但无成瘾性。多用于上呼吸道感染引起的无痰干咳和百日咳。成人每次口服1片（25mg），一日3~4次，5岁以上儿童每次口服1/3~1/2片，一日2~3次。痰多时应与祛痰药同时服用。

49. 止咳与祛痰

痰是呼吸道炎症的产物，可刺激呼吸道黏膜引起咳嗽，并加重感染。咳嗽可以把呼吸道内的痰或异物排出，对身体有利。如果痰液过多过稠，不易咳出，则应服用祛痰药。祛痰药可稀释痰液或液化黏痰，使之易于咳出。按作用方式祛痰药可分为三类：①恶心性祛痰药和刺激性祛痰药，如氯化铵、桔梗、远志口服液，通过刺激胃黏膜引起轻微恶心，反射性地促进呼吸道腺体分泌增加，使痰液稀释易于咳出。②黏液溶解剂，如乙酰半胱氨酸，可分解痰液的黏性成分，如黏多糖和黏蛋白，使痰液液化，黏性降低，而易于咳出。③黏液调节剂，如溴己新，主要作用于气管、支气管的黏液细胞，促使其分泌黏滞性低的分泌物，使呼吸道分泌物的流变性恢复正常，痰液变稀而易于咳出。

止咳药与祛痰药合用效果更好。单独使用止咳药，如果痰多且稠，而使痰液滞留在呼吸道，刺激呼吸道加重咳嗽并可能引起或加剧感染。而单独用祛痰药，频繁的咳嗽既影响休息和睡眠又不利于疾病的治疗，因此临床上往往止咳药和祛痰药同时应用。人们经常使用的复方甘草片或复方甘草合剂（棕色合剂）就是既有镇咳作用又有祛痰作用的临床常用药，上呼吸道感染和急性支气管炎初期，成人口服每次5~10ml，一日3次，或口服片剂，每次2片，每日3次。

止咳药和祛痰药在治疗中都是治标不治本，属对症治疗，不能解决病因。因此，有病还应找医师仔细诊治，找出病因，对因治疗，以期早日康复。

50. 如何使用气雾剂？

气雾剂是指药物和抛射剂（液化气体或压缩气体）共同装封在耐压容器中，使用时借抛射剂的压力将内容物喷出的制剂。喷出物主要呈雾状气体溶胶。气雾剂可直接使药物到达作用部位或吸收部位，剂量小，起效快，不良反应少。药物装在密闭容器内，与空气及水分隔绝，可较长时间保持清洁或无菌状态，减少污染与变质的可能性。此外，气雾剂可减少局部给药的机械刺激。

气雾剂可分为两类。一类是吸入气雾剂，人们常说的气雾剂主要指这一种，通过肺部吸收（气管、支气管和终末细支气管等也有一定吸收能力），吸收的速度与静脉注射相似，吸收后起全身作用。另一种是皮肤和黏膜用气雾剂，皮肤用气雾剂主要起保护创面、清洁消毒、局部麻醉及止血等作用；黏膜用气雾剂如喷鼻用气雾剂应无刺激性。皮肤和黏膜用气雾剂都是将药物直接喷在作用部位上。由于气雾剂的分类不同，所以使用方法也不同，应掌握气雾剂的正确使用方法，以真正发挥气雾剂的治疗作用。

（王本杰）

第六章　胃肠病的药物治疗

51. 饭前、饭后、饭时和空腹用药各指什么？

食物影响药物的吸收，从而引起药物效应的增强或减弱。因此，常有饭前、饭后、饭时、空腹时用药的说法。可饭前多长时间算"饭前"，饭后多长时间算"饭后"呢？如果把"饭前服"理解为药后立即吃饭，把"饭后服"理解为饭后立即服药，其实错了。

"饭前服"是指进餐前30~60分钟服用。目的是使药物较快进入肠道，有利于肠道吸收，减少食物对其吸收的不良影响。

"饭后服"则指进餐后30分钟左右服药，可减少药物对胃肠道的刺激，有利于药物的吸收和利用。

"饭时服"是指进餐过程中服药，药服完后继续用餐，目的是借助于食物中的油类促进药物吸收。

"空腹服"则是指在餐前1~2小时或餐后2小时左右服药，目的是避免食物的干扰，让药物迅速进入小肠发挥效力。

52. 饮食对药效的影响有哪些？

饮食能够影响某些药物的作用效果。有些药物可因食物存在而吸收增加，作用增强，有些药物则因食物存在而吸收减少，作用减弱。食物能延缓胃的排空，因而，可改变药物的吸收程度和开始起效时间，也可以影响药物的作用强度和作用持续时间。

（1）饮水量对药效的影响。服药时多饮水，可以显著增加某些药物的吸收。我们知道药物只有溶解以后才会吸收，许多药物在水中的溶解度比较小，所以多饮水可使药物的溶解量增加，有利于药物的吸收。水还可以增加胃的排空速率，使药物及早到达吸收部位。饮水的多少对液体药物的影响较小，对片剂、胶囊剂等固体药物制剂的影响较大，所以当服用片剂、胶囊剂等固体药物制剂时应适当多饮水。

（2）高脂肪食物对药效的影响。高脂肪食物能增加脂溶性药物的溶解度，促进胆汁分泌，延迟胃排空，所以能使脂溶性药物如维生素E、维生素K、维生素A、维生素D和螺内酯的吸收增加。高脂肪食物明显增加灰黄霉素的吸收，但不利于含铁药物的吸收，可降低抗高血压药物和降血脂药物的疗效。

（3）高蛋白饮食对药效的影响。老年人和慢性病患者往往伴有体内蛋白缺乏的倾向，一般应多食用高蛋白食物。体内蛋白缺乏使药物如非那西汀和苯巴比妥等与蛋白的结合减少，脂肪组织储存减少，而使游离药物的浓度增高，代谢减少，毒性增加。高蛋白饮食可使药物代谢酶的活性增加氨茶碱、安替比林的代谢加速，使药效发生变化。

（4）食盐对药效的影响。钠盐对许多疾病如高血压病、肾炎等均可产生不良影响，同时也可影响药物的疗效。如果盐摄入过多，可使血压升高，从而降低降压药的疗效。盐摄入过少可提高利尿药的利尿作用。此外，食盐还可以加快溴化物、碘化物的排泄。

（5）饮食中矿物质对药效的影响。饮食中的矿物质可影响某些药物的疗效，如含钙的食物牛奶、钙质饼干等可增加地高辛的毒性。钙、镁、铁等离子与四环素类药物形成络合物而降低其吸收和疗效，所以四环素、土霉素等不宜与牛奶、核桃仁、鱼虾等含钙、镁、铁高的食物同时服用。速尿、双氢克尿噻类利尿药、强心苷类药物地高辛等与含钾高的食物如土豆、香蕉等同时服用，可以减少药物的不良反应。

食物对药效的影响是多方面的，不同食物对不同的药物影响不同，所以在服药时应注意。食物能延缓阿莫西林、头孢氨苄、复方新诺明、阿司匹林、扑热息痛、地高辛、速尿、氯化钾、枸橼酸钾等药物的吸收；使四环素、阿司匹林、氨苄西林、阿莫西林、普鲁苯辛、左旋多巴、利福平、异烟肼、苯巴比妥等的吸收减少；使呋喃妥因（利特灵）、双氢克尿噻、维生素 B_2、心得安、肼苯哒嗪、螺内酯、卡马西平等的吸收增加。

为了获得满意的治疗效果，最大限度地减少不良反应，服药时间应科学合理。对胃肠道有刺激的药物一般在饭后半小时服用，以减轻胃刺激作用。健胃药和胃肠动力药如稀盐酸、大黄苏打片、吗丁啉、西沙比利等应于饭前服用，以使药物与胃黏膜充分接触，达到刺激胃液分泌和胃肠蠕动、增进食欲的目的。

53. 如何预防食物中毒？

夏季高温、高湿细菌生长繁殖迅速，食物容易变质，是食物中毒的高发季节，人们常因食入不洁、变质食物而致中毒。同时，夏季机体免疫功能下降，病菌易感性增强，食物中毒更易发生。

首先，冰箱不是保险箱。有人认为没吃完的食物只要放入冰箱就可万事大吉，低温环境下细菌会自然灭亡。但冰箱贮存食物只是放慢了微生物生长繁殖的速度，并不能杀灭微生物。所以，食物进入冰箱不等于进入了"保险箱"。

其次，少存熟食、饮料。许多家庭习惯一次性购买大量的熟食、酸奶，一次吃不完就存进冰箱。开封后的熟食、酸奶极易产生李斯特菌、沙门菌等，食用之后会导致肠道黏膜感染，发生细菌性食物中毒。食用被细菌或其毒素污染的食物而引起的细菌性食物中毒，发病人数和件数在各类食物中毒中占第一位。

熟肉要随买随吃。如果一次没吃完下次一定要彻底加热、蒸透。在微波炉稍转几圈就吃十分危险。夏季，不宜食用室内放置 12 小时以上，或保鲜室内放置 48 小时以上的熟肉。连续加热虽能保鲜、消毒，但多次反复加热营养价值大打折扣，有害物质大大增加，吃这类食物"赚少、亏多"，得不偿失。而且食物一旦变质，即使加热也无法消灭致病菌，仍然能引起中毒。

鱼、虾、海蜇带菌率最高，因此要清洗干净，最好不生吃，如果一定要生吃，最好加入食醋，食醋可抑制细菌繁殖。

有些菜要会吃。鲜黄花菜含秋水仙碱，有毒，且中毒发作非常快，食用 0.5~4 小时出现恶心、头晕、呕吐、腹泻、口渴等症状。因此，最好食用干黄花菜，如果吃鲜黄花菜，先用开水烫，再充分烹调。四季豆中的蛋白凝集素和豆荚含有的溶血素可引起恶心、腹泻、头晕、四肢麻木等，应用冷水浸泡或开水烫，烹饪食用，无论炒、煮都要熟透。扁豆也含有毒物质，可引起中毒及肝坏死，为避免中毒，在烹饪扁豆时一定要烧熟。

茎叶类蔬菜"一洗二浸三烫四炒"。空心菜是一种大众菜，食后一般不会中毒，但茎叶类蔬菜在种植期内常喷洒农药灭虫，若安全间隔期不足被采摘上市，食后就会中毒。

所以，在食用时应一洗二浸三烫四炒，彻底去除残留农药。

无论发生了何种食物中毒，一定要及时到最近的医院就诊，配合医师治疗。

54. 胃溃疡患者能经常服用小苏打吗？

胃酸和胃蛋白酶在消化性溃疡的形成中是起决定性作用的因素。正常情况下，胃黏膜具有一系列的防护功能，如胃黏膜分泌的黏液、胃黏膜屏障作用、黏膜细胞旺盛的更新能力、胃黏膜丰富的血液供应等，既可保证人体良好的消化功能，又能保护胃黏膜免受损害，或在受到损害时也能很快愈合，从而使食物的物理性和化学性因素，胃液中胃酸和胃蛋白酶的消化作用，都不能损伤胃黏膜而形成溃疡。

但当胃黏膜局部发生变化，黏膜本身不能有效地对抗胃酸和胃蛋白酶的侵蚀和消化作用时，则发生溃疡。消化性溃疡的严重并发症之一是急性穿孔，发生穿孔时由于胃内容物流入腹腔，引起急性弥漫性腹膜炎，患者会突然出现剧烈腹痛，常伴有恶心、呕吐、面色苍白、四肢湿冷、心动过速，常需紧急手术治疗。

小苏打为碱性抗酸药，口服后能迅速中和胃酸，减轻疼痛，常作为消化性溃疡的辅助治疗药物，但小苏打口服后在胃内中和胃酸的同时产生大量二氧化碳气体，使胃内压力增加，使胃扩张，并刺激溃疡面，严重胃溃疡患者有引起胃穿孔的危险。所以，胃溃疡的患者不宜经常服用小苏打。

55. 怎样选择和使用泻药？

泻药可以用来治疗便秘，也能排除肠内残存药物或肠内毒物。按作用原理不同可分为三类。

（1）刺激性泻药。通过刺激合成和释放介质使肠腔积液而致腹泻，适用于功能性便秘、习惯性便秘。常用药物有酚酞、大黄、番泻叶等。刺激性泻药对肠壁作用温和，通过促进肠蠕动而致泻，一般在服药后8~10小时发生作用。通常要求睡前服用，潘泻叶每次3~6g，蓖麻油每次10~30ml，大黄每次3~6g，果导每次1~2片。

（2）容积性泻药。这类药物是一些不易被肠壁吸收而又易溶于水的盐类离子，服后在肠内形成高渗盐溶液，吸收大量水分的同时阻止肠道吸收水分，使肠内容积增大，对肠黏膜产生刺激，引起肠管蠕动增强而排便，如硫酸镁、硫酸钠等。这类泻药作用快而强，一般在服药后1~3小时发生效力。服用时需将药物溶解在水中，服后要多喝水，既可加强和加速泻下作用，又可避免药液过浓刺激胃黏膜引起恶心、呕吐。主要用于排出肠内毒物或与驱虫药合用以驱除肠道寄生虫，也用于治疗便秘。硫酸镁，每次口服10~20g。

（3）润滑性泻药。液状石蜡、甘油、山梨醇等能润滑肠壁及肠内容物，并阻碍肠内水分的吸收，使粪便软化，易于排出。甘油栓剂、开塞露属于这类药物。润滑性泻药作用缓和，不引起剧泻，适用于老年、体弱、孕妇、产后妇女、高血压、手术后和痔瘘患者的便秘。

泻药可帮助排便，减少便秘的痛苦，但不可滥用，否则易形成惯性和依赖性，干扰肠道正常活动规律而加重排便困难，或引起结肠痉挛性便秘，使排便更加困难。长期使用泻药能造成钙和维生素的丢失，引起维生素缺乏症。急性腹痛、胃肠道出血、肠阻塞及痔出血患者不能用泻药。由于泻药对肠道的刺激作用，可反射性地引起盆腔器官充血，有强烈刺激性的泻药不宜用于孕期和月经期妇女，以免引起流产和月经过多。

　　泻药的选用应遵循以下原则：①习惯性便秘应从加强活动、调节饮食和改变排便习惯着手，应鼓励患者改善饮食习惯，食用富含纤维素的食物如水果、蔬菜等。习惯性便秘患者可选用刺激性泻药如果导等；老年、体弱、月经期妇女、贫血和痔瘘患者必须用泻药时可用甘油栓或开塞露。②食物中毒或药物中毒时宜口服容积性泻药，如硫酸钠，使肠内渗透压迅速增高，产生快而强的致泻作用，阻滞或延缓毒物的进一步吸收。③服抗肠虫药后若排便不畅，可服用硫酸镁，以促进虫体和药物排出。④肠道手术前或腹部X线检查前可用生理盐水灌肠或服番泻叶，以清除肠道内容物。

56. 通便药能常用吗?

　　便秘困扰着许多人。但很多人对之有不少误区，常认为不是什么大病而自治。尤其是一些"大"事不妙的中老年患者，由于开塞露通便迅速，使用方便，颇受青睐，被当成家庭常备药，频繁使用，结果却带来后患。

　　开塞露一种以山梨醇、硫酸镁为主要成分，另一种则以甘油为主要成分。利用甘油和山梨醇的高浓度及高渗性的作用，使更多水分渗入肠腔，从而软化大便，刺激肠壁黏膜，反射性地刺激肠蠕动，引起排便反应。此外，甘油具有润滑作用，也有助于大便排出体外。

　　开塞露只治标不治本，只能"应急"或"偶尔"使用，长期使用，由于直肠反复受刺激，敏感性降低，即使加大剂量效果也会打折扣，反而有可能加重便秘。此外，常用开塞露，会因经常刺激肠壁而引起结肠痉挛性便秘。

　　值得注意的是，有些人群必须小心谨慎使用开塞露，如婴儿、诊断未明的腹痛患者。肠道器质性病变如肠梗阻、结肠癌患者，则不宜用开塞露。

　　便秘可由多种因素引起，如肠动力障碍、蠕动缓慢、直肠出口梗阻（癌肿）及某些慢性疾病（糖尿病、尿毒症、血液病，以及慢性心、肺、脑病）等。缺水、药物因素和体质欠佳也可引起便秘。如果便秘，应到医院进行检查，针对病因采取综合措施，并合理选择通便药。

（王本杰　石强）

第七章 抗菌与消炎

57. 抗生素能治哪些病？

抗菌药是指用于杀灭或抑制细菌、霉菌生长的药物。包括抗生素和人工合成的抗菌药。抗生素是指由细菌、霉菌或其他微生物在生命过程中所产生的具有抗病原体或其他活性的一类物质。

抗菌药通过各种手段控制细菌的生长。如青霉素和先锋霉素类药物通过阻碍细菌细胞膜合成使细菌失去保护，细菌内外物质交换紊乱，细菌无法生存而死亡。链霉素、庆大霉素、丁胺卡那霉素等氨基苷类抗生素直接干扰细菌体内蛋白质的合成过程，通过合成异常蛋白、阻碍已合成蛋白释放，使细菌细胞膜通透性增加而导致一些重要生理物质的外漏，引起细菌死亡。氧氟沙星、环丙沙星等喹诺酮类药物通过抑制细菌的DNA螺旋酶、影响DNA的正常形态及功能而达到抗菌目的。抗菌药物进入细菌内部，干扰细菌的正常代谢活动，使其无法生存而死亡。细菌被控制，由细菌引起的疾病也就治好了。这就是抗菌药能治病的道理。由此可以得知，抗菌药并不是百病都治的灵丹妙药，而是专门治疗那些由细菌或霉菌感染引起的疾病，如细菌性肠炎、气管炎、肺炎、扁桃体炎、心内膜炎、脑膜炎、败血症、外伤感染等的药物。对不是细菌或者霉菌引起的疾病抗菌药就无能为力了。

58. 链霉素与耳聋

链霉素是一种有效的抗生素，对结核杆菌效果好，但也有很强的毒性。其主要毒性是对负责听觉的第八对颅脑神经造成损害，可出现眩晕、耳鸣和耳聋的症状，严重时可造成永久性耳聋。由于每个人的体质不同，对链霉素的耐受性也不一致。在用药过程中，当感到耳内胀满或耳鸣时要马上停止用药，否则会造成耳聋。

患了病又必须用链霉素治疗，那怎样预防耳聋呢？①病情确实需要时才用，切忌滥用。②按规定适时适量用药，链霉素最好控制在每天1g以下。③疗程尽可能短，除结核病外，一般感染用药不超过1周。④链霉素、卡那霉素、庆大霉素等都是同一类药物，均有造成耳聋的可能，不宜并用。⑤肾脏功能不全患者，体内链霉素易积蓄，更易造成中毒，应慎用或减量使用。该类药物耳毒性大小的顺序为：链霉素=卡那霉素>庆大霉素=丁胺卡那霉素=西索霉素≥妥布霉素>奈替米星。

59. 患感冒应该首先使用抗生素吗？

一般来说，大多数感冒是由病毒引起的，只要体质不是太差，经过几天就可以恢复。病毒是病原微生物中最小的一种，其核心是核酸，外壳是蛋白质，不具有细胞结构，在结构上与细菌完全不同，所以抗菌药对病毒无效。因此，感冒不宜首先使用抗菌药。感冒初期可选用抗病毒药如病毒唑、病毒灵或服用一些中药如银翘解毒冲剂、双黄连口服液、大青叶合剂等。如有发热或头痛可服用解热止痛药如复方阿司匹林、扑热息痛、力克舒、康泰克等，以减轻症状。如确实合并细菌感染，并波及呼吸道或肺部，方有必要使用抗菌药如复方新诺明、红霉素、阿莫西林等。盲目使用抗菌药不但造成药物的浪费，增加药物的副作用，而且容易使细菌产生耐药性，增加以后治疗的难度。

60.　不要迷信进口药

有病吃药是人所共知的道理，那么吃什么药好呢？许多人认为吃药就要吃好的，进口药是最好的。其实不然，治病要对症下药，千万不要迷信进口药。

同其他药物一样，进口药并非百病皆治，有自己的适应证和不良反应，盲目地使用进口药不仅造成经济上的损失，而且也可能造成身体损害。有些未经国家正式批准而属非法的进口药，由于未经严格的质量检验和临床验证，达不到治疗效果。有些虽经国内质量控制和临床验证，属国家有关部门正式批准的进口药，由于人体间存在差异，对外国人疗效好的药物，对中国人可能无效，甚至有毒，给患者带来难以预料的损失。因此应该正确对待，不要迷信进口药，也不要小看国产药，特别要警惕不法药商和野医的广告，谨防上当。

近几年，我国的制药技术同世界先进国家的差距越来越小，有些产品的质量甚至超过了国外同类产品，并出口到许多国家。国产药以其质量稳定、价格合理逐步取代进口药。所以，国产药的质量是信得过的。

（石强　王本杰　郭瑞臣）

第八章 镇静与催眠

61. 睡眠与失眠

人的一生大约有1/3的时间是在睡眠中度过的。正常且足够的睡眠是维持良好生活质量的基本要素。人体需要的睡眠时间因年龄、性格、健康状况、劳动强度、营养条件的不同而有所差异。同样是每天6小时的睡眠，有些人会感到精力充沛，可胜任一天繁重的工作和紧张的生活，而有些人则神情怠滞、疲倦乏力。睡眠没有很严格的时间范围，只要睡后疲劳消失，头脑清晰，精力充沛，无论时间长短都属正常。

失眠的原因多而复杂，疾病和药物可引起失眠，睡眠环境的改变及社会、家庭、工作等各种刺激，社会竞争的日趋激烈，人们生活的高度紧张均可引起失眠。失眠的发病率越来越高，心理因素是导致失眠的主要原因，约占85%以上。紧张、兴奋、焦虑、恐惧、思虑过多、持续强烈的精神创伤等都可以造成失眠。失眠又引起头昏脑胀、精神倦怠或焦躁不安，久而久之可发展为神经官能症，严重者引发精神障碍。

失眠可以是暂时性失眠，也可以是慢性失眠。

环境或工作条件等因素的暂时改变可引起暂时性失眠。随着时间的推移，慢慢适应这些改变，失眠会慢慢消失，时间一般为数日至数周。

失眠持续1个月以上称慢性失眠。常由过大的不易解决的工作及思想压力，如失恋、失业、子女升学等，并存有慢性疾病、使用可影响睡眠的药物、不良的睡眠习惯和原发性睡眠异常等引起。多数失眠者是因心理压力无法解除所致，中青年所占比例更高。这类患者多数要服用安眠药。

许多疾病如抑郁症、甲亢、高血压等可引起失眠。许多药物也影响睡眠，如停用镇静药往往会引起反跳性失眠，抗高血压药物利血平可引起抑郁症和失眠；利尿药以及中枢作用的药物、β-受体阻滞剂均可干扰和破坏睡眠；治疗帕金森病的药物如左旋多巴可致噩梦和幻觉；H_1-受体阻滞剂可使老年人夜间谵妄；脑神经代谢药胞二磷胆碱有兴奋作用，可影响睡眠。

62. 失眠的治疗

失眠的治疗因人而异，因诱因不同而异。由心衰引起夜间呼吸困难、慢性阻塞性肺炎的夜间加重、骨关节炎的疼痛、泌尿系统疾患的过频夜尿、甲亢或夜间头痛等病理因素所致的失眠，应及时就医，医治原发病因。如果失眠与药物治疗有关，应在医师指导下调整用药方案。如果失眠是由于心理压力或环境因素所致，最积极的办法是自我调整，必要时适当用药治疗。

使用安眠药有利有弊。对初患失眠者，服用适量安眠药可防止失眠现象固定下来而转为慢性失眠，对恢复正常睡眠有效。出差、旅游者适当服用安眠药可以帮助迅速适应当地时间和环境，减轻时差的困扰。患有急、慢性疾病的患者短期服用安眠药可减轻疼痛，消除紧张、烦躁等不良情绪，保证睡眠质量，有利于身体康复。但是，大多数安眠药的催眠作用与正常生理睡眠不同，易形成依赖性和耐药性，产生后遗效应或戒断症状，有一定毒性，影响肝肾功能。因此，安眠药仅在特殊情况下如过度紧张、精神刺激、环境变迁时短期服用，尽量减少服药量和服药次数。安眠药种类较多，一般情况下以服用一种安眠药为佳，不宜同时服用多种安眠药。常用药物有安定、硝基安定、舒乐安定、佳乐定等。

安定（地西泮）具有镇静、抗焦虑、肌肉松弛、抗惊厥作用。每晚睡前服1~2片，用于治疗失眠；每次服1~2片，每日3次，用于治疗焦虑症及各种神经官能症和癫痫。哺孕期及乳期妇女忌用。婴儿、有青光眼病史及重症肌无力患者禁用。

硝基安定有安定、镇静及显著催眠作用。催眠作用类似生理睡眠，没有明显的嗜睡、乏力等后遗效应。催眠，每晚睡前服1~2片；抗癫痫，每日1~6片，分3次服用。

舒乐安定，又名艾司唑仑，是一种高效镇静催眠药，镇静催眠作用比硝基安定强2.4~4倍，且用量小，毒副作用轻，对肝肾功能无影响，安全。用于治疗焦虑、失眠、紧张、恐惧及癫痫等。镇静，每次口服1~2mg；催眠，每晚睡前口服2~4mg；抗癫痫，每次2~4mg，每日3次。

佳乐定也叫阿普唑仑、甲唑安定，属强效镇静催眠药。其镇静强度是安定的25~30倍，催眠作用是安定的3.5~11.3倍。适用于顽固性失眠、焦虑症、忧郁症及癫痫等。镇静、催眠，每次睡前服0.4~0.8mg；焦虑症，每次0.4mg，每日3次；忧郁症，每次0.4mg，每日2次。闭角型青光眼患者、妊娠期及哺乳期妇女禁用，老年患者应减量使用。

63. 交替服药少成瘾

慢性失眠患者服用安眠药时间往往较长，极易产生成瘾性和药物依赖性。数药交替服用可减少成瘾性和依赖性。

镇静催眠药的种类很多，每一种药物有自己的作用特点和作用部位。长期使用一种药物由于药物长期与受体结合，受体本身性质发生改变，或由于长期用药体内代谢酶发生改变，使药物的代谢发生诱导作用，从而导致成瘾性。交替服药可使某些药物受体或代谢酶在发生改变前，因改换药物而保持不变。间隔一段时间后，再服用该药，而受体或代谢酶依然按原来的方式保持不变，从而持续发挥该药的治疗作用。这就是交替服药可以减少成瘾的原因。

64. 安眠药中毒如何解救？

由于安眠药通过抑制中枢神经而产生镇静和催眠作用，适量服用可以治疗疾病，但过量服用可引起中毒，导致昏睡不醒、呼吸变慢变浅、心跳缓慢、脉搏细弱，严重者可因呼吸抑制而死亡。由于安眠药于人体内主要经肝脏代谢后由肾脏排出体外，所以肝、肾功能不全患者更易发生中毒。

一旦发生安眠药中毒应及时将患者送医院抢救。注意收集患者留下的药瓶或药袋，以便判断患者所服药物种类和数量，及时采取相应解救措施。根据患者服用药物的种类、剂量的大小、时间的长短和中毒的表现采取洗胃、导泻、输液及注射兴奋剂等治疗措施。严重者可采用血液透析疗法。

（石强　赵丽霞）

第九章　维生素与微量元素

65. 微量元素与健康

　　存在于人体的元素，依其含量多少可分为宏量元素和微量元素两大类。宏量元素包括碳、氢、氧、氮、硫、磷、钠、钾、钙、镁、氯等11种，占人体总量的99.95%，构成人体的主要组分。微量元素包括铁、铜、锌、锰、钴、铬、钼、钒、镍、锡、碘、硒、氟、硅、砷、汞、镉、铅、铝、锶、锂、锗、铊、钡、硼以及稀土元素等，由于在生物组织中的正常含量小于人体体重的0.01%，所以称之为微量元素。

　　根据微量元素在生物体内的作用分为必需和非必需两类。必需微量元素具有明显营养作用及生理功能，为维持生物生长发育、生命活力及繁衍所不可缺少，包括铁、铜、锰、锌、铬、钴、镍、锡、钒、碘、硒、氟、硅等14种元素。非必需微量元素是指那些无明显生理功能的微量元素，其生物学效应或许还未被人们所认识，或许来自环境的污染，如汞、镉、铅等污染元素。必需和非必需两类微量元素只是相对而言，其界限也并非固定不变。随着人们认识和研究的深入，将得到不断修正。尽管许多微量元素为人体必需，但同药物一样，并非多多益善，人体摄入过多同样有害。

　　微量元素通过各种机制和代谢环节在机体的生命活动中发挥重要作用。参与构成酶和酶的激活剂，构成体内重要的载体和电子传递系统，参与激素及其辅助因素的合成，调控自由基水平，影响机体营养和生长发育，维持正常的生殖功能，维持感官机能，增强机体免疫功能，与人的健康息息相关。由于微量元素不能通过机体的生理、生化反应合成，必须从外界摄取才能维持正常的生命活动，且虽机体的需要量很小，但作用极大，因此，膳食不平衡、吸收功能障碍、内环境调节紊乱等都可以引起机体微量元素缺乏，从而导致严重的功能障碍，引发疾病，甚至造成死亡。

　　微量元素对人体的效应同其他药物一样，也具有两重性。微量元素缺乏时，机体不能维持正常的生命过程而死亡。摄入量不足，机体处于微量元素缺乏状态时，引起生理功能障碍，生理、生化过程不能正常进行，代谢紊乱，机体出现各种各样的微量元素缺乏性疾病，如碘摄入不足引起甲状腺肿，硒缺乏引起克山病，锌缺乏引起伊朗村病，铁缺乏引起缺铁性贫血等。微量元素能维持机体处于最佳状态时的体液浓度（水平）称最佳浓度，或最佳浓度范围。不同微量元素的最佳浓度范围有差别，不同人对某一微量元素的最佳浓度范围也有所不同。当摄入量超出最佳浓度范围时，机体的正常功能会受到不良影响。当摄入量超出机体的耐受能力和适应性调节则出现中毒，严重时导致中毒死亡。

　　微量元素能影响人体的正常生殖功能，影响胎儿与儿童的生长发育，影响心血管功能、免疫调控、癌症发生和衰老过程。微量元素与人体的生理功能和健康的关系越来越被人们所重视。但切记不要偏信和盲从，要因人而异，采取缺什么补什么的原则，在医师指导下补充微量元素，保持机体平衡。

66. 微量元素与胎儿生长发育

微量元素锌、铜、铁、锰、碘、硒、硅等对胚胎和胎儿的生长发育是必不可少的。这些微量元素缺乏可使胚胎和胎儿体内正常的酶合成障碍，生理、生化反应受阻，生长发育所必需的核酸、蛋白质、激素等重要生命物质的合成明显减少，导致胚胎吸收、流产、早产、死胎或发生胎儿畸形。母体碘供应不足可引起先天性地甲病 - 克汀病，硒不足对胎儿的生长发育也有明显的影响。

某些微量元素如氟、硒、镍等过多时对胚胎和胎儿的生长发育也明显的损害。氟可以选择性地通过胎盘进入胎儿体内。由于氟是一种原生质毒物，可通过抑制细胞内酶活性影响 DNA 和蛋白质的合成，使细胞生长迟缓或停滞，对快速生长的胚胎和胎儿产生明显损害。

胎儿出生前对微量元素有一定的摄取和储备能力。足月新生儿体内储有足够的微量元素，而早产儿则较少，易发生微量元素缺乏。由于新生儿生长速度快，必须不断地从外界摄取才能满足需要，而母乳是微量元素的最佳来源，且易被新生儿较好地吸收和利用，如新生儿对母乳锌的利用率为40%，牛乳为32%，而豆类配方食品仅为14%。铜的生物利用率也有类似情况。所以应提倡母乳喂养。随着婴幼儿的生长发育，对微量元素的需要量增加，必须经膳食摄入足量微量元素满足机体发育的需要。人的大脑发育要到出生后两年才能成熟，这一阶段易受缺铁的影响，使婴儿大脑发育延迟或结构受损。出生后最初6个月，由于体内铁储备及母乳供给充足，可满足需要。而在6~24个月期间，需铁量明显增加，可出现较严重的铁缺乏。因此，对6个月后的婴儿应注意从饮食中补充足量的铁。婴幼儿铁缺乏不仅可引起缺铁性贫血，而且能降低骨骼肌中肌红蛋白、细胞色素、线粒体氧化酶、脱氢酶和其他含铁复合物的量。3~7岁儿童主要靠饮食供应微量元素，如果膳食中含量不足、比例失调、吸收障碍或排出过多如腹泻等，都可造成微量元素缺乏，从而影响正常的生长发育。

青春期少年儿童最易发生铁营养不足，造成青春期缺铁性贫血。其主要原因是由于青春期伴随着机体的显著变化，血容量骤增及女性月经失血等增加了铁的需求量。另外，膳食中铁不足或吸收不良而不能满足快速生长的需要，也是青春期缺铁性贫血高发的一个原因。

67. 微量元素与癌症

某些必需微量元素如硒、锌、铁、镍、铬、钼等与癌症的发生和发展有非常密切的关系。地质环境、膳食和人群中硒水平与人类肿瘤的发生率和死亡率呈负相关，即人体硒含量水平高，则肿瘤的发生率和死亡率低。富硒地区人群的小肠癌、结直肠癌、胃癌、膀胱癌、尿道癌和肾癌的发生率和死亡率显著低于贫硒地区，男性咽癌和食管癌及女性子宫癌、宫颈癌、乳腺癌和卵巢癌也明显低于贫硒地区。另外，食管癌高发区锌、钼元素含量偏低。铬及其化合物有致癌性，职业接触铬及其化合物的从业工人肺癌的发生率和鼻咽癌的危险性增加。鼻咽癌的发生率与体内镍的含量成正比。微量元素中锌、硒、锰等具有明显的抗癌作用。

微量元素与人体的免疫功能密切相关。铁、锌、铜、硒等缺乏可使机体免疫功能明显受损。一般来说，机体缺乏的微量元素得到有效的补充后，可使血中免疫球蛋白水平增高或维持正常水平，抗原刺激后产生抗体的能力增强。微量元素为维持机体正常免疫功能所必需，适量的锰是抗体正常生成的先决条件，但锰过多反而使抗体生成减少。硒、铁过多也可明显影响免疫系统。此外，一些污染元素如铝、镉、汞、砷等都可明显损害机体的免疫功能。铝可使中性粒细胞减少，其吞噬作用和杀菌活性减弱，唾液溶菌酶活性降低。铝、镉可增强机体对细菌、病毒感染的敏感性，免疫细胞数和抗体生成明显减少。

总之，微量元素对人体健康的影响是多方面的，应全面了解微量元素的作用，正确使用微量元素，不要迷信或盲从商业广告，真正做到合理、安全地服用微量元素。

68. 维生素与健康

维生素是机体维持正常代谢和功能所必需的一类低分子化合物，是人体六大营养要素（糖、脂肪、蛋白质、盐类、维生素和水）之一。大多数维生素必须从食物中获得，仅有少数可在体内合成或由肠道细菌产生。

人体每日对维生素的需要量很小，但缺乏时可引起维生素缺乏症，如维生素A缺乏可引起夜盲症、干眼病、角膜软化症和皮肤粗糙等；维生素D缺乏可引起佝偻病；维生素B_1缺乏可引起脚气病；维生素B_2缺乏可引起口角炎、唇炎、舌炎；维生素C缺乏可引起坏血病等。食物中缺乏维生素或用餐量过少，导致摄入维生素不足，引起原发性维生素缺乏症。维生素机体吸收障碍，或需要量增加，或某些药物的干扰都能导致继发性维生素缺乏。

截止目前，被发现的维生素有60多种，且多能人工合成。但被公认有重要生理功能的维生素仅有维生素A、维生素B_1、维生素B_2、泛酸、烟酸、维生素B_6、生物素、叶酸、维生素B_{12}、胆碱、维生素C、维生素D、维生素E和维生素K等14种。根据性质可分为脂溶性和水溶性。脂溶性维生素易溶于大多数有机溶剂，不溶于水，在食物中常与脂类共存，脂类吸收不良时其吸收减少，常用的脂溶性维生素有维生素A、维生素D、维生素E和维生素K。水溶性维生素易溶于水，常与谷类及蔬菜和水果等共存，常用的水溶性维生素有维生素B_1、维生素B_2、烟酸、烟酰胺、维生素B_6、维生素C、叶酸和维生素B_{12}。

人体对各种维生素的需要量因生理、职业、患病等因素而有所差异。人体需要补充的重要维生素有维生素A、维生素B_1、维生素B_2、烟酸、维生素C和维生素D等6种。

维生素在临床上主要用于补充维生素缺乏症及特殊需要，还可作为某些疾病的辅助用药。但不可把维生素视为营养品，而不加限制地随意使用。饮食合理，又无特殊需要，把维生素当补品服用，不仅无利反而有害。

69. 各种维生素的作用

【维生素A】

维生素A也称维生素甲或甲种维生素，鱼肝油中含有丰富的维生素A，许多黄绿色植物如胡萝卜、西红柿等含有维生素A原。胡萝卜含有β-胡萝卜素，吸收后在体内能转化为维生素A。动物肝脏、蛋类、乳类及肉类富含维生素A。

维生素A具有促进生长、维持上皮组织如皮肤结膜、角膜等正常机能的作用，参与视紫红质的合成，增强视网膜感光力，参与体内包括不饱和脂肪酸在内的许多氧化过程。维生素A缺乏则机体生长缓慢，骨骼成长不良，生殖功能衰退，皮肤粗糙、干燥，角膜软化，并发生干燥性眼炎及夜盲症。临床上用于维生素A缺乏症如夜盲症、干眼病、角膜软化症和皮肤粗糙等，也用于补充妊娠、哺乳期妇女和婴儿的特殊生理需要。长期大剂量应用可引起维生素A过多症，甚至发生急性或慢性中毒，特别是6个月至3岁的婴儿发生率最高，表现为食欲缺乏、皮肤发痒、毛发干枯、脱发、口唇皲裂、易激动、骨痛、骨折、头痛、呕吐等，停药1~2周后可消失。成人一次剂量超过100万U，小儿一次量超过30万U，可引起急性中毒。不论成人还是儿童，如果连续每日服用10万U，超过6个月，极易导致慢性中毒。孕妇维生素A用量每日不应超过6000U。

用于严重维生素A缺乏症，口服成人每日10万U，3日后改为每日5万U，给药2周，然后每日1万~2万U，再用药2个月。1~8岁儿童，每日0.5万~1.5万U，给药10日，婴儿每日0.5万~1万U，给药10日。用于轻度维生素A缺乏症，成人每日3万~5万U，分2~3次口服，症状改善后减量服用。补充需要，成人每日4000U，哺乳期妇女每日4000U，婴儿每日600~1500U，儿童每日2000~3000U。

【维生素D】

维生素D常与维生素A共存于鱼肝油中。此外，鱼类肝脏和脂肪组织以及蛋黄、乳汁、奶油、猪肝、鱼子中也含有维生素D。

维生素D对钙磷代谢及小儿骨骼生长有重要影响，可促进钙磷在小肠内吸收。其代谢活性物又能促进肾小管钙磷吸收。维生素D缺乏时，人体吸收钙磷的能力下降，血中钙磷水平降低，钙磷不能在骨组织上沉积，使成骨作用受阻，甚至引起骨盐再溶解。发生在儿童身上称佝偻病，而成人则称骨软化病。临床上维生素D用于防治佝偻病、骨软化病和婴儿手足抽搐症等。大量久服可引起高血钙、食欲缺乏、呕吐、腹泻甚至软组织异位骨化等。如果肾功能受损，可出现多尿、蛋白尿、肾功能减退等，应及时停用维生素D及钙剂。孕妇使用过量，可致胎儿主动脉狭窄、脉管受损、甲状旁腺功能低下及新生儿长期低血糖抽搐。

治疗佝偻病，口服，一日2500~5000U，1~2个月后症状得到改善后改用预防量。不能口服或重症患者，可肌注，每月1次，每次30万~60万U。如果需要，1个月后再肌注一次，两次总量不超过90万U。婴儿手足抽搐症，口服一日2000~5000U，1个月后改为每日400U。预防维生素D缺乏症，婴儿每日400U，妊娠期必要时每日400U。

【维生素B$_1$】

维生素B$_1$又名硫胺，天然存在于酵母、瘦猪肉、米糠、麦麸、车前子、杨梅、花生中，粗粮比精白米、面粉中含量多，常吃精白米、面粉的人，易缺乏维生素B$_1$而患脚气病。

维生素B$_1$在体内与焦磷酸结合成辅羧酶，参与糖代谢中丙酮酸和酮戊二酸的氧化脱羧反应，为糖代谢所必需。缺乏时，氧化脱羧反应受阻，引起丙酮酸、乳酸堆积，影响机体能量供应，引起感觉神经与运动神经均受影响的多发性周围神经炎，表现为感觉异常、神经痛、四肢无力，以及肌肉酸痛、肌肉萎缩等。由于血中丙酮酸和乳酸增多，使小动脉扩张，舒张压下降，心肌代谢失调，出现心悸、气促、胸闷、心脏肥大、肝肺充血和周围水肿等心脏功能不全症状；或出现食欲降低，导致衰弱和体重下降等。临床主要用于治疗脚气病及全身感染、高热、糖尿病、甲状腺功能亢进和妊娠期等的辅助治疗。

成人每日的最小必需量为1mg，孕妇及小儿需要较多。在治疗脚气病及消化不良时可根据病情，一次10~30mg，每日3次口服；或50~100mg，每日1次肌注。

【维生素B₂】

维生素B₂主要来源是酵母、动物肝、肾及肌肉，乳类中亦含少量。维生素B₂为体内黄酶类辅基的组成部分，缺乏可影响机体的生物氧化过程，使代谢发生障碍，引起口、眼和外生殖器部位炎症，如口角炎、唇炎、舌炎、眼角膜炎和阴囊炎等。

成人日需要量为2~3mg，治疗口角炎、舌炎、阴囊炎等，口服5~10mg，每日3次，或皮下注射或肌内注射5~10mg，每日1次，连用数周，至病情减退为止。

【维生素B₆】

维生素B₆在体内与ATP经酶作用生成具有生理活性的磷酸吡哆醛和磷酸吡哆胺，构成某些氨基酸的氨基转移酶、脱羧酶及消旋酶的辅酶，参与机体许多代谢过程。临床上用于治疗因大量或长期服用异烟肼、肼苯哒嗪等引起的周围神经炎、失眠、不安，抗癌药和放射治疗引起的恶心、呕吐或妊娠呕吐等；婴儿惊厥，以及各种白细胞减少症。局部涂擦可用于治疗痤疮、酒糟鼻、脂溢性湿疹等。

口服，一次10~20mg，每日3次。皮下注射、肌注、静注，一次50~100mg，每日1次。

【维生素C】

维生素C又名抗坏血酸、维生素丙、丙种维生素、丙素。新鲜蔬菜和水果如桔、橙、西红柿、菠菜、大枣等都含有丰富的维生素C。

维生素C参与氨基酸代谢及神经递质、胶原蛋白和组织细胞间质的合成。可降低毛细血管的通透性，加速血液凝固，刺激凝血功能，促进铁在肠内吸收，促使血脂下降，增加对感染的抵抗力。参与机体解毒功能，有抗组胺作用及阻止致癌物质（亚硝胺）生成的作用。正常人每日需要50~100mg，每日从新鲜蔬菜和水果中得到的维生素C一般能满足人体的正常需要。但特殊情况如患传染病时，可因维生素C缺乏引起坏血病。临床用于坏血病的预防和治疗，也用于某些疾病的辅助治疗。但过量服用可引起不良反应，每日服用1~4g，可引起腹泻、皮疹、胃酸增多、胃液反流。亦见泌尿结石、尿内草酸盐与尿酸盐排出增多、深静脉血栓形成、血管内溶血或凝血等，以及白细胞吞噬能力降低。每日用量超过5g，可引起溶血，甚至危及生命。孕妇大量服用可引起婴儿坏血病。

常规应用，口服一次50~100mg，一日2~3次。静注或肌注剂量由医师根据病情而定。

70. 钙与健康

钙主要以无机盐的形式存在于体内。成年人体内钙的总量为700~1000g，占体重的1.5%。99%以上的钙贮藏于骨骼内，有4~8g钙位于骨骼表面与血浆钙进行交换，保持动态平衡。血液中的钙几乎全部存在于血浆，所以血钙就是指血浆钙。正常人血钙浓度为90~110mg/L。血钙主要以离子钙和结合钙形式存在，约各占50%。结合钙绝大部分与血浆蛋白结合，与蛋白质结合的钙不能透过毛细血管壁，也称不扩散性钙。结合钙与离子钙之间处于动态平衡，受血液酸碱度的影响，当血液碱性增大时结合钙升高，血液酸性增大时离子钙增多。

钙能维持神经肌肉组织的正常兴奋性，促进神经末梢分泌乙酰胆碱。血钙降低可出现神经肌肉兴奋性升高，导致强直性惊厥发作，严重者甚至昏迷。血钙浓度过高时可致肌肉软弱无力，甚至呕吐、意识消失或昏迷。人体血钙降至60~70mg/L可出现强直性惊厥发作，降至40~50mg/L时可出现昏迷。

钙离子可促进心肌兴奋-收缩耦联过程。高浓度的钙可兴奋心肌，引起心律失常，并可使心脏停止于收缩期。钙可改善组织细胞膜的通透性，增加毛细血管壁的致密性，使渗出减少，有消炎、消肿和抗过敏作用。钙能加强大脑皮质的抑制过程，调节兴奋与抑制，使平衡失调恢复正常。

钙盐有促进骨骼和牙齿钙化作用。钙离子还参与凝血过程，促进凝血酶、纤维蛋白的形成，凝血过程中的血小板释放反应也受钙离子的激活。高浓度的钙离子与镁离子之间有竞争性拮抗作用。钙作为激素的第二信使具有调节酶及功能性蛋白质活性的作用。

人体每日需钙量因年龄和生长期不同而有所差别。成人每日需钙量为0.6~1g，儿童、孕期和哺乳期妇女需钙量为1.5~2g。正常人每日食物含钙量约为1g，食物中的钙约有60%可被吸收，老年人因吸收功能差而钙的吸收也低。因此，儿童、孕期、哺乳期妇女及老年人常需要补钙。

钙进入机体转变为磷酸氢盐于肠道上段吸收。钙的吸收必须有维生素D参与，维生素D可促进钙磷的吸收，维生素D缺乏导致钙磷的吸收减少。食物中钙的浓度高、含量多、机体的需要量大时吸收好。由于钙盐易溶于酸性溶液，只有溶解了的钙盐才能被吸收，所以酸性条件下有利于钙的吸收。食物中某些成分如过多的碱性磷酸盐、草酸盐等均可与钙形成水中不溶性化合物，从而影响钙的吸收。食物中钙磷的比例也影响钙的吸收，如果钙磷比例超过1∶2，则易形成难溶性的磷酸钙，而妨碍钙磷的吸收。钙的吸收随年龄的增长而逐渐减少，肠道蠕动过快影响钙的吸收。临床上常用的口服钙盐有碳酸钙、葡萄糖酸钙及一些有机钙等。

71. 营养药

凡能增加人体的有效成分，增强抵抗力，达到防病治病目的的药均称为营养药。营养药主要用于年老体弱、手术后身体虚弱或不能进食的患者，以及口服食物不能维持人体正常热量的患者，以补充营养，维持正常生命活动。合理地食物搭配是最经济、最丰富的营养，所以如果能够通过食物获得营养，最好通过合理地调配食物，以达到最佳的营养供给。单独某一种营养药往往只能获得一种营养成分，不可能提供人体所需要的全部营养，包括维生素和微量元素，而且许多营养药还有其禁忌证，对肝肾功能可能产生不良影响，所以不能随意使用营养药。如果确实需要，应在医师指导下使用。常用的营养药有白蛋白、氨基酸、脂肪乳等。

72. 保健药

所谓保健药是指对人体健康能起保健作用的药。保健药种类繁多，按性质分类有维生素类、微量元素类、扶正中药制剂、生化药物等，按其作用分类有补血、助消化、增加食欲、提高机体免疫力、抗衰老、改善性功能等。我国保健品市场具有中国特色，多以中药为基础配制而成。尽管保健品对人体有治疗和保健作用，对年老体弱者有益，但并非百分之百有效，应因人、因病而异，合理选用，不要盲目相信广告宣传。一种保健品可能对某种疾病产生作用，但百病皆治的灵丹妙药是不存在的，不能奢望某一种保健品能使你永葆健康，疾病一朝全无。对于中老年人来讲，合理的膳食、适量的锻炼、舒心的家庭生活环境是影响健康长寿的主要因素，应当从日常的生活规律调节入手，养成乐观、向上的良好精神风貌，减少药品及保健品的摄入。

73. 药膳

药膳是指药物与食物通过烹调加工，既可治病又可充饥，具有保健强身、防病治病、延年益寿的作用。在我国古代，药膳属于食疗、食治、食补的范畴，是宝贵的文化遗产，如健脾益气药膳具有健脾益气的功效，主要用于慢性胃炎、慢性肠炎、慢性肝炎、贫血等；开胃健脾药膳具有增进食欲，帮助消化的作用，用于消化力弱、食欲不好或食积腹泻、恶心、呕吐等症状。药膳根据中医中药的治疗原则确定，病症不同，选用的药膳也有不同，所以药膳也应因人而异。

（王本杰）

第十章　外用药的使用及保存

74. 如何使用滴眼药?

使用前要仔细核对药名和浓度，观察眼药水、眼药膏的外观质量。眼药水中如有絮状物、沉淀物或变色，眼药膏如有油水析出、分层都说明药质已变，不可再用。

（1）眼药水。滴眼时，患者稍仰头，眼睛朝头顶方向看，将患者的下眼皮轻轻拉开，形成一个小囊，将药水滴入囊内，再轻轻闭眼1~2分钟，然后用干净药棉或手帕擦去眼周围的药水。滴药时，滴管口不可离眼太远或太近，在2~3cm最好。不能把药水滴在角膜（黑眼珠）下，尤其角膜溃疡时，以减少刺激。

（2）眼药膏。上眼药时，患者眼睛向头顶方向看。把患者的下眼皮拉开形成一个囊，将眼药挤入囊内，轻轻闭上眼，用棉球轻轻揉眼睑，使散布于全结膜内。如眼药水与眼药膏合用，要先用眼药水，后上眼药膏。

75. 如何使用滴耳药?

向耳内滴药前，首先应查对药名和浓度。在准备投药时，先用棉签轻轻擦净耳内分泌物（脓汁等），以防药水被分泌物阻挡或冲淡稀释而达不到治疗目的。冬季滴药前最好先把药瓶放在手里（或放在内衣袋里）稍过片刻，略加温后再用，免得用冷药液刺激耳内鼓膜，引起眩晕和恶心等反应。

滴药前患者头部倒向一侧，病耳在上。因外耳道有一定的弯曲度，所以成年人向后上方、儿童向后下方牵引耳壳，把耳道拉直，方可滴药。自己滴药时，可用一只手牵拉耳壳，另一只手持滴药管，把药水滴在耳腔内使药水沿耳道壁慢慢流入耳底。滴完药后，再用消毒棉签轻轻堵住耳道口。滴药时，滴药管口不要接触耳部，以免污染药水，滴入耳内的药量不宜过多，一般是每次3~4滴，一日3次。

76. 如何使用滴鼻药?

使用滴鼻药之前，应先清理鼻腔内的分泌物。滴药方法有以下两种：一种是侧重式，就是使患者头部偏转用药侧，向肩部垂下，使低于肩部，滴入药液后5分钟可坐起，药液留于上颌窦内，所以上颌窦炎患者，采用这种方法较好。另一种滴药方法为头伸直式，就是患者仰卧，头伸出床边或桌边，使颏部向上，药液滴入患侧或双侧，一般的鼻黏膜炎或蝶窦炎、筛窦炎和额窦炎用这种方法较好。以上两种方法都可避免药液流入咽喉部，但后一种方法不宜用于高血压患者。

向鼻内滴药时，滴药管头不要碰到鼻部以免污染药液。一般一日3次，每次3~4滴。

77. 外用药使用原则及注意事项

外用药广泛用于皮肤病的治疗，是治疗皮肤病的重要手段。如使用恰当，可事半功倍，获得明显疗效，相反，如使用不当或错误，可造成病情加重，甚至引起药源性疾病。因此，应掌握外用药正确的使用方法，遵循一定的使用原则。

（1）正确选择剂型。常用剂型有散剂、溶液剂、洗剂、酊剂、油济、硬膏剂、气雾剂等。应根据皮肤不同病期（进展期、稳定期、慢退期）及不同性质（急性、亚急性、慢性）选用不同剂型。

（2）正确选用药物及浓度。根据药理作用，外用药分为清洁剂、抗真菌剂、收敛剂、角质剥脱剂、角质促成剂、腐蚀剂、抗过敏剂等多种，临床上应根据病因选择药物和浓度。真菌病选择抗真菌药物，误用激素类药则使病情加重。1%～2%水杨酸溶液剂有促角质生成作用，5%有角质溶解作用，而20%有角质剥脱腐蚀作用。

（3）注意患者个体差异。颜面部、颈部、生殖器、皮肤黏膜较敏感，应避免使用强刺激性药物；婴幼儿皮肤细嫩，浓度宜低；局部吸收可能影响胎儿发育，孕妇应禁用对胎儿有毒害作用的药物；注意对药物或赋形剂过敏者。

（4）正确选择使用方法。药物及剂型须选择正确，使用方法同样决定治疗效果，因此，医生应帮助患者掌握正确的使用方法，告知患者皮肤过敏和刺激症状，以及发生后相应的处理方法。

（张蕊）

参考文献

[1] 程德云，陈文彬. 临床药物治疗学 [M]. 第 4 版. 北京：人民卫生出版社，2012.

[2] Terry L. Schwinghammer 编，陈东生译. 临床药物治疗学病例分析 [M]. 北京：人民卫生出版社，2008.

[3] 郭瑞臣. 临床药理学系列 [M]. 北京：化学工业出版社，2010.

[4] 李兆申. 现代临床药物治疗学 [M]. 北京：人民军医出版社，2005.

[5] 杨藻宸. 药理学和药物治疗学（上下册）[M]. 北京：人民卫生出版社，2008.

[6] 陈新谦. 新编药物学 [M]. 第 17 版. 北京：人民卫生出版社，2011.

[7] 周红宇，陈醒言. 临床药理学与药物治疗学 [M]. 江苏：浙江大学出版社，2010.

[8] 王天玲. 药理与药物治疗学 [M]. 西安：第四军医大学出版社，2006.

[9] 黄幼霞. 临床药物治疗学概论 [M]. 北京：人民卫生出版社，2012.

[9] 杨解人. 临床药学与药物治疗学 [M]. 北京：军事医学科学出版社，2009.

[10] 贾焕金. 药理学与药物治疗学基础 [M]. 北京：科学出版社，2010.